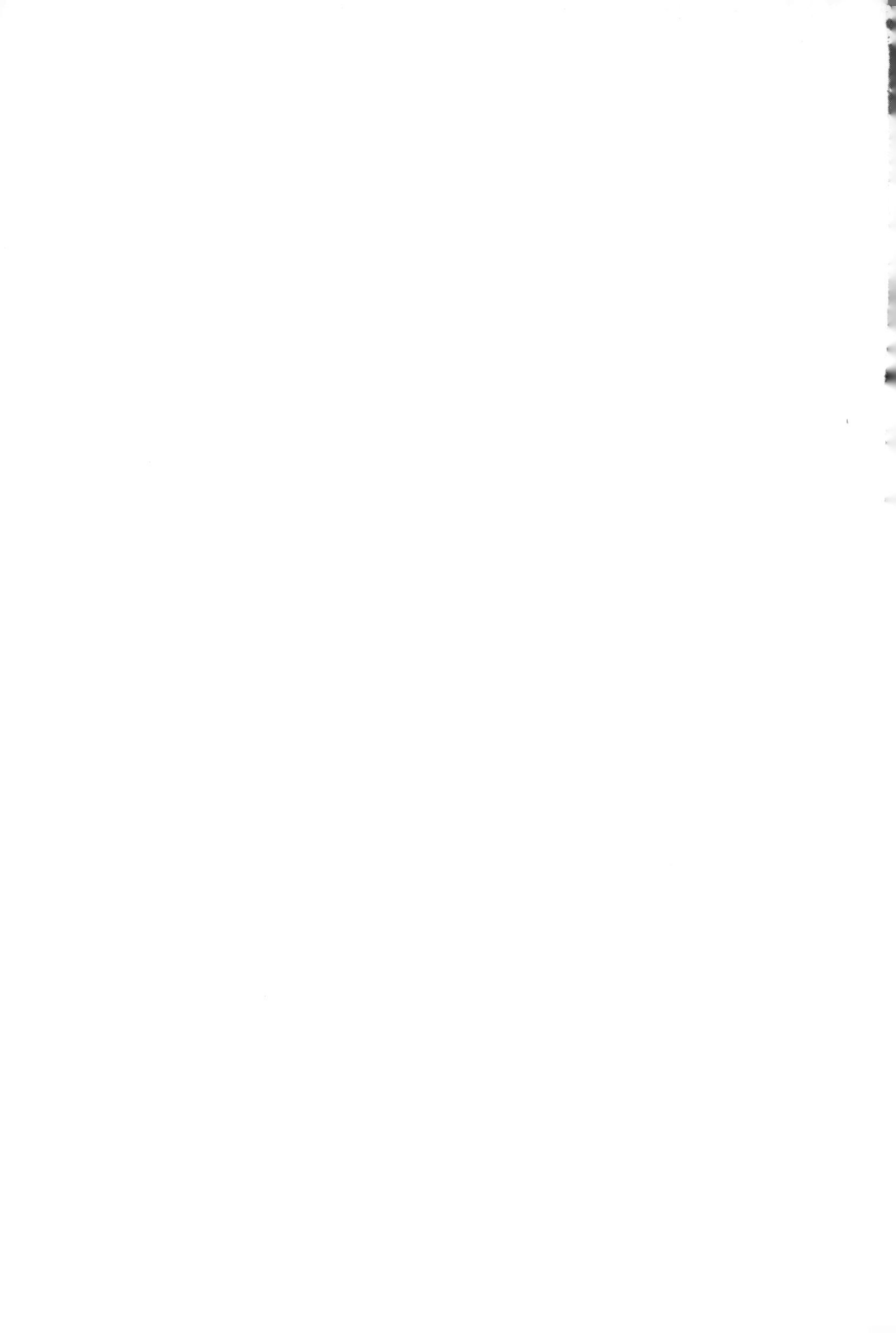

EVIDENCE-BASED TREATMENT FOR ALCOHOL AND DRUG ABUSE
A Practitioner's Guide to Theory, Methods, and Practice
Paul M.G.Emmelkamp & Ellen Vedel

アルコール・薬物依存臨床ガイド

エビデンスにもとづく理論と治療

パウル・エンメルカンプ, エレン・ヴェーデル　著
小林桜児・松本俊彦　訳

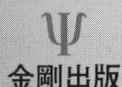
金剛出版

Evidence-Based Treatment for Alcohol and Drug Abuse
A Practitioner's Guide to Theory, Methods, and Practice
Paul M. G. Emmelkamp & Ellen Vedel

Copyright © 2006 by Taylor and Francis Group, LLC
Routledge is an imprint of Taylor & Francis Group, an Imforma business
Japanese translation rights arranged with Paterson Marsh Ltd.
through Japan UNI Agency, Inc., Tokyo.

日本語版へのまえがき

　ここ10年間の研究は，物質乱用と物質依存が治療可能な精神障害であることを明らかにしてきた。物質使用障害の分野でも，エビデンスにもとづく心理療法や，特定の病態に有効な薬物療法などが続々と登場しつつある。残念ながら，臨床研究によって有効性が明らかとなっているそれらの治療法の多くは，いまだ日本の物質依存の臨床家たちによって幅広く実践されているとは言い難い。他のアジア諸国と同様，日本のアルコール乱用・依存患者の数はアメリカやヨーロッパの国々と比べれば，極端に多いということはないのかもしれないが，世界でも有数の覚せい剤乱用の歴史を持っている国であることは確かであろう。しかし，日本の物質依存の治療に携わる専門家の多くは，これまでアメリカ，ヨーロッパ，オーストラリアなどで開発されてきたエビデンスにもとづく治療法を積極的に導入してはこなかった。そもそも日本では物質依存患者に対して入院治療プログラムを提供できる精神科専門病院が乏しく，それら数少ない専門病院の治療プログラムの中身も，ほとんどが自助グループで行われている12ステップにもとづくものである。日本における依存症の治療スタイルは，基本的に患者に依存症であることを認めさせようとする「直面化」が未だ主流だが，今や多くのアルコール・薬物乱用患者に対して直面化以外のアプローチが必要であるというエビデンスが集積しつつある。日本では薬物療法以外の外来治療プログラムが事実上存在してこなかったため，依存症患者の多くが退院と同時に専門的な心理・社会的治療を受けられなくなっていた。そして一般の精神医療の現場では，アルコール・薬物依存の治療と中毒性精神病に対する急性期の治療とを同一視してきたため，日本では物質乱用者たちが次々と精神科病院への入退院をくり返す「回転ドア現象」が常態化してしまったのである（Kobayashi et al., 2008）。

本書は，物質乱用患者を援助する際に必要となる基本的な情報を提供することを目的としている。物質依存治療に携わる臨床家や精神保健の専門家，学生たちに，物質依存の分野における最新の研究成果を紹介することで，根拠にもとづき，さまざまな臨床現場や患者に応用可能な実践的な治療ガイドラインを提供することが筆者らの願いである。本書はまず，物質使用障害の臨床的特徴と分類，疫学について必要最低限の情報を提示する。物質依存の分野における生物学的研究の最新の成果も，学生や臨床家にとって関心があると思われるものを優先し，大幅に取捨選択した上で取り上げてある。参考文献を選ぶ上で筆者らが最も重視したのは，それが物質使用障害の疫学，病因論，臨床経過に関する最新の研究成果であると同時に，臨床家や学生にとって実際に臨床現場で役立つ情報かどうか，という点である。臨床症状や病因論だけでなく，本書はアルコールや中枢神経刺激薬（たとえばコカイン，覚せい剤），オピエート（ヘロイン），幻覚剤（LSD），大麻，その他クラブ・ドラッグ系（たとえばエクスタシー）の乱用や依存に対する診断や治療の指針も提供している。さらに症例も提示して，具体的に臨床症状や診断方法，治療の手順などを説明した。

　本書が取り上げた治療方法は，すべて臨床研究の成果にもとづいている。また，本書で引用した治療研究や提示した症例のほとんどは外来治療が舞台となっている。今後は日本でも，外来治療を主体とする依存症治療施設が増えていくことを期待したい。筆者らが目指したことは，特定の治療法の有効性を主張するのではなく，むしろ現在利用可能な臨床上のエビデンスをくまなく提示することである。そのため臨床研究の成果が全くないか，わずかしかない治療法については省略した（たとえば精神分析療法やシステム論など）。さらに本書が想定した物質乱用患者は主として成人である。われわれの目的はエビデンスにもとづくさまざまな治療法を先入観にとらわれることなく紹介することにあり，伝統的な精神療法の学派が提唱する根拠の乏しい学説には影響されないよう極力配慮した。むしろエビデンスにもとづく治療法について幅広く選択肢を検討し，どの治療法が患者のニーズに最も合致するか，臨床家が判断する際に参考となる点を詳しく論じるようにした。同様に，薬物療法の長所と短所もできるだけ客観的に提示して，個々の症例で果たして薬物療法が役に立つか否か，臨床現場で判断する際の材料となることを目指した。

　実際の臨床場面を論じた章では，科学的な根拠のある物質使用障害の治療法について詳しく紹介し，具体的にどのように治療計画を立て，特定の技法をど

のように用いるのかについてガイドラインを提供した。また個々の症例を通して，主訴とそれに対応した治療手段，最終的な治療目標などを整理し，読者が全体的な治療の流れを理解しやすいようにした。さらに必要な箇所には，状況を把握しやすいように患者とセラピストの実際の会話も挿入した。

筆者らの関心はあくまで実際に臨床場面で出会う生身の患者であり，大学や研究所の実験動物や被験者ではない。したがって，実験では再現困難な多剤乱用者の治療や，パーソナリティ障害などの他の精神障害を合併した物質乱用患者の治療も取り上げた。本書は，実際の臨床現場で物質依存の患者たちの援助に携わっている人々と，臨床研究者たちの両者を読者として想定している。物質依存に携わる臨床心理士やカウンセラーを養成する際の教科書として用いることもできるし，経験豊かな臨床家にとっても最新の知見は参考となる点が多いであろう。物質依存の臨床研究に携わっている方にとっては，本書がさまざまな研究成果を紹介し，おのおのの結果について批判的な評価を加えている部分が有用と思われる。参考文献に多くのページを割いていることも本書の特徴であり，関心領域に関する文献を検索するための資料として利用することもできる。心理学や社会福祉，精神医学などの分野で物質依存患者の援助に携わっている臨床家や，学生，研究者など，幅広い読者に本書が受け入れられれば幸甚である。

本書が世に出る過程では，多くの人々や関係機関にお世話になった。まず，物質依存の治療施設や精神保健センターで何年間も関わってきた患者の皆さんに感謝の意を表したい。プライバシーに配慮して，個人が特定されないよう，症例を提示する際には内容に大幅な改変が加えてある。さらに，ワッセナーにあるオランダ人文社会科学高等研究所（Netherlands Institute for Advanced Study in the Humanities and Social Sciences: NIAS）の職員たちにも大変お世話になった。パウル・エンメルカンプがNIASの研究員だった当時，本書で論じた文献のほとんどを収集してくれたのは彼らである。

本書が，物質依存患者を支えるために日々奮闘している日本の専門家たちにとっても，今後エビデンスにもとづく治療を提供していく際のガイドラインとして役に立つことを願っている。

P. M. G. エンメルカンプ & E. ヴェーデル

引用文献

Kobayashi, O., Matsumoto, T., Otsuki, M., et al. (2008). Profiles associated with treatment retention in Japanese patients with methamphetamine use disorder. Psychiatry and Clinical Neurosciences, 62, 526-532.

目 次

日本語版へのまえがき ……………………………………… 3

第1章：物質乱用と依存の臨床的特徴 ……………………… 11

物質依存と依存性物質…11，物質依存の疫学…20，物質依存は他にどのような精神障害を合併するのか…22，物質依存はどのようにして発症するのか…32，物質依存はどのような経過をたどるのか…41，物質依存は他にどのような問題をひきおこすのか…42，物質依存の診断…49

第2章：物質依存にどう介入するか ………………………… 58

動機づけ面接…58，対処スキルトレーニング…67，暴露療法…78，随伴性マネージメントとコミュニティー強化法…81，行動的カップルセラピー…88，12ステップ…91，薬物療法…100

第3章：臨床研究にもとづく治療法の選択 ………………… 108

動機づけ強化療法…108，対処スキルトレーニング…114，渇望誘発刺激に対する暴露療法…119，随伴性マネージメントとコミュニティー強化法…122，行動的カップルセラピー…126，12ステップ・アプローチ…131，節酒と断酒…136，薬物療法…139，最適な治療法の選択…145

第4章：症例提示 ……………………………………………… 150

解毒…151，臨床的な評価方法と治療計画の立案…152，使用欲求について患者にどのように説明するか？…158，症例ピーター…161，症例ジャン…174，マクロ分析…176，症例ダイ

アン…182，症例ガドラン…190

第5章：複雑化の要因 …………………………… 196

対人暴力…196，他の複雑化の要因…238

第6章：維持療法とフォローアップ戦略 …………… 240

再発（Relapse）…240，維持療法…243，ハームリダクション…251

付録 …………………………………………… 254
文献 …………………………………………… 261
訳者あとがき ………………………………… 317
索引 …………………………………………… 323

アルコール・薬物依存臨床ガイド
―― エビデンスにもとづく理論と治療 ――

第1章
物質乱用と依存の臨床的特徴

物質依存と依存性物質

　本章の目的は，物質使用障害の臨床像や，疫学，他の精神障害との併存，最新の病因モデルなどに関する情報を整理し，概観することにある。さらに物質使用障害がどのような臨床経過をたどり，乱用が慢性化した場合，どのような有害な結果が待っているのかについても論じる。最後に，臨床現場で役に立つ診断方法についても概観する。

　物質使用障害に対する研究は，特に脳科学の分野において，この10年間で急激に増加した。この1章だけでそれらすべての研究成果を網羅することはとうてい不可能であり，最新の情報をただ読者の眼前に羅列するよりは，さまざまな研究活動の現状に関する公平でバランスのとれた要約を提示する方がよいと思われる。なぜなら本章の目的は，現場で臨床に携わっている方々にとって，物質乱用の問題を理解し，患者を診断したり治療計画を立てたりしていく上での一助となることだからである。

　近年，「依存症Addiction」という用語は，病的賭博やセックス依存症，インターネット依存症，仕事依存症，あるいは強迫的むちゃ食いなど，あらゆる種類の強迫的な行動に対して一般に使用されるようになってきている。本章で論じる内容は，物質乱用以外の依存症についても関連性はないわけではないが，われわれは本書の論点を物質乱用と物質依存に限定したい。さらに本書は主たる読者として，物質依存患者を対象とした医療機関や支援施設，精神保健センターなどに勤務する臨床家たちを想定している。そのため，それらの施設で出会うことの多い物質乱用や依存，すなわちアルコールやオピオイド，コカインや覚せい剤，クラブ・ドラッグ系や大麻などの乱用に議論を絞っていくこととする。

物質乱用と依存の臨床像について

一般的なイメージに反して，物質使用障害はあらゆる社会階層の人々にみられるものである。物質乱用はホームレスや貧困層に限った話ではない。どの社会階層からも物質に依存する者は生じうるが，ある種の物質（例えばクラブ・ドラッグなど）は中～高所得者層で乱用されやすく，他の乱用物質（例えばヘロインやコカインなど）は比較的低所得者層の人々に人気がある。アメリカでは，定職についている160万人が重度のアルコールあるいは薬物乱用者である（SAMHSA, 2004）。同様に，映画スターやポップ歌手，政治家，ノーベル賞受賞者に至るまで，多くの有名人が人生のいずれかの時点で物質使用障害患者であったことを認めている。

物質使用障害：乱用と依存

精神障害の診断・統計マニュアル第4版改訂版（以下，DSM-Ⅳ-TR）の記述体系は，物質乱用と物質依存を区別している。診断する際，実際の使用量や使用頻度は関係なく，むしろ臨床的に重大な生活障害をきたすような，非適応的な使用パターンに陥っているか否かに力点が置かれている。

DSM-Ⅳ-TRは，それが満たされれば物質乱用の診断が確定する特定の条件を列挙している（表1.1参照）。注目すべき点は，わずか1個の診断基準を満たすだけで，乱用という診断がついてしまうことである。極端に言えば，二日

表1.1　DSM-Ⅳ-TR 物質乱用の診断基準

A. 臨床的に著明な障害や苦痛を引き起こす不適応的な物質使用様式で，以下の少なくとも一つが，12カ月以内に起こることによって示される。 　（1）物質の反復的な使用の結果，仕事，学校，または家庭の重要な役割義務を果たすことができなくなる（例：物質使用に関連した欠勤の繰り返しや仕事の能率低下；物質に関連して学校を欠席したり，停学，退学になる；育児や家事を無視する）。 　（2）身体的危険のある状況で物質を反復使用する（例：物質使用による能力低下中の自動車の運転，機械の操作）。 　（3）反復的に引き起こされる物質関連の法律上の問題（例：物質使用に関連した不法行為による逮捕）。 　（4）持続的，反復的な社会的または対人関係の問題が物質の影響により引き起こされたり，悪化したりしているにもかかわらず，物質使用を継続（例：中毒のため起こったことで配偶者と口論，暴力を伴う喧嘩）。 B. 症状は，この一群の物質についての物質依存の診断基準を満たしたことはない。

（訳注：「DSM-Ⅳ-TR 精神疾患の分類と診断の手引　新訂版」医学書院, 2003年より引用）

酔いで何回か授業をさぼってしまった学生は，DSM-Ⅳ-TR に従うと物質乱用と診断されてしまうのである。

DSM-Ⅳ-TR によれば，物質依存の本質的な特徴とは，物質を使用することによって発生した何らかの重大な問題を抱えているにも関わらず，当人がその特定の物質を使用しつづけるという，認知・行動論的，生理学的症状群のことをいう。物質依存の公式な診断基準は表1.2 に示す。

診断基準によれば，最低で三つの項目さえ満たせばよいのであるから，(耐性や離脱症状などといった) 依存の身体症状を何らもっていなかったとしても，物質依存であるという診断基準を満たすことは可能である。もっとも，長い間，物質を大量摂取し続けていれば，しばしば耐性や離脱症状の形成をみるものである。同じ量をくり返し摂取していると，その物質に対する反応の強さはやがて減弱していく。このように一度耐性が形成されてしまうと，同じ反応を得るためには摂取量を増やしていかなければならない。耐性形成能をもつ物

表1.2　DSM-Ⅳ-TR 物質依存の診断基準

A. 臨床的に重大な障害や苦痛を引き起こす物質使用の不適応的な様式で，以下の三つ(またはそれ以上) が，同じ12カ月の期間内のどこかで起こることによって示される。
　(1) 耐性，以下のいずれかによって定義されるもの：
　　　(a) 酩酊または希望の効果を得るために，著しく増大した量の物質が必要。
　　　(b) 物質の同じ量の持続使用により，著しく効果が減弱。
　(2) 離脱，以下のいずれかによって定義されるもの：
　　　(a) その物質に特徴的な離脱症候群がある (特異的な物質からの離脱の診断基準の項目AおよびB参照)。
　　　(b) 離脱症状を軽減したり回避したりするために，同じ物質 (または，密接に関連した物質) を摂取する。
　(3) その物質をはじめのつもりより大量に，またはより長い期間，しばしば使用する。
　(4) 物質使用を中止，または制限しようとする持続的な欲求または努力の不成功のあること。
　(5) その物質を得るために必要な活動 (例：多くの医師を訪れる，長距離を運転する)，物質使用 (例：たて続けに喫煙)，または，その作用からの回復などに費やされる時間の大きいこと。
　(6) 物質の使用のために重要な社会的，職業的または娯楽的活動を放棄，または減少させていること。
　(7) 精神的または身体的問題が，その物質によって持続的，または反復的に起こり，悪化しているらしいことを知っているにもかかわらず，物質使用を続ける (例：コカインによって起こった抑うつを認めていながら現在もコカインを使用，または，アルコール摂取による潰瘍の悪化を認めていながら飲酒を続ける)。

(訳注：「DSM-IV-TR 精神疾患の分類と診断の手引　新訂版」医学書院，2003年より引用)

質は，しばしばほぼ同時に離脱症状も生み出す。物質の種類によって離脱症状も大きく異なるが，通常は嘔気や発汗，動悸，あるいは摂取が中断された物質に対する欲求などの身体症状が生じるものである。以上のことから，多くの理論モデルが，薬物に対する耐性と離脱症状は共通の発症機序から生じたものであると提唱してきた。つまり耐性形成と離脱症状は両者とも，同じ身体全体の恒常性を維持するシステムの働きによる生理学的な適応現象なのである。

　耐性形成の程度も，物質の種類によって異なる。それどころか，物質によっては，そもそも耐性や離脱などといった身体的依存症候群を全く生じないものさえある。アルコールやヘロイン，あるいは**大量の**コカインを使用すれば，しばしば明確な耐性形成を生じるが，一方，覚せい剤や幻覚剤などはそのような生理学的依存や離脱の徴候を通常は呈さないようである。

　依存の重症度は，物質使用障害患者に対してどのレベルの支援を提供することが適切なのか決定する上で重要な要素の一つである。たとえば飲み会などの機会飲酒時に大量摂取してしまう人や，週3回程度のコカイン使用者であれば，外来でのカウンセリングで十分かもしれない。しかし連日習慣的に大量飲酒し，高度の耐性形成や離脱症状を認める人の場合には，医学的管理下での解毒も可能な専門治療施設が必要となるであろう。

　上にあげた物質乱用の診断基準は，物質使用障害の重症度が上がり続けるしかないという問題をはらんでいる。つまり一度，物質乱用と診断された者が，その後，**物質依存**と診断されるレベルにまで行動が悪化していくことはしばしば起こりうる。しかし一度，物質依存に分類されてしまうと，診断基準上はもう二度と物質乱用のレベルに戻ることはできないのである。これは，物質依存患者は依存が完治することはない，とする物質乱用の疾患モデルに多大な影響を受けていることは言うまでもない。一度依存症になってしまえば，一生依存症なのである（Blume, 2004）。しかし疫学的なデータが指し示すところでは，一時期，物質依存の診断基準に合致した者でも，その後，物質乱用としか診断のしようがないレベルに戻ることはありうるのである。たとえば，アルコール使用者は大量飲酒の時期と，断酒あるいは節酒の時期を交互にくり返すことがある。

　人によっては，生理学的な依存にまで発展することなく，物質に対する精神依存のみを生じる場合もある。身体依存は，耐性を形成させ，離脱症状を引き起こすような身体的な変化と関連がある。一方，精神依存は，たとえばストレ

スに対処するためアルコールや薬物に頼るなど，心理的な要求のために物質を使用しなければならなくなる状態と関連している。実際の臨床場面では，多くの患者において身体依存と精神依存の過程が相互にからみあっており，両者を区別することはしばしば困難である。

アルコール

かつて依存症の理論家たちは，一度アルコールに依存してしまうと，再び節酒に戻ることは困難で，やがて身体合併症で死に至る危険性がきわめて高いと考えていた。このような悲観的な見方は，自力ではもはや飲酒を止めることができなくなり，医療機関につながることとなったアルコール症者たち[訳注1]から得られた臨床経験がもとになっている。重度の酩酊状態になるまで飲み続けること（飲酒コントロール喪失）が，物質乱用の疾患モデルにおける重要な概念である。この疾患モデルによれば，ごく少量のアルコールであっても一度摂取してしまうと，その後の飲酒行動をコントロールできなくなるほどの激しい身体的な飲酒欲求の引き金になりうるのである。アルコホーリクス・アノニマスの標語である「一口飲めば，そいつは酔っぱらい」（"One drink, one drunk"）は，まさにこのことを表現している。ところが以前に過量飲酒していた者が，節酒に戻ることができるというエビデンスは存在する（Vaillant, 1996）。つまり，過去に過量飲酒していた人が一口飲んだからといって，必然的に飲酒コントロールを喪失するわけではないのである。加えて，地域住民に対する大規模な疫学調査では，過量飲酒する人の多くがアルコール依存に陥ることなく過ごしているという結果も出ている。

適量飲酒者に対するアルコールの薬理作用は，血中アルコール濃度（blood alcohol concentration；以下BAC）のレベルと直接関連がある。およそ30mg/dl程度のレベルで通常は軽度の多幸感が得られる。より高いBACでは，酩酊中に「ブラックアウト」，すなわち飲酒中に何が起こったか思い出せない状態が生じる可能性がある。一般的に，摂取量が同じであれば，男性よりも女性の方が高いBACレベルになりやすい。この違いは単に男女の体重差の問題だけではなく，女性の肝臓の方がアルコール分解能は低いことと関連している。また「二日酔い」も離脱症状の一つであり，これは比較的少ない飲酒量でも通常よくみられるものである。アルコール依存患者の場合は，アルコールからの離脱期にけいれんが起こることもある。慢性的なアルコール摂取は，脳内にそれに

適応しようとする変化をもたらし、恐らくその結果として、耐性や離脱、依存などの状態が作り出されると考えられている。そしてアルコール乱用を続けていくと、やがてアルコールによって不安症状やうつ状態が惹起されるようになるのである。それらの精神症状は、通常、断酒後数週間して消失していく。

　これまでの研究で、アルコール依存には2種類の下位分類が提唱されている。一つはA型とB型（Baborら, 1992）であり、もう一方は1型と2型（Cloninger, Sigvardson, & Bohman, 1996）である。両者の分類法には若干の違いがあるものの、大まかに言えば確かにアルコール依存患者には二つのタイプがあるとするエビデンスは存在する。一方のタイプ（1型またはA型）は中年期以降に発症し、依存は比較的重症ではなく、小児期の発症危険因子はさほど多くなく、精神症状も比較的軽度である。対照的に、アルコール依存の家族歴をもち、発症年齢が若く、依存の度合いも重度で、小児期に多数の危険因子を抱えており、高率に反社会的なパーソナリティ特性をもつものがもう一方のタイプ（2型またはB型）である。一般的に後者の方がより遺伝負因が濃厚であるといわれている。

　もう一つの臨床的に重要な分類法は、連続飲酒者と周期的な過量飲酒者である。ある者は毎日同じ量のアルコールを規則的に摂取し、またある者は頻回に大量飲酒する時期と節酒または断酒する時期とを繰り返す行動パターンを示す。

大麻

　「大麻」という用語は、マリファナとハシシの両者を指す。マリファナは大麻草Cannabis sativaの若芽や葉、茎を乾燥させ、細かく砕いたものである。ハシシは同じ植物の若芽から抽出した茶色または黒色の樹脂で、小さな塊で流通している。大麻は通常吸煙されるものであり、吸入によりリラクセーションと軽度の多幸感が生じる。知覚がより鮮明になったり、感覚刺激が強められたりすることもある。大麻が含有する活性物質は、デルタ-9-テトラヒドロカンナビノール（THC）である。大麻の実際の効果は、その摂取量や品質、使用経験の長さ、薬物の効果に関する使用者の期待感によって非常に差が大きい。最近の知見では、かつて思われていたほどには安全なドラッグではないことが明らかになってきている。大麻の使用は無害であるとする一般臨床家の考えは、マリファナの有毒性に関する近年の研究成果の知識が欠けていることが原因であろう。最近の大麻のTHC含有量は20年前のそれと比べて高く、特に1990年代初頭からマリファナのTHC含有量はかなり上昇しているというデータも存在

する（ElSohly et al., 2000）。大麻の喫煙は心拍数を上げ，心臓発作の危険性を増大させるともいわれている。

DSM-Ⅳ-TRは大麻の離脱について言及していないものの，落ち着きのなさやイライラ感，易怒性，睡眠障害などとの関連性を示唆する研究成果が増えつつある。バドニーらBudney, Hughes, Moore, and Vandrey（2004）は，最近，大麻離脱症候群の診断基準を提唱している。大麻を使用し始めた人々のうち10％が依存を形成するに至るといわれており，また頻回の使用は依存になるリスクを高めるという。さらに大麻の長期使用は短期記憶障害も引き起こす。大麻の使用は時に暴力性を惹起するが，アルコールと比較すれば頻度は低いという（Dawkins, 1997）。大麻の俗称[訳注2]（英語）は，グラス，ハーブ，スカック，ウィードなどである。

オピオイド（アヘン類）

オピエート（アヘン剤）はオピオイドに分類される物質で，アヘンから抽出されるアルカロイド（植物塩基）である。ヘロインの他に，一般的に乱用されるオピエートとしては，モルヒネやコデインがある。ヘロインの使用により，すみやかな多幸感（「ラッシュ」）が現われ，それに伴って皮膚の紅潮，口渇感，手足が重くなる感覚なども生じる。静脈注射の場合，注射後10秒以内に効果が発生するが，加熱吸煙したり，鼻腔から直接吸引したりする場合は10〜15分後と，やや効果を感じるまでに時間がかかるという。慢性的なヘロインの使用は耐性と離脱症状を生み出す。多剤乱用者がヘロインを常用する場合，併用される薬物はコカインが多いという（たとえばPérez, Trujols, Ribalta et al., 1997）。ヘロインの俗称[訳注3]（英語）は，スマック，H（ビッグ・エイチ），スカッグ，ジャンクなどである。

コカイン

コカインは通常，鼻腔からの吸引によって摂取される（スノーティング）が，水に溶かして静脈注射することもできる。コカインは数分後には多幸感が生じ，約15〜30分間持続する。コカインを少量摂取すると，人は活動的でおしゃべりになるため，時に「抗うつヤク」などと呼ばれることもある。大量のコカイン摂取により，強い多幸感が得られるが，同時に不安感や落ちつかなさ，異様な攻撃的行動，妄想などの症状を引き起こすこともある。加熱吸煙可能なコカ

インは**クラック・コカイン**と呼ばれているが，その名称は加熱時にパチパチという音（クラック）がすることに由来する。クラック・コカインは約5〜10分間持続する「ハイ」（快感）をより速く，そして強く生み出し，時に性的絶頂感にも例えられる。強い多幸感の後には，落ちつかなさや過覚醒，不眠といった不快な時期が続き，より多くのコカインを使用したいという欲求（「ハイ」への欲求）を伴う。そのため，コカイン乱用者はしばしばアルコールやヘロイン，精神安定剤や睡眠薬などといった鎮静系の薬物を併用し，それらの不快な症状に対処することが多い（Rounsaville, 2004）。

　鼻腔から直接吸引する場合，依存を形成するのにやや時間がかかるが，加熱吸煙または静脈注射でコカインを摂取した場合は数カ月，あるいは数週間で依存が形成されてしまう。かつては，コカインの使用には耐性が存在しないといわれていた時期もあった。しかし近年の研究により，長期のコカイン使用によって耐性のほか，抑うつ状態，易疲労感，睡眠障害などといった症状を伴う離脱症状も生じることが明らかになってきている。最新の知見では，コカインの大量使用によっても耐性は生じうると考えられている。

　コカインの俗称[訳注4]（英語）は，**コーク**，**C（ビッグ・シー）**，**フレーク**，**ホワイト・レディー**，**ブロー**，**キャンディー**，**チャーリー**などである。クラック・コカインは**フリー・ベース**，**ロック**，**グラベル**，**ロクサーヌ**などと呼ばれる。ヘロインとコカインまたはクラックを混ぜたものや，クラックとヘロインを同時に加熱吸煙することは，**スピードボール**と呼ばれる。

覚せい剤

　覚せい剤は加熱吸煙や，鼻腔内吸引，内服，静脈注射などによって摂取される強力な中枢神経刺激薬である。強いラッシュ（多幸感）の出現時間は摂取方法によって異なる。加熱吸煙または静脈注射時には直後に感じられ，直接鼻腔から吸引した場合は約5分後，内服の場合，約20分後に出現する。覚せい剤の効果は12時間ほど持続する。慢性的な覚せい剤の使用は高血圧や心筋梗塞のリスクを高めるなど，心血管系の障害をもたらすことがある。過量摂取により，けいれんや高熱を生じ，速やかに治療を受けなければ死に至る。

　覚せい剤の俗称[訳注5]（英語）は，**スピード**，**メス**，**チョーク**，**ティナ**などである。加熱吸煙可能な剤形の場合，**アイス**，**クリスタル**，**クランク**，**グラス**，**ファイアー**，**ゴー・ファースト**などと呼ばれている。

エクスタシー

エクスタシー（3, 4-メチレンジオキシメタンフェタミン，または一般にMDMA）は催幻覚作用をもつ中枢神経刺激薬である。経口摂取され，効果は約6時間続く。エクスタシーはしばしば「レイブ」と呼ばれる徹夜のダンス・イベントで，より長く踊り続けるために使用される。エクスタシーの使用に伴う精神症状としては，不安感，抑うつ気分，混乱状態，妄想などがある。身体に生じうる副作用は，頻脈や血圧上昇，心不全や腎不全，高熱，脱水などで，いずれも場合によっては致死的となりうる。しかし，エクスタシーの使用に関連した救急病院受診例は比較的少ない。動物実験ではエクスタシーの投与により，セロトニン，ドーパミン，ノルエピネフリンなどの脳内神経伝達物質が枯渇してしまうことが明らかになっている。動物の全身にMDMAを繰り返し投与することにより，脳内のいたるところでセロトニン系の前シナプス神経終末が変性を起こす。その結果，脳内のセロトニンや主たる代謝産物の量が低下し，セロトニンの再取り込みが行われる部分の密度も減少してしまう。これらの有害事象は人間においても起こりうることが近年明らかになってきている（Green, Mechan, Elliott, O'Shea, & Colado, 2003）。また，それらの有害事象が思考や記憶と関連する脳の部分に起こるとも考えられている。事実，多くの研究が，エクスタシー使用者の記憶能力が低下していることを示唆している（Gouzoulis-Mayfrank et al., 2005）。MDMAあるいはエクスタシーの俗称[訳注6]（英語）は，**XTC**，**イブ**，**アダム**などである。

幻覚剤

最も一般的にみられる幻覚剤はLSD（リセルグ酸ジエチルアミド），シロシビン（「マジック・マッシュルーム」の活性成分），メスカリンなどである。幻覚剤の最もよくみられる作用は多幸感と聴覚および視覚変容である。知覚変容は通常，快感を伴うものとして体験されるが，そうでない場合もある。LSDの俗称[訳注7]（英語）は**アシッド**，**ブーマーズ**，**イエロー・サンシャイン**などである。

多剤乱用

薬物使用者は，しばしばアルコールや他の薬物を併用する。これは一つの薬物の使用によって生じる不快な副作用や離脱症状を別の薬物によって抑えようとするためであることが多い。長年の薬物乱用者たちは，自らの経験や他の使

用者たちからの助言によって，どのように薬物を組み合わせ，いつ摂取すれば最高の効果をあげることができるのか熟知している。たとえば，まず手っ取り早く興奮を得るためにクラック・コカインから始め，続いてその後に生じる気分の落ち込みを緩和するためにヘロインを用いる。アルコールは覚せい剤やコカインの作用を強めるためにしばしば併用され，またヘロイン使用者たちがヘロインを入手できないときに飲酒することもある。

物質依存の疫学

アルコールおよび関連障害に関する全米疫学調査（The National Epidemiologic Survey on Alcohol and Related Conditions: 以下 NESARC）と薬物乱用に関する全米世帯調査（The National Household Survey on Drug Abuse）は，アメリカにおけるアルコールと薬物乱用の問題を調査する大規模な疫学研究である。疫学的地域研究（The Epidemiologic Catchment Area Study）と全米併存症調査（The National Comorbidity Survey: 以下 NCS）は物質使用障害を含む精神障害の有病率を調査対象としたアメリカの大規模地域研究である。本節において取り上げる疫学データのほとんどは，それらの大規模地域研究からの引用である。

NESARC（Grant, Stinson et al., 2004）によれば，薬物使用障害の12カ月有病率は2％で，アルコール使用障害は8.5％である。2002年，全米人口の9.4％が物質乱用または依存患者で，そのうち，1.4％が薬物とアルコール両方の依存または乱用で，1.7％が薬物依存または乱用，6.4％がアルコール依存または乱用であった（Substance Abuse and Mental Health Services Administration, 2002）。

アルコール

アルコール依存の生涯有病率は一般的に，男性の方が女性より3倍多い。アメリカでは，14歳以上の者は平均年間2.77ガロン（＝10.49リットル）のアルコール絶対量を消費している。大量飲酒（Binge drinking）とは，通常続けて5杯以上のアルコール飲料を摂取することを指す。それはアルコール乱用においてよくみられる形式であり，多くの健康・社会問題を引き起こす。18歳以上の者の大量飲酒率は推定14.7〜21.6％といわれている。自己評価が低く，主

として嫌なことを忘れるために飲酒する若者が特に大量飲酒者になりやすい。

大麻

大麻は最も幅広く乱用されている違法薬物である。アメリカでは，乱用される違法薬物の75％を大麻が占めている。しかし，依存治療施設の受診者数に占める大麻の割合はそれほど高くない。2002年の統計では，12歳以上のアメリカ人の約40％が生涯で一度は大麻を使用し，さらに11％のアメリカ人が過去一年間に大麻の使用経験がある，と答えている。

コカイン

アメリカにおけるコカインの使用は，かつて全国規模の問題を引き起こしたことがある。1982年には，成人の8.5％，未成年の28％がコカインの使用経験があると答えていた。1985年以降，コカインの使用率は低下していったが，依然としてコカイン依存は社会問題となっている。クラック・コカインの使用は1986年以降広まり，その後も使用者は増加の一途をたどっている。薬物乱用に関する全米世帯調査の統計によれば，アメリカには推定170万人のコカイン使用者がおり，コカイン依存は国民保健上，重大な問題を提起し続けている（Substance Abuse and Mental Health Services Administration, 2002）。ヨーロッパにおけるコカインの使用および依存の有病率はアメリカと比べて非常に低いが，ヨーロッパの中ではイギリスが最も有病率が高い（Haasen et al., 2004）。コカインは主としてパーティー会場などで使用されるが，アヘンの依存者がアヘンの使用に伴う副作用を抑えるために第二のドラッグとして用いることも多い。

覚せい剤

入手が全米各地で容易になったことにより，アメリカでも覚せい剤は広く使用されるようになってきている。2002年には，12歳以上のアメリカ人のうち5％以上が一度は覚せい剤を使用したことがある，と答えていた。過去一年間の覚せい剤使用率は，12〜17歳が0.9％，18〜25歳が1.7％，26歳以上が0.4％となっている。

オピオイド

12歳以上のアメリカ人のうち,1.4%が生涯で一度はヘロインを使ったことがある,と答えている(National Survey on Drug Use and Health, 2001)。これまでヘロインの使用は主として少数の習慣的薬物乱用者に限られてきたが,未成年の新規乱用開始者が1999年には増加傾向に転じ,1970年初頭以降で最も高い数字を示したことから,今後の動向が懸念されるところである。さらに,ヘロインの使用に関連した救急病院受診者の数も過去10年間で確実に増え続けている。

多剤乱用

さまざまな疫学および臨床研究の成果は,多くの薬物使用者が多剤乱用者であることを示唆している。地域住民を対象とした研究では,アルコールと大麻の組み合わせが最も多く認められた。医療機関の受診者を対象とした研究では,さらに多剤乱用傾向が顕著である。ヘロイン依存患者に随伴する物質使用障害のうち,現在および生涯有病率が最も高かったのはコカイン依存であり,次いでアルコールと大麻依存が多いという結果が出ている。

物質依存は他にどのような精神障害を合併するのか

併存障害あるいは重複診断とは,二つ以上の精神障害が同時に存在している状態を指す。本書の文脈では,物質使用障害が一方にあり,他方,(パーソナリティ障害も含め)他の精神障害も同時に存在している状態を指す。物質使用患者における併存精神障害の存在は,近年ますます認知されるようになってきている。医療機関受診者を対象とした研究(Mertens, Lu, Parthasarathy, Moore, & Weisner, 2003)や地域住民を対象とした研究(Grant et al., 2004; Kessler et al., 1996; Regier et al., 1990)において,精神および物質使用障害の重複診断は幅広くみられるが,受刑者やホームレスなどの特定の患者層で特に有病率が高い。地域研究では,生涯に一度でもアルコールまたは薬物使用障害と診断されたことのある者の約半数が,他の精神障害の診断基準を生涯で一度は満たしていた。同様に,生涯に一度でも何らかの精神障害に罹患したことのある者の約半数が,アルコール・薬物の乱用または依存の既往歴をもっていた。医療機関の受診者を対象とした研究では,物質使用障害と他の精神障害の併存

率はさらに高く，50〜90％に達する。つまり，医療機関においては併存障害の存在は例外というよりは，むしろ当たり前と考えるべきであり，さまざまな臨床上の問題を引き起こす原因となりうる。臨床現場では，診断と治療を行う際に物質乱用を無視することができない症例と頻繁に出会うものであるが，精神保健福祉の窓口では物質乱用の併存が見過ごされることも多い。

　一般人口で特に物質使用障害の併存率が高いのは，反社会性パーソナリティ障害，双極性障害のＩ型，統合失調症の成人患者であり，次いでうつ病や不安障害に多くみられる（Regier et al., 1990）。複数の精神障害の併存は特に物質乱用の強い予測因子となり，3個以上の精神障害に罹患している人は，そうでない人と比べて薬物依存になるリスクが14倍も高まる。未成年の物質乱用者においても高率に併存精神障害が指摘されており，最も有病率が高いのは行為障害（32〜59％）と気分障害（35〜61％）である。次いで，不安障害や注意欠陥多動性障害（ADHD）があげられる（Wise, Cuffe, & Fischer, 2001）。

　ほとんどの重複診断患者たちは，物質使用障害の発症は他の精神障害の発症より後だった，と語ることが多い。複数の前向き研究の結果もこの報告と一致しているが，いくつかの精神障害（たとえば不安障害やうつ病）では，リスクの関係は双方向性を示す。つまり，それらの精神障害は後の物質乱用のリスクを高める予測因子となる一方で，その逆もありうるのである。

　1990年代では，他の精神障害に物質使用障害が併存する成人患者の40％が何らかの医療サービスの提供を受けていた（Kessler et al., 1996）。一般に，物質障害と他の精神障害の両者をもつ患者は，どちらか一方の障害しかもっていない患者と比べて，より罹病期間が長く，症状も重度である（Brady, Krebs, & Laird, 2004; Brady, Rierdan, Peck, Losardo, & Meschede, 2003; Margolese, Malchy, Negrete, Tempier, & Gill, 2004）。また重複患者の方が治療成績や予後も不良であるという（Ouimette, Gima, Moos, & Finney, 1999）。自殺のリスクも精神障害，特に双極性障害と物質使用障害の併存患者で非常に高い（Dalton, Cate-Carter, Mundo, Parikh, & Kennedy, 2003; Kelly, Cornelius, & Lynch, 2002）。

併存精神障害の発症モデル

　併存精神障害の発症については，数多くのモデルが提唱されている。それらをまとめると，物質使用障害と他の精神障害の併存を説明する発症モデルは3

種類あり，それぞれのモデルの違いは治療計画を立てていく上で非常に重要な意義をもっている。

一つ目のモデルは，遺伝であれ環境因子であれ，何らかの共通の原因が両方の精神障害の発症をもたらす，とするものである。併存精神障害の双子研究を行ったケンドラーら Kendler, Prescott, Myers, and Neale（2003）の研究によると，遺伝的な発症因子については，個別の内向性（大うつ病，全般性不安障害，恐怖症）および外向性（行為障害，反社会性パーソナリティ障害，アルコール依存，薬物乱用および依存）遺伝因子によって，ほとんどの精神障害の併存が説明可能であるという。

共通の環境因子としては，身体および性的虐待が，物質乱用やその他多くの精神障害でしばしば認められる（たとえば Langeland, Draijer, & van den Brink, 2004）。依存治療施設を受診した女性の3分の2，男性の4分の1に性的または身体的虐待の病歴が確認されたという報告もある（Pirard, Sharon, Kang, Angarita, & Gastfriend, 2005）。不安障害や境界性パーソナリティ障害，統合失調症においても虐待が高率に報告されている。

第二のモデルは，どちらか一方が原因となるモデルであり，精神障害が物質使用障害の発症を引き起こすか，物質使用を長引かせる因子になると主張する。いくつかの例を以下に列挙した。

* 反社会性あるいは境界性パーソナリティ障害などの**衝動制御障害**では，さまざまな薬物を試してみたいと思う衝動を抑えることができないことにより，物質乱用を併発する可能性がある。
* **行為障害**では，薬物に暴露される機会が多いことが物質乱用の原因となる可能性がある。
* 患者は**不安**あるいは**気分**を調節するために，さまざまな物質を使用する可能性がある。この自己治療モデルは，特定の症状を緩和するために，患者は特定の物質を使用すると主張する。そして併存する精神障害の種類によって，使用される物質の種類も異なるという。たとえば気分障害では，抗うつ作用のある物質が，不安障害や統合失調症では抗不安効果のある物質が使用されるといい，いずれも精神障害に対して自己治療する試みであると説明される。しかしこのモデルを検証した研究では（Aharonovich et al., 2001），精神障害のタイプと使用された薬物のタイプの間には，強い相関は認められなかった。

第三のモデルは毒性仮説とも呼ばれ，アルコールや薬物の使用が併存する他の精神障害の原因になると主張する。たとえば，大麻の使用はパニックまたは気分障害を誘発し，大量のコカイン乱用は脳に対する逆耐性効果によって，パニック発作を引き起こすことがあるという。このような因果関係は間接的なこともある。たとえば，アルコール依存の結果として離婚に至り，それが大うつ病エピソードの発症を誘発することもありうるのである。

　上述した三つのモデルは暗に因果関係が一方向性であることを仮定している。しかし実際の臨床現場では，物質乱用が他の精神障害の原因であると同時に結果となりうるし，また他の精神障害が物質乱用の原因であると同時に結果であることもある。そのようにして悪循環が生じている症例が多々みられるものである。実際の症例では，上述した三つのモデルが複数個，それぞれ双方向性に作用しながら同時に作用していると考えるのが妥当であろう。

物質乱用と精神病症状

　物質使用障害はきわめて重度の精神病状態の患者においても，非常に高率に認められる。精神病性障害における物質乱用または依存の生涯有病率は40〜60％にのぼるという（たとえばRegier et al., 1990）。物質乱用と精神病が併存しやすい条件としては，男性，独身，若年，行為障害あるいは反社会性パーソナリティ障害の存在などがあげられる（Kavanagh et al., 2004）。一般に，精神病症状を呈する患者は多剤の乱用または依存に陥りやすい。物質使用障害は特に統合失調症の患者において高い有病率を示す（Kavanagh et al., 2004; Regier et al., 1990）。統合失調症患者の自我がもともと脆弱であることを考えれば，彼らの多くがしばしば自己治療目的に違法薬物やアルコールに依存してしまったとしても，さほど驚くべきことではないであろう。

症例

　アーノルドは統合失調症の32歳男性である。アルコールと違法薬物を使用後，急性精神病状態となり，自らに火を放って自殺しようと試みたため，当院受診となった。乱用薬物の解毒と抗精神病薬による薬物療法を受けた後，アーノルドは退院し，外来治療を受けることになった。アルコールや他の薬物が自分の病状を悪化させることは十分自覚していたにも関わらず，アーノルドは断酒断薬に消極的だった。町を歩きながら他の乱用者たちと一緒にアルコールや薬物

をやることが，彼にとって孤立・孤独感を回避し，社会との接点を保つ唯一の方法だったからである。

青年期に大麻を（特に大量に）使用することは，その後の人生において精神病症状を発症するリスクを高めることになる（Arsenault, Cannon, Witton, & Murray, 2004; Smit, Bolier, & Cuijpers, 2004; Macleod et al., 2004）。大麻使用者のうち，15％にのぼる人たちが使用直後に何らかの精神病症状を経験しているという。もっとも大麻による一過性の精神病性反応と，統合失調症などの精神病性障害は区別しなければならない。これまでのところ，大麻が本当に精神病を惹起するかどうかについての結論は出ていない。精神病（直前）状態の患者が自己治療的に大麻を使用する，という考え方もある。つまりもともと精神病になりやすい人の方が大麻を乱用するリスクが高い，ということである。最近，数多くの前向き研究が，大麻の使用によって将来精神病を発症するリスクが高まるかどうかについて調査している。それによれば，若者たちの大麻乱用はその後精神病を発症するリスクをわずかながら高めるという。また，乱用開始年齢が低い者ほど，あるいは精神病親和性の高い者ほど発症のリスクは高く，大麻の使用頻度も高ければ高いほど容量依存性に精神病の発症リスクを高めるという。一方，ミュンヘンで行われた前向き研究（Henquet et al., 2005）では，もともと精神病傾向をもっていることが，その後の大麻の使用を予測する因子にはならないことが明らかになった。これは，精神病の苦しみを緩和するために大麻を使用するに至ると主張する自己治療仮説と真っ向から対立する結論である。

したがって，これまでの研究成果から言えることは，もともと精神病を発症しやすい素因をもった個人が大麻を使用すると，より精神病を発症しやすくなる，というだけである。しかし，精神病の素因をもっていない人が大麻を使用するだけで発症する可能性も依然として残されている。青年期は脳内でさまざまな変化が生じる時期であり，特に素因をもった青年では精神病や物質乱用を発症する確率が高まると指摘する研究者もいる（Van Nimwegen, De Haan, Van Beveren, Van Den Brink, and Linszen, 2005）。

物質乱用と不安障害

不安障害と物質乱用，中でもアルコール乱用は一般住民や医療機関受診者を

対象としたどの研究でも高い併存率を示している（Grant et al., 2004）。NCS（全米併存症調査）研究（Kessler et al., 1997）では，アルコール依存と診断された男性の35.8％，女性では60.7％が不安障害の診断基準も満たしていた。シュナイダーら（Schneider et al., 2001）によれば，治療中のアルコール患者の場合，不安障害の併存率は42.3％にのぼったという。不安障害の下位分類の中で最も併存率が高かったのは社会恐怖（14％），広場恐怖（13％），パニック障害（5％）の順であった。不安障害を併存症としてもつ物質乱用患者はアルコール，ベンゾジアゼピン，コカイン，大麻などを乱用し，また患者の多くは感情や身体面での虐待歴をもっているという（Schade et al., 2004）。治療中のアルコール症患者を対象とした研究では，小児期の虐待は外傷後ストレス障害や社会恐怖，広場恐怖などと関連していた（Langeland et al., 2004）。

　不安障害はしばしばアルコールや薬物使用障害に先行する（Kessler, 2004; Merikangas Mehta et al., 1998; Schade et al., 2004）。特に女性アルコール症患者では，恐怖症に物質乱用が続発する例はよくみられ，女性アルコール症患者の30％以上が先行症状として恐怖症をあげているという（Helzer & Pryzbeck, 1988）。しかし多くの症例では両者は相互にリスクを高めあうものであり，不安障害が将来の物質乱用のリスクを高めると同時に逆の例もありうる。多くの患者たちはアルコールが不安を軽減してくれると信じており，不安障害における二次性の物質乱用は，自己治療の一つの方法としてアルコールや薬物を使いたくなるような不安の存在が原因と考えられる。自己治療としての物質乱用は，広場恐怖や社会恐怖の患者において幅広くみられる。多くの患者がアルコールや薬物を自己治療目的に使用していると思われるが，これは特にストレスの高い日に物質使用量が最大となるという研究報告からも確認できる。さらに，不安の強い人の方が，そうでない人と比較して社会生活上のストレスに対処するための手段としてアルコールを使用しやすいことを示唆する多くの研究結果がある（Carrigan & Randall, 2003）。大量飲酒の後や，離脱症状の最中に不安やパニック症状が出現することはごく一般的なことであり，原発性の不安障害と鑑別を要する。

　パニック発作やその他の不安症状は大麻の使用者でもよくみられるが，両者の関係を明らかにした研究はこれまでのところ見あたらない。コカイン乱用者はパニック障害を発症するリスクが高いという（Anthony, Tien, & Petronis, 1989）。またヘロインやコカインに依存している患者は，一般住民と比較して

社会恐怖を発症しやすいともいわれている（Zimmerman et al., 2004）。

症例

　電気技師をしている54歳のバートは，アルコール依存のため，かかりつけ医からの紹介で物質依存の治療センターを受診した。バート自身はあまり紹介されたことを喜んでいなかった。それまで5カ月もの間，突然発症する原因不明の動悸，発汗，息切れ，めまいの感覚を訴えて，何度もかかりつけ医を受診していた。バートはそれらの症状が心臓発作の徴候なのではないかと心配していた。しかし彼を病院に紹介する代わりに，かかりつけ医は依存症カウンセラーを紹介したのである。

　数多くの疫学研究で，外傷後ストレス障害（PTSD）が物質乱用に高率に併存すると報告されている。地域住民を対象とした研究では，物質乱用女性の約42％に身体的虐待歴が，47％に性的被害歴が認められている（Stewart, Pihl, Conrod, & Dongier, 1998）。物質使用障害患者を対象とした研究では，30〜58％が過去に一度でもPTSDに罹患したと認められ，また20〜38％が現在，併存障害としてPTSDに罹患していたという（Stewart, 1996）。イギリスでは，物質乱用で入院中の患者の38.5％が同時期にPTSDの診断基準も満たしていたという報告例がある（Reynolds et al., 2005）。PTSDと物質使用障害の併存については数多くの説明モデルが提唱されているが，それらのうち，以下の三つが最も妥当と思われる。一つは，両者の間には遺伝負因や幼児期のトラウマといった共通の媒介因子が存在し，それによって物質使用障害とPTSDが併発する，という説明である。二つ目は，暴力の被害者たちは自分たちもアルコールや薬物の影響下にあるときに被害を受けることが多いため，物質使用障害をもっている人はそれだけ暴力被害を受けやすい，という説明である。最後は，トラウマの記憶や睡眠障害に対処し，悪夢を予防する目的で自己治療的にアルコールや薬物を使用する，という説明である。併存障害の発症順序に関するほとんどの研究は，トラウマを生じさせるような出来事への暴露やPTSD症状の方が物質使用障害より先に存在し，物質使用に続発するものではないことを明らかにしている（Stewart, 1996）。これは最後にあげた自己治療仮説を支持する結果である。

物質乱用と気分障害

大うつ病はある程度，物質乱用の発症を予測する因子となりうる。大うつ病患者の4人に1人は物質乱用者である（Kessler, 2004）。オピオイドの乱用者を対象とした研究では，最も多くみられた現在および生涯 I 軸併存障害は大うつ病であったという（たとえばKidorf et al., 2004）。うつ病の併存はアルコール使用障害よりも特に薬物使用障害者において，頻繁にみられる。疫学研究の結果からは，うつ病と関連性が強いのはどちらかというと物質乱用よりも物質依存の方のようである。うつ病との関連が最も強くみられた物質使用障害は覚せい剤依存である（Swendsen & Merinkagas, 2000）。

物質乱用とうつ病が併発することは，誰もが否定しないであろうが，両者の関係の方向性については未だ議論が分かれるところである。デルベロとストラコフスキー DelBello and Strakowski（2003）は，物質使用障害と気分障害の関連を説明する三つの病因モデルについて詳細なレビューを提供している。幅広い文献の検討を通して，彼らは気分障害が物質依存の原因となるモデル，物質依存が気分障害の原因となるモデル，両者が共通の危険因子をもつモデルのいずれも妥当性をもっていることを明らかにした。つまり，物質使用障害とうつ病はどちらも互いにとって危険因子となりうるのである。

個別の物質使用障害と気分障害との関係性については，まずアルコール症の場合，うつ病が先行するというよりも，アルコール症がうつ病に先行するという考え方のほうが分がよいようである。この点については，アルコール依存と大うつ病の両者の診断基準を満たす患者を対象としたシュキットら Schuckit et al.（1997）の研究が明らかにしてくれている。彼らの研究では，60％の患者がアルコールによって惹起された気分障害を，40％がアルコールとは無関係な大うつ病エピソードをもっていたという。一方，オピオイドの依存患者では，気分（および不安）障害がしばしば物質乱用に先行するというエビデンスが存在する（Swendsen & Merinkagas, 2000）。

青年期においても大うつ病の併存が物質乱用の危険因子となりうるかどうかについては，結論は出ていない。ある疫学調査では，未成年から成人に移行する過程でうつ病から物質乱用へと進展しうることが示唆されている（Lewinsohn, Rohde, Seeley, Klein, & Gotlib, 2000）。コルネリウスら Cornelius et al.（2004）の研究では，大うつ病の併存は物質乱用の予測因子とはならなかった。しかしコルネリウスらによれば，患者たちは薬物乱用に陥る理由の一つと

して，抑うつ気分をあげていたという。それ以外にも，若年期に大麻を使用すると，その後大うつ病を発症しやすくなり，特に青年期には希死念慮の増加と相関があるともいわれている（Rey, Martin, & Krabman, 2004）。物質乱用が続くこと自体がうつ病を発症させることもあるため，結果的に悪循環を形成することになる。

　物質使用障害は特に双極性障害のⅠ型に多くみられ，Ⅰ型の61％が物質乱用または依存と診断しうるという（Regier et al., 1990）。大規模な疫学調査によれば，同じⅠ軸障害の患者たちの中でも，双極性障害の患者が最も高いアルコール使用率（46％）と薬物使用率（41％）を示していた。同様の結果は，最近になって実施されたNCS（全米併存症調査）研究でも確認されている。双極性障害よりも物質使用の併存率が高かったのは，反社会性パーソナリティ障害のみである。他の研究では，双極性障害の患者が一生のうちで一度でも物質使用障害に罹患する割合は14〜65％にのぼるという（Sherwood Brown, Suppes, Adinoff, & Rajan Thomas, 2001）。物質乱用が併存すると，双極性障害はより早期に発症し，急速交代型やⅡ型，あるいは混合状態などといったより治療困難なタイプになりやすく，また自殺のリスクも高まる（Levin & Hennessy, 2004）。双極性障害はしばしばアルコールや薬物使用障害に先行し（Merikangas, Mehta, et al., 1998; Kessler, 2004），また物質依存と双極性障害，反社会性パーソナリティ障害は互いに遺伝的に連鎖しているともいわれている（Winokur et al., 1995; Kendler, Jacobson, Prescott, & Neale, 2003）。

物質乱用と境界性パーソナリティ障害

　もともと境界性パーソナリティ障害の診断基準の中に，自己破壊的衝動行為（たとえば，強迫的な性行動や物質乱用，むちゃ食いなど）が含まれている以上，物質乱用に境界性パーソナリティ障害が高率に併存するという報告は驚くに当たらない。境界性パーソナリティ障害の患者における物質使用障害の平均有病率は67％，逆に物質使用障害患者における境界性パーソナリティ障害の平均有病率は18％と報告されている（Van den Bosch et al., 2001）。さらに境界性パーソナリティ障害と診断された者は，そうでない者と比べてより早期に物質の使用および乱用を開始しやすく，結果として物質使用障害がより重度になりやすい（つまり，より重度の身体依存を形成しやすい）。さらに情動面や社会機能の面でも問題を呈しやすいといわれている（Lejuez, Daughters,

Rosenthal, & Lynch, 2005)。

症例
　37歳女性のヘレンは大学で歴史を教えていたが，今回，自殺企図（アルコールと睡眠薬を過量摂取）後に入院となり，依存症治療プログラムを受けることとなった。ヘレンは何年にもわたって日常的に大麻を使用しており，恋人と別れてからは，週末に20〜30単位[訳注8]のアルコールを摂取していた。入院前，彼女は衝動的に辞職してしまったが，数日後，辞職した後の生活について考えるとパニック状態になり，過量飲酒した挙げ句に自殺を図ったのである。

　境界性パーソナリティ障害の発症や経過に影響を与える諸因子については，未だ不明な点が多い。一般的には，生物学的脆弱性と環境ストレス因子（たとえば，直接的な暴力や言語による虐待，性的トラウマなど）の両者がからみあって発症すると考えられている。また仮説として，衝動制御障害や問題の多い生育環境など，境界性パーソナリティ障害と物質使用障害の両者に共通の発症要因の存在が，高い併発率をもたらしているとも考えられている（Trull, Sher, Minks-Brown, Durbin, & Burr, 2000）。さらに遺伝的・生物学的に衝動性の高さが疑われることや，気分障害や衝動制御障害の家族歴をもっていることも，物質使用障害および境界性パーソナリティ障害の両者の併存を説明する上で重要なポイントである。特に衝動性は生物学的な背景をもち，遺伝することが知られており，さまざまな精神症状として発現して，境界性パーソナリティ障害と物質乱用の発症と持続に関与するといわれている（Lejuez et al., 2005）。物質使用障害と境界性パーソナリティ障害が併存する第二の原因として考えられるのは，小児期の（持続的な）トラウマ体験（たとえば身体的，性的虐待など）である。それらの体験は自傷行為（Tyler, Whitbeck, Hoyt, & Johnson, 2003）や物質乱用（McClanahan, McClelland, Abram, & Teplin, 1999）の引き金になることが知られている。トラウマ・サバイバーたちにとって自傷行為や物質乱用は，トラウマ体験の結果として生じる否定的な情動に対処するための手段なのである。

物質乱用と反社会性パーソナリティ障害
　反社会性パーソナリティ障害は物質乱用との併存率がきわめて高く，他の精神障害と比較してもその数字は抜きんでている。NCS（全米併存症調査）に

よれば,反社会性パーソナリティ障害に物質使用あるいは薬物使用障害が併存するオッズ比は,それぞれ11.3倍と11.5倍にのぼるという。さらにグラントらGrant et al.(2004)の報告によれば,NESARC(アルコールおよび関連障害に関する全米疫学調査)のデータでも,物質使用障害と反社会性パーソナリティ障害との間に高い相関がみられたという。両者が併存しやすいことは,境界性パーソナリティ障害の場合と同様,衝動性や,自己または他者の安全を考えない向こう見ずさが診断基準に含まれているという点で,ある意味当然ともいえよう。アルコール症が併存する場合,それはパーソナリティ障害に続発したものというよりは,もともと存在していた一次性のものであることがほとんどで,特に男性において反社会性パーソナリティ障害との関連性が深い(Hesselbrock, Hesselbrock, & Workman-Daniels, 1986; Roy et al., 1991)。

物質乱用と児童・青年期精神障害

ほとんどすべての児童・青年期精神障害は,何らかの形で成人の物質乱用へとつながっていくともいえるが,特に外在化(externalizing)障害[訳注9]と気分障害において関連性が顕著である。物質乱用の治療を受けた青年患者のうち,35％が外在化障害を併存しており,中でも行為障害が最多で,次いでADHDの併存率が高かったという(Rowe, Liddle, Greenbaum, & Henderson, 2004)。

一般に,アルコール乱用には行為障害が先行していることが多い(たとえばKellam, Brown, Rubin, & Ensminger, 1983を参照)。これは特定の危険因子(たとえば衝動制御障害)の存在や,薬物の使用機会に頻回に暴露されることなどが影響しているものと思われる。縦断的な研究によれば,小児期から早期に大麻を使用している者は,後に行動上の問題を起こしやすいという。行為障害を合併していない限り,ADHDそのものが薬物の使用リスクを高めるということはないようである(Kim-Cohen et al., 2003)。成人ADHDの場合,一般人口と比較して物質使用障害のリスクは高まるといわれている(Wilens, Biederman, & Mick, 1998)。

物質依存はどのようにして発症するのか

物質乱用と依存の発症を説明する理論は数多く存在する。それらの理論をおおまかに分類する一つの方法としては,遺伝的・神経生物学的モデル,古典的

学習モデルと薬物欲求モデル，人格モデルと認知論的社会学習モデルなどがある。それぞれの理論モデルは物質乱用を理解する上で一つの切り口を提示しており，特に物質乱用と依存がどのように進行していくかについて詳しく論じている。

遺伝的脆弱性

心理学者たちは物質依存が家族内で複数発症する現象を説明する際，社会的，文化的影響を強調しがちであるが，近年の研究では物質依存を発症しやすい形質は遺伝しうることが次第に明らかになってきている。物質依存における遺伝の研究は，アルコール依存の分野が最も進んでいる。

これまで多くの研究が，物質依存が家族内で遺伝することを示してきた。メリンカガスら Merinkagas, Stolar et al.（1998）は，アルコール使用障害（乱用または依存）患者の親類の方が，対照群の親類と比較して，アルコール使用障害と診断される確率が2倍になることを明らかにした。同様に，ニュルンベルガーら Nurnberger et al.（2004）も，アルコール依存患者の親類の方が，アルコール依存の発症リスクが2倍になることを報告している。アルコール症者の約3人に1人が少なくとも1人はアルコールを乱用する親をもっており，またアルコール症になるリスクは男性の方が女性より高い。さらにアルコール症の父をもつ子どもの4人に1人は，自分自身アルコール症になりやすいともいわれている。

しかし家族研究だけでは，遺伝の影響と環境の影響を区別することは困難である。アルコール症ではない養父母に養育された子どもたちの研究によれば，生物学的な父親がアルコール症だった男の子たちは，アルコール症でない養父母に養育された場合と，アルコール症の実父に養育された場合とで，将来大人になってからアルコール症になるリスクに差はなかったという。双子研究でも，アルコール依存の一致率は二卵性より一卵性双生児の方が高いという結果が得られている。遺伝率に性差は認められず，アルコール症発現に遺伝要因が占める割合はおよそ2分の1から3分の2と推定されている（Knopik et al., 2004; Liu et al., 2004; McGue, 1999）。つまり，数多くの研究成果がアルコール依存には明らかに遺伝的な要因が関与しているという事実を示唆しているが，だからといって他の要因は重要ではないというわけではない。実際，アルコール症の親をもつ子どもたちの大多数は，成人後アルコール症になっていないのである。

他の薬物依存に関しては，特定の遺伝因子に関する研究成果は乏しいのが現状である。ただ一般に，ある種の人々が物質依存になりやすい傾向をもっているとは推定されている（Hesselbrock, Hesselbrock, & Epstein, 1999）。しかし，カルコフスキーら Karkowski, Prescott, and Kendler（2000）や，ケンドラーら Kendler, Jacobson, Prescott, and Neale（2003）の研究では，いずれも特定の物質を乱用することと遺伝とが関連しているという成果を出すことはできなかった。個々人がどの薬物を乱用するかは，その個人を取り巻く固有の環境因子におおむね左右されるようである。多剤依存に陥る人が多いことをみても，それらの人々が遺伝的にもともとある特定の物質に依存しやすい傾向をもっているとは考えにくい。

　では遺伝子によって伝えられる物質依存になりやすい傾向とは具体的にどのようなものなのか。これまで数多くの理論が提唱されてきた。（アルコールなど）特定の物質に対する感受性が遺伝するという説や，常に新しい物を追い求めたり，危険を回避する行動をわざと取らなかったり，衝動的になりやすいなど，物質乱用につながりやすい性格傾向が遺伝するという説，あるいは遺伝によってもともと物質乱用による脳障害を発症しやすい人がいるという説，さらには（セロトニンやドーパミンなどの）脳内神経伝達物質の遺伝的な異常によって，もともと中枢神経が興奮しやすく，結果として物質乱用に駆り立てられるとする説など，その内容はさまざまである。遺伝子の影響は物質乱用だけに限定されたものというよりは，むしろ気分障害や反社会性パーソナリティ障害など，併存精神障害の遺伝の一部であるとする研究成果もある（たとえば Kendler, Jacobson et al., 2003 を参照）。アメリカで退役軍人の男性を対象とした双子研究（Fu et al., 2002）では，反社会性パーソナリティ障害と大うつ病，アルコール依存，大麻依存の相互関係は，（共通の環境要因ではなく）共通の遺伝要因を反映したものであった。中でも反社会性パーソナリティ障害と関連した遺伝要因が，うつ病やアルコール依存，大麻依存に共通した遺伝リスクの主たる決定因子であったという。

依存の神経生物学

　物質乱用の発病と進行には，遺伝的な素因だけでなく，他の生物学的な要素も重要な役割を果たしている。例としては，妊婦が物質を乱用することによる胎児の物質への暴露や，薬物に対する耐性（および関連した離脱症状）の形成

に関わる生物学的なメカニズム，あるいはさまざまな物質が脳神経の活動に与える影響などがあげられる。

アルコールや薬物を使用することにより，シナプス間隙での脳内化学物質の伝達に変化が生じることに関しては，すでに膨大な研究成果が存在している。（アルコール，コカイン，ヘロインなどの）乱用物質は脳内のドーパミン濃度を増加させることにより，報酬効果を生じさせる。ドーパミン濃度の上昇は中脳皮質辺縁系ドーパミン経路（いわゆる「報酬経路」）によって引き起こされるため，この経路が精神作用物質による脳の賦活化に中心的な役割を果たしていると考えられている。それだけでなく，脳内の海馬（学習と記憶に関与）や扁桃体（情動制御に関与），前頭葉などが物質乱用の影響を受けることが数多くの研究によって明らかにされている。前頭葉の中でも，最も頻繁に薬物依存との関連性が指摘されている部位が，眼窩前頭皮質と前帯状回である。それらの部位は大脳辺縁系と神経解剖学的につながっており，これまでの研究によれば，急性中毒のときや，使用欲求が亢進したとき，あるいは連続使用に陥った際などに活性化し，逆に離脱期には活性が失われるという（Volkow et al., 2004）。

長期にわたる乱用物質の使用は，脳内のドーパミン産生能力を減少させると考えられている。つまり慢性的な薬物使用者は，快感や喜びなどの報酬効果を得るために，ますます薬物に頼るようになる。もはや通常の活動だけでは十分な報酬効果を得ることができない脳になってしまっているのである。ドーパミン以外で物質依存に関与している神経伝達物質は，エンドルフィンとセロトニンである。たとえば，コカインや覚せい剤などの中枢神経刺激薬はドーパミンだけでなく，脳内のノルエピネフリンやセロトニン系も活性化させることが報告されている。アルコールは複数の異なった神経伝達物質系に同時に作用するが，他の薬物の場合はある特定の伝達系に特に強く作用する傾向が強い。たとえば，コカインは主としてドーパミン系に，ヘロインはオピオイド系に作用している（Mozak & Anton, 1999）。

近年の研究によれば，慢性的あるいは大量の物質乱用によって生じる脳内神経伝達物質の変化が不安や抑うつ症状の原因となるという。それらの精神症状を緩和しようとして，さらに乱用者は物質の使用を強化する。たとえば，中枢神経刺激薬を乱用している多くの人々が，薬物の効果が消えていく際に生じる抑うつ気分を改善しようとしてコカインや覚せい剤に手を出し続けている。脳

内の神経化学的な変化が不可逆的なものであるのか，それとも（部分的にでも）回復可能なものであるのかは未だ明らかではない。しかし年余にわたって上に述べたような神経化学的変化が持続しうるという報告もある。

条件づけと使用欲求について

　物質使用障害のみならず，さまざまな嗜癖行動の発生と固定化に条件づけという過程が重要な役割を果たしている。嗜癖行動はオペラント条件づけ理論によれば，報酬によって強化・学習された習慣のことである。依存性物質は，脳内の報酬中枢に偽りの刺激を生じさせることにより，物質を使用することに対して正の強化を与えてしまう。大麻やヘロインの使用によって得られるハイや，コカインで得られる多幸感など，物質使用によって生じる正の強化は物理的・生理的な現象である。一方で，不快な感情をやわらげることができるという消極的な理由で物質乱用が強化されることも多々ある。後者のような過程のことを負の強化と呼んでいる。アルコールや他の違法薬物の使用により不安や緊張感が軽減することに気づくと，人は余計にその物質を使用したくなる。その後，再びストレスや不安に襲われたら，緊張感をやわらげようとしてまたアルコールや薬物に手を出してしまうであろう。初めのうちアルコールや薬物は，あくまで感情面での不快感を緩和し，ストレスや不安を減らし，気分を改善するために使用される。しかし耐性が形成されるようになると，苦しみをやわらげるために使用しなければならないアルコールや薬物の量が増加していき，結果として依存のサイクルが出来上がってしまう。物質乱用それ自体が仕事や人間関係上の問題を新たに作り出し，それが新たなストレスを生み，そのストレスをやわらげるために物質をますます使用しなければならなくなる。こうして依存のサイクルが強化されていくのである。

　古典的な条件刺激は，欲求（craving）の発生に一部関与している。欲求は，アルコールや薬物の使用に対する強い欲望を指し，物質使用と関連した刺激（薬物を使う際に使用する道具や，物質使用を思い出させる環境要因など）に対する反応として誘発される。欲求を誘発する刺激のことを「手がかり刺激」（cue）と呼び，薬物に関連した手がかり刺激によって誘発される反応は，一般に薬物による条件反射と考えられている。シーゲル Siegel（1983）は，薬物の手がかり刺激が条件づけ刺激となって（条件づけによらない薬物の直接的な効果とは正反対な）代償性の反応を引き起こすこと，その結果，その後の薬物に

よる直接的な効果を相殺してしまう可能性を指摘した。この代償性の反応は，できれば回避したいような不快な状態であり，それを体験している本人には物質使用欲求と解釈される。このような手がかり刺激とそれに対する反応という考え方によれば，薬物の摂取と密接な関係がある刺激（たとえば注射針を見る，薬物の売人に会いに行く，バーに入る，飲み友達とつきあう，酒の臭いをかぐ等）や（不安，怒り，うつ状態などの）気分の状態も条件刺激となりうる。そして実際に薬物を摂取しなくても（つまり無条件な刺激が加わらなくても），視覚や気分などの間接的な刺激だけで条件づけられた欲求が誘発されるのである。

症例

トーマスは対人不安の強い男性で，重度のアルコール依存のため入院となった。4週間の断酒後，抑うつ気分と社会恐怖の度合いを評価するため，自記式の評価尺度に記入してもらった。用紙に記入している最中から不安が高まり，それに伴って飲酒欲求が誘発された。飲酒欲求を経験するのは入院後初めてのことであり，彼は生じた欲求のあまりの強烈さに圧倒されてしまった。そのため，不安や気分の状態を評価するための尺度に記入し続けることが何となく嫌になってしまったという。

かつて身体依存が形成されるまでアヘンを乱用していたが現在は断薬中の患者に対して，手がかり刺激に対する反応性を実験で検証してみたところ，特定の薬物と関連のある手がかり刺激に暴露された場合は，本来の薬物の作用とは逆の，離脱症状に類似した反応が生じた。しかし断酒中のアルコール症者に対して同様の実験を行ったところ，反応はばらつきが大きく，明確な結論は得られなかったという（Niaura, Rohsenow, Binkoff, Pedraza, & Abrams, 1988）。

乱用物質に対する欲求は主観的に経験されるものでしかないとはいえ，間接的に，いくつかの心理生理学的測定方法（たとえば皮膚の電気伝導や心拍数，唾液分泌，表面皮膚温度など）に反映され，計測可能である。さらに近年，特定の脳領域における局所血流量の変化も物質使用欲求と関連していることが明らかになっている（Goldstein & Volkow, 2002）。薬物に対する条件づけ反応も（薬物探索行動といった形で）行動にあらわれることがある。物質依存に関する理論の多くは，欲求が快楽と関連した情動を呼び起こし，その情動が，実際に薬物探索行動を生じさせると説明している。欲求はただ単に薬物依存の発症と持続に関わっているだけでなく，再発においても中心的な役割を果たしてい

るのである（Tiffany & Conklin, 2000）。

　欲求に関する近年の認知論的研究によれば，飲酒や薬物使用に関連した情報は記憶回路に保存されているという。手がかり刺激（薬物使用に関わる道具や環境など）が加えられると，その記憶回路が飲酒や薬物使用に関係した情報を活性化し，物質の使用に伴う結果やそれと関連した感情などが呼び起こされる。条件づけ理論と認知理論のどちらも，物質使用欲求について説明する際，一般に欲求によって実際に突き動かされる衝動の強さには個人差が大きいことを認めている。たとえばアルコール依存の場合，欲求モデルがあまり当てはまらないのではないか，と疑問を呈する研究者もいる。エイムズとロイッチュ Ames and Roitzsch（2000）が入院患者を対象に行った調査によれば，64％の入院患者が物質使用欲求を一切経験しなかった。さらに物質乱用者に関するメタ分析によれば，アルコール症者の方が，タバコの喫煙者やコカイン依存あるいはヘロイン依存患者と比較して，物質使用欲求が示す統計学的な効果の大きさ（effect size）は小さいという（Carter & Tiffany, 1999）。

心の脆弱性について

　物質依存者は内面的な葛藤の結果として薬に手を出してしまう，と以前は考えられることが多かった。そして依存症的な人格なるものの存在を主張する研究者もいた。もともとこのような見方は力動論における口愛期性格にまでさかのぼる。精神分析の見方によれば，アルコール症者たちは性心理学的発達における口愛期の葛藤に苦しんでおり，その段階に固着したままであるという。

　いったい「物質を乱用しやすい人格」なるものに，どれだけのエビデンスがあるのだろうか？　物質依存の患者たちは自己評価が低く，新しい物に飛びつきやすく，衝動的かつ感情的で反社会的な傾向をもつなど，特定の人格傾向をもっていると最近の研究者たちは主張している。そしてそれらの人格傾向は実際に物質乱用に結びつきやすいという（たとえばHolahan, Moos, Holahan, Cronkite, & Randall, 2003; Wills, McNamara, Vaccaro, & Hirky, 1996を参照）。一方で，同じような人格傾向をもっていても物質を乱用しない人が多数存在することもまた事実である。あるメタ分析は3種類の人格傾向と大麻の使用や乱用との関係について検討している（Gorman and Derzon, 2002）。その結果，不愉快な気分になりやすい，感情的になりやすい，そして社会のルールを無視しやすい，など3種の人格傾向は，大麻の使用や乱用が始まる際に直接的な役

割を果たしてはいないという結論が得られた。つまり，単に人格傾向だけにもとづいてどの人が物質依存に陥り，どの人が陥らないのかを予想することは困難と思われる。また，物質を乱用する人の人格傾向は物質依存の原因なのではなく，むしろ結果である可能性も大きい。依存行動を理解する上で性格心理学者たちが寄与できる領域はさほど多くはないであろう。特定の人格傾向が物質乱用や依存の形成に関与しているとするエビデンスもないわけではないが，実際に人格が依存の形成過程に果たす役割はきわめて小さいと思われる。

社会学習理論

両親の養育行動が子どもたちの薬物使用に与える影響について調査した研究によれば，薬物を乱用している親たちの子どもの育て方には，両親ともに支配的傾向が強く，母親的な優しさは乏しい「愛情に欠けた支配」とも言うべき独特の養育パターンが認められた（Emmelkamp & Heeres, 1988; Torresani, Favaretto, & Zimmermann, 2000）。物質依存の社会学習・認知モデルは，主として社会学習理論（Bandura, 1977, 1997）によって構築された概念に多大な影響を受けている。特に鍵となる社会学習理論の概念は，環境刺激（ストレッサー），物質乱用のモデリング，コーピング・スキル，自己効力感，そして「結果に対する期待」などである。

近年，「期待」が物質乱用の心理社会モデルにおける中心的概念として注目されている。それによれば，アルコールや他の薬物が自分の行動や気分，感情などに与える影響について，どう思っているかが，青年期以降の物質乱用の予測因子となるという（Goldman, 1994）。「期待」には，アルコールや薬物を使用した結果として生じうるよい効果と悪い効果に関する個人の信念も含まれる。その物質を使用すればハイになったり，緊張感がほぐれたり，気分が改善するなど何らかの望ましい結果が得られると本人がよい期待をもつことが，アルコールや薬物を実際に使おうと決断する際に原動力の一つとなる。まだ幼い子どもたちのほとんどはアルコールに関して悪い信念をもっている（たとえばJohnson & Johnson, 1995を参照）。しかし青年期にさしかかり，子どもたちがアルコールを試し始めると，悪い期待から良い期待へと移行していき，さらにその後の飲酒経験が「期待」の形成に大きな影響を与えていくことになる（Aas, Leigh, Anderssen, & Jakobsen, 1998）。物質乱用患者がもっている良い「期待」を変えることは難しく，たとえしばらくの間，乱用をやめていたとし

ても，良い「期待」が心のどこかに隠れていることは決して稀ではない。

　もう一つの重要な概念は自己効力感である。自己効力感とは，物質の使用をコントロールする，あるいは物質を使ってしまいそうな状況に対処するなどといった課題を自分はこなすことができる，という信念を指す。物質乱用者たちは，アルコールや薬物を使ってしまいそうな状況での自己効力感が低いことがしばしば指摘されている。自己効力感の低さは，特定の状況が引き金となって物質を使用してしまうことに対するコントロールの喪失を増大させる（Blume, 2004）。したがって自己効力感が低い患者の治療予後は不良である。

　上に述べたような一般的な社会学習理論の概念は，より具体的かつ統合的な理論モデルにも取り入れられている。中でも臨床的な用途が明確な理論モデルの代表例が，マーラットとゴードン Marlatt & Gordon（1985）による再発モデルである。再発過程を論じたこのモデルは物質乱用および依存を，ストレスに対する習慣的な非適応的対処行動と考える。マーラットとゴードンによれば，物質を使用しやすい状況が存在し，かつ社会的な支援が欠けている場合，本人の自己コントロール感がおびやかされ，再発のリスクが高まるという。もし本人が適切な対処行動を学んでいなかったり，学んでいたとしても必要な時に用いなかったならば，自己効力感が低下するとともに，逆に物質を使用することに対して良い結果を期待する度合いが強まってしまう。完全に断酒・断薬していた患者がつい物質を使用してしまうことはよくみられることだが，その際には認知的不協和状態（「私は断酒していたはずなのに，なぜか今ビールを飲んでいる」）や罪悪感，無力感（「自分は本当に意志が弱い奴だ」），敗北感（「自分はダメな奴だ」「絶対自分には無理だ」）などが生じる。それがさらに物質を使用し続ける可能性を高めてしまい，最終的に完全な再発状態に至る。このような過程は「破禁自棄効果 abstinence violation effect」（p.73参照）と呼ばれ，ただ1回の失敗が過去の習慣的使用への回帰と誤認されることを指す。マーラットらは，断酒（断薬）中に一度物質に手を出してしまったことに対する本人の情動的，認知的な反応を理解することの方が，物質の使用を誘発しやすい高リスクな個々の状況について論じるよりも重要であると強調している（Larimer, Palmer, & Marlatt, 1999）。

物質依存はどのような経過をたどるのか

　物質使用障害は通常アルコールの使用から始まり，やがて大麻へと進み，続いて大学生の頃には幻覚剤を試してみるなど年齢とともに進行していく。アメリカでは小学6年生のおよそ50％がアルコールまたは何らかの違法ドラッグを使用したことがある，と答えている。同じくアメリカでは大学生の3分の1が学生時代に大麻を使用し始めるという（Rey et al., 2004）。オーストラリアでは，大麻の平均的な使用開始年齢は15.5歳である。

　一般人口を対象とした調査では，12〜18歳にかけて年齢とともにアルコールや他の物質の使用率は上昇していく。若者がいろいろな物質を試したくなるのは別に珍しいことではない。ほとんどの青年はある時期，アルコールや違法薬物を試して何らかの物質使用と関連した問題を体験している。だからといって彼らが全員より深刻な物質乱用や依存へと進行してしまうわけではない。持続的かつ大量の飲酒行動には，アルコールの効果に対する期待が重要な根拠となっている。アルコールの効果について良い期待をもっている若者の方が，飲酒し始めるとその後飲酒量を増やしていく可能性が高いという（Smith, Goldman, Greenbaum, & Christiansen, 1995）。通常，加齢とともに物質使用量はより適量へと近づいていくものだが，より**若い時期**に大麻の使用を開始した者の方が，遺伝負因と関係なくその後ヘロインやコカインなど他の薬物乱用へと進行していく可能性が高まるという（Fergusson & Horwood, 2000）。

　青年期の薬物使用歴それ自体が，成人後の精神障害発生を予測する因子になるというエビデンスは未だ存在しない。しかし多剤を長期にわたって大量に使用すると，精神保健上の問題，特に希死念慮と精神病が発生するリスクが高まるという。さらに大麻の**大量使用**により長期的な精神保健上の問題が生じるともいわれている（Newcomb, Scheier, & Bentler, 1993）。

　将来の物質乱用を予測する条件が整うのは，たいていの場合，高校卒業時点である。高校卒業後も違法薬物を使用し続ける者は，それ以前と比べれば使用頻度は低下する。大半の若者たちは，高校卒業と同時に違法薬物の使用をすっかりやめてしまう。結婚や子どもの出産などといった人生の節目は，物質使用の度合いや頻度に強い影響を与える。35歳の既婚者や子持ちの者たちは，大麻やコカインを使用したり大量に飲酒する可能性が比較的低い。また35歳の

大学院生の方が，同年齢でも大学に行ったことのない者と比べれば大麻の使用や大量飲酒の確率が低いという（Merline, O'Malley, Schulenberg, Bachman, & Johnston, 2004）。高齢者は若年者ほどにはアルコールを飲まないし，また違法ドラッグを使用することなどほとんどない。しかしこのような傾向は，今後現在の若者が高齢化していくうちに変わっていくかもしれない。最近の高齢者は睡眠薬や鎮静剤，抗不安薬，鎮痛剤などといった合法のドラッグを乱用する傾向が強い。

　物質依存の典型的な経過を提示するのは意外と難しい。まず物質使用開始年齢にばらつきが大きい。しかしながら14歳未満から習慣飲酒を始める者は，21歳まで飲酒しなかった者と比べて少なくとも3倍以上アルコール依存になりやすい（Grant, 1998）。同様に16歳の時点で大麻を使用し始める者の方が，21歳時点で大麻依存と診断される可能性が高いという（Fergusson, Horwood, Lynskey, & Madden, 2003）。依存症は長い時間をかけて一進一退をくり返す性質をもっており，依存や乱用といった診断がなされてからも，年余にわたって物質使用に伴う諸問題や関連した生活障害が続く。ただし数多くの研究成果は，ほとんどの患者で必ずしも一本調子に物質乱用が進行していくわけではないことを示唆している。たとえ過去に物質依存と診断されたことのある者であっても，通常は大量使用の時期と，比較的しらふだったり問題のない適量使用であったりする時期とが交互に続く経過をたどることが多い（Anglin, Hser, & Grella, 1997; McKay & Weiss, 2001）。その一例として，青年男性のアルコール乱用の経過を1940〜90年頃まで長期にわたって前向きに追跡した縦断研究の成果がある（Vaillant, 1996）。アルコール乱用の発症平均年齢はおよそ35歳であり，40歳を過ぎるとアルコールを乱用し続ける者の数は徐々に減少していく。そして最終的にアルコール乱用者のかなりの割合（約30％）が断酒か節酒を達成していたのである。

物質依存は他にどのような問題をひきおこすのか

　物質乱用者は通常，アルコールや薬物を必要とすること以外にもさまざまな問題を抱えていることが多い。物資乱用と依存は，精神医学的，身体医学的，法的，社会的，あるいは人間関係や雇用面での問題など，無数の問題と密接な関係がある。依存の問題そのものよりも，むしろ経済的，社会的，あるいは身

体医学的合併症がきっかけとなって患者が治療につながることは普段よくみられる光景である。長期にわたる物質乱用は個人の生活場面を破壊していく。本章で紹介する研究は，主としてアルコール乱用の影響を扱っているいるものがほとんどである。

性機能の問題

多くの薬物は性欲を亢進させることがあるものの，通常は，それら薬物を長期乱用していると性機能が障害されていく（たとえばJohnson, Phelps, & Cottler, 2004を参照）。アルコールのみならず，ヘロインや慢性的なコカインの使用でも同様の影響が認められている。初めのうちは，コカインの使用により性欲は亢進するが，長期的には性機能はむしろマイナスの方向に影響を受けていく。比較的最近使用されるようになった新しいクラブ・ドラッグであるGHB（ガンマヒドロキシ酪酸 gamma hydroxybutyrate）は，しばしば性感を高めるために用いられているが，その長期的な影響については詳細不明である。

人間関係上の問題

物質乱用は結婚生活にも大きな影響を与え（Emmelkamp & Vedel, 2002），特にアルコール多飲は多くの国々で最も多い離婚理由の一つである。離婚が成立するまでの過程や，それと関連した社会的な問題は，さらに物質乱用を悪化させる原因となる。一方または両者が物質を乱用する夫婦は，乱用しない夫婦と比較して，いわゆる夫婦間暴力（domestic violence）を訴えるケースが多い。夫婦の片方がとる特定の言動が，他方の飲酒や薬物摂取行動を誘発する引き金または強化因子として働いている場合もある。

行動面でみてみると，物質乱用は夫婦間のコミュニケーションや結婚生活の満足度に対してマイナスに働く。また夫婦間暴力や性機能障害など，他の結婚生活上の問題とも関連している。アルコール症患者の家族と，そうでない比較的健康な家族とを比較した研究によれば，前者の方がコミュニケーションや集団凝集性，問題解決能力，葛藤処理能力，あるいは情動制御能力といった点で劣っていたという。しかしアルコール症の夫婦と，アルコール症以外の夫婦間問題を抱えている夫婦を比較した場合は，後者もアルコール症と同様の機能不全を呈していることが明らかになっている（O'Farrell & Birchler, 1987）。

子どもの問題

物質乱用を続けているうちに，次第に親として社会的に機能できなくなり，子どもの養育が不可能となる。物質を乱用する親の場合，子どもの養育放棄や虐待の確率が高まるという報告例は数多く存在する。物質を乱用しない母親と比較して，物質を乱用する母親は母としての愛情表現に乏しく，乳児の要求に対する反応が不十分で，しつけの方針が動揺しやすく，子どもに対してイライラしやすいという（Donohue, 2004）。またアメリカとイギリス両国での調査では，母親のクラック・コカイン乱用は，他のどの物質乱用よりも児童虐待と密接に関連していた（Street, Harrington, Chiang, Cairns, & Ellis, 2004）。

物質を乱用する親をもつ子どもたちは，自分自身，心理的な問題を抱えるリスクが高くなる。女児は不安障害や摂食障害，うつ病，低い自己評価などの問題を呈しやすく，男児の場合は特に反社会的行動をとるようになり，それがやがて自分自身，物質乱用に関わる契機となる（Edwards, Marshall, & Cook, 2003）。

社会的・法的問題

アルコールの過量摂取は，いくつかの犯罪行動と関連性が指摘されている。アメリカでは殺人罪全体の40～50％，強姦罪の50％，自動車事故に由来する死亡件数の50％以上がアルコールと関連しているという。これらの数字は，アルコール乱用者の多くが司法制度と何らかの形で関わることになることを示唆している。もちろん，すべてのアルコール依存者が必ず反社会的な重大行為につながるわけではないことは言うまでもない。

ヘロイン乱用者が直面する社会的問題の幅は広い。ほとんどのヘロインや多剤乱用者の生活は，日に日に薬物の入手だけに限定されていく。依存患者たちが必死になって薬物を入手しようとすればするほど，病前性格として反社会的な人格傾向をもっていなかった人でさえ，嘘や犯罪行為に手を染めるようになる。ある者は自分の薬代を稼ぐために，自ら売人となる。ヘロインに依存した女性の多くは売春にたどりつく。それだけでなく，コカイン乱用者，特にクラック・コカイン乱用者にとっては，住居や雇用，法的問題などが生じやすい。クラック・コカインはしばしば乱れた性的関係と関連しており，見知らぬパートナーとの性行為や，時には現金や薬物と引き替えの性行為も稀ではない。

多くの研究が，アルコールまたは薬物の使用が家庭内暴力，特に夫婦間暴

力と関連していることを指摘している。たとえば家庭内暴力の事例を分析したところ，90％の加害者が，加害行為の当日にアルコールまたは他の薬物を使用したと答えていた（Brookhoff, O'Brien, Cook, Thompson, & Williams, 1997）。アルコール症者の暴力に関する研究によれば，消費されるアルコールの頻度や量は，加害行為の重大さとしばしば比例するという（Fals-Stewart, Klostermann, O'Farrell, Yates, & Birchler, 2005）。

さらに注目すべきことは，アルコールや薬物を使用すると暴力の被害者となる確率も高まるという点である（El-Bassel, Gilbert, Wu, Go, & Hill, 2005; Smith, 2000）。特に女性は，夫や交際相手から暴力を受ける苦しみを緩和する手段として物質使用を始めたり，使用量を増やしたりするようになる（Kilpatrick, Acierno, Resnick, Saunders, & Best, 1997）。その場合，使用される物質はアルコールよりもヘロインや大麻，コカイン，クラックが多いという（El-Bassel et al., 2005）。夫婦ともに物質を乱用している場合はさらに夫婦間暴力のリスクが高まる。金銭上の問題や薬物を共有することをきっかけに口論となり，容易に夫婦間暴力へと発展していく。物質乱用者の一部はホームレスとなる。彼らの子どもたちの多くは親類縁者に預けられ，一部は養護施設などで暮らすことになる。

健康上の問題

過度のアルコールの使用や違法薬物の使用は，事故による外傷やさまざまな疾病，全般的な健康状態の悪化，さらには自殺のリスクが増加することさえあり，多くの悪影響をもたらす。

過量飲酒者のおよそ30％が回復不可能な**肝硬変**を合併する。飲酒と関連した肝障害には**アルコール性肝炎**もある。さらに慢性的な過量飲酒は高血圧や心血管障害，あるいはいくつかの癌の発症とも関連性がある。アルコール使用障害と診断された患者の50～80％が軽度から重度の神経心理学的検査異常を呈するともいわれている（Bates & Convit, 1999）。それらの検査異常の例としては，思考障害がみられたり，抽象的な推論が困難であったり，（短期）記憶障害や集中困難，問題解決能力や認知的柔軟性の低下などがあげられる。過度の飲酒による脳障害は，明らかな肝障害が指摘されるよりも前から発症していることもある。思考障害などいくつかの認知障害は解毒によって回復しうるが，多くは数カ月あるいは年単位で障害が残存する。

長年にわたって過量飲酒してきた患者がアルコールをやめる際には，**アルコール離脱せん妄**と呼ばれる急性の精神病性反応を呈することがある。これは通常3～6日ほど続き，適切な薬物療法を受けない場合，死亡する確率が高い（10％）。アルコール離脱せん妄の症状は以下の通りである。
　＊強度の自律神経興奮状態（大量の発汗，頻脈）
　＊話の内容がまとまらないなどの思考障害
　＊失見当識
　＊極端な落ちつかなさ
　＊幻覚（特に床をはいずり回る小動物を見ることが多い）
　幻聴や幻視が過度のアルコールの使用と関連して生じることがあり，その場合は**アルコール幻覚症**と診断されることもある（Tsuang, Irwin, Smith, & Schuckit, 1994）。一定期間，過量飲酒した後に，被害的あるいは誇大的な内容の妄想を呈する場合は，妄想を伴う**アルコール性精神病性障害**という診断が検討されるべきである。どちらの障害も統合失調症とは関係がなく，断酒さえ維持できれば予後は一般的に良好である。
　より高齢のアルコール症患者は，**アルコール性健忘障害**あるいは**コルサコフ症候群**を発症する可能性がある。これは，特に短期記憶を中心とした重度の記憶障害と計画性の低下，新たに学習する能力の障害などが特徴的症状である。患者は失われた記憶の穴を断片的な情報や全くの空想で埋めようとして，作り話をする傾向が目立つ。表面的には妄想的あるいは見当識がないなどと思われることがあるが，それはいずれも作話によって記憶の穴を埋めようとする試みであることが多い。今日ではアルコール性健忘障害は一般的にビタミンB群の欠乏症や，他の栄養障害の結果として生じると考えられている。アルコール性健忘障害の特殊なタイプとして，**ウェルニッケ症候群**がある。これは思考障害，歩行困難，コルサコフ症候群と比べれば軽度の短期記憶障害などが特徴である。放置されれば，不可逆的な脳障害をもたらし，場合によって死に至ることもあるため，早急に医学的治療を開始する必要がある（Thompson, Cook, Thouquet, & Henry, 2002）。
　妊婦が妊娠中に飲酒する場合，死産のほかさまざまな奇形や脳障害を伴った胎児を出産するリスクが高くなる。妊婦の飲酒が大量であるほど当然リスクは高いが，アルコールそれ自体が妊娠中は安全とはいえない物質である。妊娠中に大量飲酒する母親は，精神遅滞と独特の顔面奇形を伴う**胎児性アルコール症**

候群 fetal alcohol syndrome の危険にわが子をさらしているのである。

　アルコールの乱用は上記のような無数の障害をもたらす一方で，日常的に少量のアルコールを摂取することは，心血管障害のリスクを下げると報告されていることにも目を向けるべきであろう。

　薬物を使用する者にも数多くの医学的合併症が起こりうる。オピエートを使用する者の場合，薬物の過量摂取はしばしばみられ，救急病院での緊急処置を要する。違法薬物を使用する者の約半数が，少なくとも一生に一度は非致死性の過量服薬を経験するとも報告されており，ニューヨーク市では15〜54歳における5大死因の一つが薬物乱用である。薬物の過量摂取に伴う合併症としては，肺水腫や不整脈，横紋筋融解症，認知障害などがあげられる。ヘロインを過量摂取した者のうち，救急病院受診時に脈拍と血圧が保たれていた場合は90％以上が生存するが，低酸素症が長引くと薬物の過量摂取に伴う神経や他の身体障害が重症化しやすいという（Tracy et al., 2005）。オピエートの使用に伴うその他の医学的合併症としては呼吸抑制や嘔気，嘔吐などの消化器系症状がある。

　薬物を使用する際に注射器を用いる者たちの多くはBまたはC型肝炎ウィルスに感染しており，やがて慢性肝疾患を呈するようになる。覚せい剤やコカインの過量摂取は狭心症や心筋梗塞などの重大な医学的合併症をもたらすことがある（Weaver & Schnoll, 1999）。クラック・コカインの場合，特に脳梗塞のリスクも高くなる。中枢神経刺激薬を吸煙した場合は呼吸器系の合併症も稀ではない。

　コカインの使用によって，被害妄想など一過性の精神病症状を呈することがあるが，これは断薬によって速やかに消失する場合がほとんどである。このような病態は**コカイン精神病**と呼ばれ，コカイン依存患者で頻繁に認められる症状である。慢性のコカイン使用者の場合，**コカインせん妄**を呈することも多い。コカイン依存患者の3分の2が一過性の精神病症状を呈し，コカイン使用者は妄想も幻覚もほぼ同頻度で体験しているという（Cubells et al., 2005）。覚せい剤を使用する者も，コカインと同じように被害妄想や幻覚を発症する。

　過去10年間のさまざまな研究により，多くの薬物乱用者が認知面での障害も呈することが明らかになってきた（Rogers and Robbins, 2001; Vik, Celluci, Jarchow, & Hedt, 2004）。慢性的なコカイン乱用者の場合，集中力や記憶力，意志決定，問題解決能力などの認知領域がしばしば障害されている（Bolla et al., 2003; Tucker et al., 2004)。慢性的に過剰な薬物を摂取した際，脳の構造や機能に異常が生じることは神経画像検査でも確認されている（Volkow, Fowler, & Wang, 2003)。薬物によって生じた障害の一部は解毒後，薬物をやめている限りは軽快するものの，認知機能の回復の度合いはばらつきが大きく，臨床的に改善がほとんど目立たない場合もあるといわれている（Bates, Voelbel, Buckman, Labouvie, & Barry, 2005)。

物質使用者は，食生活が不規則で不十分なことが多く，それに伴ってさまざまな身体面での問題を呈することがある。違法薬物を使用する者は消毒されていない注射針を使用したり，安全でないセックスに関わったりすることで，HIV感染やAIDSに罹患するリスクも高いため，何らかの病気を抱える可能性はさらに高いといえる。消毒されていない注射針を使用するとC型肝炎に感染する可能性もある。アメリカでは全HIV感染の3分の1，全C型肝炎患者の半数以上が，注射による薬物使用が原因であると推定されている。ヘロイン，覚せい剤，コカインの使用は胎児や新生児に悪影響を与えることも報告されている。

大麻を長期にわたって習慣的に使用した結果として，断薬後も持続的な認知障害が残ることが報告されている（Rey et al., 2004)。さらに,大麻の吸煙によって癌のリスクも高くなる。

物質依存の再発

物質使用障害の治療における最も重要な課題の一つが，断酒断薬後，あるいはある程度コントロールされた物質使用が可能となった後に物質依存が再発してしまうことである。

マーラットとゴードンMarlatt and Gordon（1980）の報告によれば，再発したアルコール症者の23％は飲酒を勧められるなどの社会的なプレッシャーが原因であり，29％は欲求不満や怒りを表出できない状況などと関係していたという。再発の原因はさまざまだが，それらが原因全体に占める割合は飲酒，喫煙，ヘロイン使用など，依存の形態が異なっていても比較的一定であるという（Marlatt & Gordon, 1985)。またアルコール症者の再発が強度のストレスや，ストレスに対処するための資源の不足（Moser & Annis, 1995)，あるいは自己効力感の低さ（たとえばMiller, Westerberg, Harris, & Tonigan, 1996; Noone, Dua, & Markham, 1999を参照）と関連していることを示唆するエビデンスは

多い。さらに物質乱用患者では，ごく軽度のストレス要因や社会的支援の欠如も物質使用欲求と関連しているといわれている（Ames & Roitzsch, 2000）。過量飲酒している人と接触することも，再発や過量飲酒が止まらなくなる可能性を高めるという。

死亡率

アルコールや薬物の使用は事故および死亡のリスクを高める。自殺や事故死（たとえば自動車事故，転落，溺死，焼死など）のおよそ3分の1がアルコールの使用と関連があるという（Hingson, Heeren, Jamanka, Howland, 2000）。アルコール依存患者の平均寿命は一般人口と比べて12歳ほど短い。大量飲酒者は，断酒または節酒している人に比べて65歳までに死亡する確率が2倍（男性）から3倍（女性）になる。

オピエートの依存も死亡率が高く，早期に死亡するリスクも増大する。習慣的なヘロイン使用者の死亡率は，一般人口のそれと比較して13倍である。オピエートを持続的に使用し続ける者の42.5％が7.5年以内に死亡するという推計もある（Galai, Safaeian, Vishov, Bolotin, & Celentano, 2003）。安定して断薬を続けられている者の方が，断続的にオピオイドを使用し続けている者よりも早期死亡のリスクが低いという研究報告もある（Galai, et al., 2003; Sørensen, Jepsen, Haastrup, & Juel, 2005）。

物質依存の診断

一般の精神保健に携わる臨床家たちのすべてが，物質乱用の徴候に気づくことができるわけではないし，ましてや簡便で信頼性が高く，有効性の確立された評価尺度をすぐに入手できるわけではないであろう。物質依存の専門治療施設で働く臨床家でさえ，必ずしも全員がそのような評価尺度を利用することの付加的な価値を理解しているわけではない。しかし，近年，行政や保険会社が治療成果の客観的な評価を要求する傾向が強まっており，評価尺度の利用価値は今後高まっていくものと思われる。治療を必要とする物質乱用者が多数いることを考慮すれば，評価尺度は短時間かつあまりお金の負担も生じないような方法で患者一人一人に適切な介入手段を特定し，介入後の成果も評価できるようなものであるべきであろう。その際，評価尺度の種類を分類しておくことは

重要である。あるものは病状評価や治療計画の作成に有効であり，あるものは治療効果の判定に適しており，また治療計画と効果判定の両方に有用なものもある。

　臨床家は（たとえば違法薬物の使用の告白など）患者が自らの病歴を正直に報告しやすいような環境作りに配慮しなければならない。患者が精神病状態や躁状態，あるいは急性の中毒症状を呈しているなど精神状態が不安定な場合には，物質乱用の評価は延期するべきである。急性症状が消失すれば，物質乱用の詳細な現病歴を得ることができる。さらに患者を取り巻く周囲の人々から得られる情報も，乱用物質の種類や使用頻度を確認し，対人関係上の困難さや他の心理社会的問題，婚姻関係や子どもの養育状況，あるいは暴力の問題などを評価していく上で有用である。

医学的検査

　呼気検査は，直近のアルコール摂取を評価するために日常的に実施されている。アルコール，コカイン，オピオイド，大麻，ベンゾジアゼピン，その他薬物の代謝物を尿検査で検出する方法も直近の薬物使用状況を知るために用いられることがある。最近では，TestCupやTestStikなど[訳注10]といった比較的安価ですぐに結果が出る簡易尿検査キットが入手可能となっている。それらのキットは病院でなくてもどこでも用いることができ，ただちに（5分以内）直近の薬物使用状況を本人とともに振り返ることができる。毛髪から薬物使用状況を検出する方法もないわけではないが，過去の長期にわたる物質乱用歴しか判別できず，直近の物質乱用を評価するには不向きである。

評価尺度

　物質使用の問題を対象としたもので，かつ物質使用障害を専門とするわけではない一般の精神保健施設でも利用可能な評価尺度は多数存在する。以下に2〜10分程度で終了する簡便な評価尺度を列挙する。

　アルコールの使用に対する評価尺度としては，「ミシガン・アルコール症スクリーニングテスト，MAST」[訳注11] (Skinner & Sheu, 1982) がある。これは他の併存精神障害による影響を受けない (Teitelbaum & Mullen, 2000)。

　MAST以外のアルコール症評価尺度としては，「アルコール使用障害同定テ

ストAlcohol Use Disorder Identification Test (AUDIT)」（Allen, Litten, Fertig, & Babor, 1997; Babor et al., 1992; Bohn, Babor, & Kranzler, 1995）を用いることができる（Maisto, Carey, Carey, Gleason, & Gordon, 2000）。最近，AUDITは他の違法薬物も対象に含めて使用できるよう（AUDIT-IDとして）改訂されている（Babor, Higgins-Biddle, Saunders, & Monteiro, 2001; Campbell et al., 2004）。

アルコール以外の薬物の場合，「薬物乱用スクリーニングテストDrug Abuse Screening Test (DAST)」（Skinner, 1982）を用いることができる。これは薬物使用障害に関して有効なスクリーニング手段であることが報告されており（Cocco & Carey, 1998），10項目からなるDAST-10[訳注12]の場合，3点以上だと感度と特異度が最も高くなる。

「CAGEテスト」（Mayfield, McLeod, & Hall, 1974）は非常に短い（全4項目）スクリーニング手段であり，アルコール乱用に伴う害を本人がどう認識しているか問うものである。（CAGEは以下の4つの質問に含まれるキーワードの頭文字を取ったものである。「C」あなたは今までにお酒を飲む量を**減らさなければCut down**いけないと思ったことがありますか？　「A」あなたは今までにお酒を飲むことを批判されて，**腹が立ったりイライラしたAnnoyed**ことがありますか？　「G」あなたは今までにお酒を飲むことに対して**後ろめたい気持ちや罪悪感Guilty**をもったことがありますか？「E」あなたは今までに**朝酒や迎え酒Eye opener**をしたことがありますか？）全部で4項目と短いことが利点だが，MASTと比べるとアルコール依存を検出する能力は若干劣る（Teitelbaum & Carey, 2000）。

「ダートマス生活スタイル評価尺度Dartmouth Assessment of Lifestyle Instrument (DALI)」[訳注13]（Rosenberg et al., 1998）は急性期の精神科治療場面において物質使用障害の存在を確認するために開発された。上にあげた他のスクリーニングテストにもとづいて作成されており，優れた評価者間および再検査信頼性を示す。DALIはMAST，CAGE，DASTよりも感度と特異度が高い。

以上のスクリーニングテストで物質依存の存在が疑われた場合には，依存の程度を知るために，さらに詳細な評価が必要となる。

構造化面接

多くの臨床家が行っている構造化されていない診察と比べて構造化面接は得

られる情報量が多く，信頼性にも優れている。構造化されていない面接の場合，多くの併存障害や，物質乱用の予後に影響を与える諸問題が見逃されやすい。

「半構造化時間軸遡及法 semistructured Time-Line Follow-Back interview (TLFB)」[訳注14] (Sobell & Sobell, 1996) はアルコールと薬物の使用状況や関連する出来事を後方視的に調査する方法で，信頼性も確認されている。TLFBは，カレンダーを使ったり，その人にとって重要な日（たとえば誕生日や個人的なイベントがあった日，病院の受診日，家族と会った日など）や人生の節目（雇用や解雇，病気，休暇）など，記憶を呼び戻すために役立つさまざまな質問を織り交ぜながら，日々のアルコールおよび薬物の使用状況を評価していく。TLFBを用いると，物質乱用のパターン（たとえば薬物の種類や使用量，使用頻度など）を他の方法よりも詳細に評価することができる。患者本人に記入してもらうことも可能ではあるが，臨床家が本人を面接しながら記録していく方がより信頼性が高い。TLFBは過量飲酒や違法薬物乱用の前後の状況や，再発しやすい危険な状況に関して有用な情報を提供してくれるため，治療計画を立てていく上で助けとなる。たとえば，臨床家は本人が過量飲酒に陥りやすい環境（たとえば家庭内）や条件（たとえば配偶者が不在），あるいは直前の気分（たとえばストレスがたまっているとき）について知ることができるのである。

多くの臨床家は主訴（たとえば過度の飲酒など）のみに焦点を当てるため，同時に使用しているかもしれない他の物質について確認することを逃してしまうことがある。そのため本人が使用しているすべての物質や，それら物質の使用に関連した諸問題をくまなく確認しておくことが必須である。「依存重症度指数 Addiction Severity Index (ASI)」(McLellan et al., 1992) は物質使用に関して包括的な評価（病歴，使用頻度，アルコールや薬物の使用に付随した諸問題）が可能となる半構造化面接法である。加えて，家族歴や精神症状，健康問題，法的問題なども評価の対象となる。主要な領域のASI点数は，それらの領域に対する治療計画を立てる上で有用である。ASIは無料で入手することができ，およそ45〜60分ほどで実施可能である。介入前の評価方法として有用であるだけでなく，同時にTLFBを繰り返し実施すれば，介入後の治療成果を評価するためにも用いることができる。

ASIの項目の多くは，統合失調症のような他の重大な精神障害を併存している物質乱用患者にはあまり適していないことに注意すべきである。たとえば，統合失調症の患者はASIの点数に影響を与えるような特殊な問題を抱えている

ことが報告されている (Carey, 2002)。

　ASIは心理的な問題や病歴を臨床的に評価する上で有用な手段ではあるが，それによって正式な精神医学的診断を下すことはできない。物質使用障害や併存精神障害を正式に診断するためには，構造化された臨床面接法が不可欠である。その例としては，「DSM-Ⅳのための構造化臨床面接 Structured Clinical Interview for DSM-Ⅳ (SCID)」(First, Spitzer, Gibbon, & Williams, 1995) や，「診断的面接基準 Diagnostic Interview Schedule (DIS)」(Robins, Helzer, Croughan, & Ratcliff, 1981)，「統合国際診断面接 Composite International Diagnostic Interview (CIDI)」(Robins, Wing, & Helzer, 1983)，「物質使用と精神障害のための精神医学的調査面接 Psychiatric Research Interview for Substance and Mental Disorders (PRISM)」(Hasin et al., 1996) などがある。筆者らは，信頼性と簡便さという点で，CIDIを推奨する。物質乱用モジュールの実施時間はおよそ20 〜 30分程度である。

　物質乱用患者における反社会性および境界性パーソナリティ障害の有病率が高率であり，併存障害をもった物質乱用者の予後が不良であることを考えると，治療計画を立てる際にパーソナリティ障害の評価をしておくことは重要であろう (Marlowe, Kirby, Festinger, Husband, & Platt, 1997; Carroll & Rounsaville, 2002)。パーソナリティ障害を評価する際に最も頼りになるのはSCID-Ⅱのような構造化された臨床面接であるが，それらはいずれも非常に手間がかかるのが欠点である。そのため，筆者らは「パーソナリティ診断質問票 Personality Diagnostic[訳注15] Questionnaire-4+」(Hyler, 1994) のような自記式評価尺度を物質乱用者におけるパーソナリティ障害のスクリーニングに用いている。スクリーニングによって一つ以上のパーソナリティ障害が陽性と出た場合，SCID-Ⅱを実施して診断を確定することになる。

質問票

　上述した評価方法の他に，自記式質問票も必要に応じて用いられることがある。たとえばアルコール依存の程度や，物質依存をやめることに向けた心の準備段階，再発リスクが高い状況，対処スキル，物質乱用の結果に対する期待感の中身などを評価するためにさまざまな質問票が開発されている。

　アルコール依存の程度を評価するには，「アルコール依存重症度質問票 Severity of Alcohol Dependence Questionnaire (SADQ)」(Stockwell, Hodgson, Edwards, Taylor, & Rankin, 1979) を用いることができる。全部で20項目からなる

SADQの得点が31点以上の場合，臨床家が重度の依存と評価する例とよい相関を示し，逆に30点以下の場合は軽度から中等度の依存という臨床評価と相関しているという。

飲酒コントロールの喪失もアルコール依存の程度と関連しており，これは「コントロール喪失尺度Impaired Control Scale (ICS)」（Heather, Tebbutt, Mattick, & Zamir, 1993）によって評価することができる。この評価尺度については，信頼性と併存的妥当性[訳注16] concurrent validity（Heather, Booth, & Luce, 1998; Marsh, Smith, Saunders, & Piek, 2002）および予測的妥当性[訳注17] predictive validity（Heather et al., 1998）において優れているとの報告が多い。ICSとSADQはアルコール症者の治療目標として，節酒と断酒のどちらを勧めるか決定する際にも臨床的な利用価値がある。

変化の段階

依存の治療において，どれだけ断酒・断薬に向けて自分を変えようと思っているか，つまり変化に向けてどれだけ動機づけられているか，という点は重要な概念である。物質乱用者が治療になかなかつながらず，つながっても長続きしないことは周知の事実である。物質乱用を考える上で，大きな進展をもたらした概念が多理論統合モデルtranstheoretical model[訳注18]（第2章で詳述する）である。このモデルによれば，依存的な行動を変えようと試みる者は，前熟慮期，熟慮期，決断期，実行期，維持期というあらかじめ予測される一連の変化の段階を経ていくという（Prochaska & DiClemente, 1992）。この多理論統合モデルに示された変化の段階のどれに患者が該当するのか評価するために，多くの評価尺度が開発されている。中でも最も重要なものの一つは「ロードアイランド大学変化評価尺度University of Rhode Island Change Assessment Scale（URICA; 28項目）」であり，これは前熟慮期，熟慮期，実行期，そして維持期に相当する下位尺度をもつ（DiClemente & Hughes, 1990）。もう一つが，「変化の段階と心の準備ならびに治療切望度評価尺度Stages of Change Readiness and Treatment Eagerness Scale（SOCRATES；19項目）」であり，これは病識[訳注19]，実行，迷いの三つの下位尺度からなる（Miller & Tonigan, 1996）。

動機づけに関するこれらの評価尺度は，これまでの研究では高い内的一貫性と再検査信頼性を示している（Carey, Purnine, Maisto, & Carey, 2002）。患者が物質使用行動を変えようかどうか迷っている心の中に光を当てる，という点

で動機づけ評価尺度は重要な情報を提供してくれる。理想的には，患者の動機づけの段階に応じた治療的介入が選択されるべきであり，そういった意味で患者が前熟慮期にいるのか，それとも熟慮期，実行期にいるのかという情報は治療的意義が大きいのである。

高リスクな状況，再発の動機，対処行動に関する評価尺度

再発分析を行ったり，物質使用パターンを理解したりする上で有用な評価尺度はTLFB法以外にも多数存在する。それらの評価尺度は再発のリスクが高い状況とは具体的にどのようなもので，物質乱用につながりやすい動機とはどのようなものなのか，あるいは患者は物質乱用に当たってどのような合理化を行うのかといった情報を臨床家に与えてくれる。このような情報をもとに，再発のリスクが高い状況にどのように対処すべきか，というガイドラインを患者に合わせて個別に提供することが可能となる。このような評価尺度の例としては，「物質使用状況質問票Inventory of Drug-Taking Situations (IDTS)」（Annis & Martin, 1985; Turner, Annis, & Sklar, 1997）があり，アルコールや薬物を使用する直前の状況が具体的にどのようなものかを評価する。この質問票には，さまざまな情動的（たとえば「不愉快な気持ち」），社会的（たとえば「物質を勧められるなどの社会的プレッシャー」）状況のリストが掲載されている。

飲酒の動機あるいは飲酒するための合理化に関する情報もまた，治療計画を立てていく上で重要である。そのような情報を与えてくれる評価尺度の例としては，14項目からなる「飲酒理由尺度Reasons for Drinking Scale」（Farber, Khavari, & Douglass, 1980），そして15項目からなる「飲酒動機評価尺度Drinking Motives Measure」（Cooper, Russell, Skinner, & Windle, 1992）がある。飲酒動機評価尺度は，社会的動機，対処行動，そして肯定的な感情を強化するような動機に関する下位尺度を含んでいる。

いくつかの評価尺度は，特定の非適応的な対処行動を検出するのに有用であり，そこから得られた情報を治療場面で患者と共有することができる。そのような尺度としては，「アルコール乱用者のための状況自信度質問票Situational Confidence Questionnaire for alcohol abusers」（Breslin, Sobell, Sobell, & Agrawal, 2000）や「物質乱用者のための状況自信度質問票Situational Confidence Questionnaire for substance abusers」（Barber, Cooper, & Heather, 1991）があり，物質乱用者がどの程度，使用欲求に抵抗する自信があるかについて評価する。

もう一つは,「薬物摂取自信度質問票 Drug-Taking Confidence Questionnaire (DTCQ)」(Sklar, Annis, & Turner, 1997) があり,さまざまな種類の薬物やアルコールの使用に対してどの程度対処できる自信があるかを評価する。

物質使用に対する期待感

物質依存患者はアルコールや薬物がどのような効果を与えてくれるかについて一定の期待感をもっている。これらの期待感が飲酒や薬物の使用に影響を与えることもあることから,そのような期待感について評価することも重要である。最も頻用される評価尺度は「アルコール期待感質問票 Alcohol Expectancy Questionnaire (AEQ)」(Brown, Christiansen, & Goldman, 1987) で,青年編と成人編が存在する。成人編は物質摂取によるよい期待感のみを評価するのに対し,青年編は悪い効果に関する期待感を引き出す項目も含まれている。さらに物質使用によるよい効果を扱う項目の内容も青年編と成人編で異なっている。大麻やコカインの使用に伴う期待感を評価する質問票も開発されている(Shafer & Brown, 1991)。

まとめ

評価尺度は物質依存の臨床に携わる者に実に多くの情報を提供してくれる。しかし,ここに紹介したほとんどの評価尺度をただ組み合わせて標準化された総合テストを作り出すことは勧められない。患者に対してその評価尺度が何の目的で行われるのか伝えることが重要であり,質問票を山と積んで患者にいたずらに負担をかけることは慎むべきである。原則として臨床家が特定の質問用紙や構造化面接を実施する際には,その結果が患者に最も適した治療を選択する上でどのように役立つのかをまず検討すべきである。臨床場面において,具体的にそれがどのような流れで行われるかは第4章で詳しく述べる。

訳注

訳注1）原著者は，アルコール依存（患者）を意味する用語として4種類の単語を使い分けている。それぞれ微妙にニュアンスが異なるため，訳語も対応して4種類使用した。原文のalcoholismには「アルコール症」，alcoholicsには「アルコール症者」，alcohol dependenceには「アルコール依存（症）」，alcohol use disorderには「アルコール使用障害」の訳語を当てた。「使用障害」は最も語義が広く，乱用も依存も含めた総称である。「アルコール依存」や「アルコール使用障害」は，アメリカ精神医学会やWHOの診断基準でも使用される医学用語だが，「アルコール症」や「アルコール症者」は，やや語義の輪郭が曖昧な用語である。ほぼ「アルコール依存（患者）」と同意義ではあるものの，慢性中毒状態を含めて用いられることも多い。

訳注2）日本では「はっぱ」「ポット」「ジョイント」「ガンジャ」「チョコ」などとも呼ばれる。

訳注3）日本では「（メキシカン）ブラウン」「チャイナホワイト」「スノウ」「シュガー」などとも呼ばれる。

訳注4）日本では，「コーラ」「スノウ」「ノーズキャンディ」などとも呼ばれる。

訳注5）日本では「シャブ」「ポン」「エス」「冷たいもの」「クスリ」「ヤーパー」などとも呼ばれる。

訳注6）日本では「バツ」「バッテン」「ペケ」「E（イー）」「ラブ・ドラッグ」などとも呼ばれる。

訳注7）日本では「ペーパー」「ドラゴン」「L（エル）」などとも呼ばれる。

訳注8）1単位はワイン125ml，ビール284ml程度に相当。

訳注9）注意欠陥多動性障害や行為障害などといった，注意力や衝動制御の能力に乏しく，攻撃的・反社会的な行動をとりやすいタイプの小児期の問題行動を指す。

訳注10）わが国では，トライエージDOAが頻用されている。

訳注11）日本ではAUDITの他，久里浜式アルコール症スクリーニングテスト（KAST）も使用されることが多い。

訳注12）全20項目からなるDAST-20というバージョンもあり，6点以上で薬物使用障害の存在が示唆される。

訳注13）日本語版はない。

訳注14）日本語版はない。

訳注15）原著では"Disorder"となっているが，"Diagnostic"が正しい。

訳注16）新規に作成した心理検査（この場合，ICS）が既に存在している外的基準（コントロール喪失の程度を示す他の既知の尺度）と相関している場合を指す。

訳注17）新規に作成した心理検査が，その検査後に得られる外的基準と相関している場合を指す。たとえば入学試験（新規の検査）と卒業時点での成績（検査の後で得られる外的基準）が相関している場合など。

訳注18）「行動変容段階モデル」「変化のステージモデル」などの訳語が当てられることもある。単に頭文字を取って"TTM"とも表記される。

訳注19）原文は"readiness"となっているが，SOCRATES第8版によれば，"recognition"が正しい。

第2章

物質依存にどう介入するか

　本章では物質使用障害に対するさまざまな心理的，薬物療法的介入の中でも，数多くの無作為化比較研究によってその有効性が明らかとなっているものを詳述する。おのおのの介入方法の実証的根拠については第3章で取り上げる。

動機づけ面接

　自らの物質乱用を何とか変えたいと思っている患者が一定の有効性をもつ対処行動を習得できるように援助することは，どの認知行動療法家も厭わないであろう。物質乱用を変える方向に患者自身が動機づけられていることが，治療に確実につながっていく上できわめて重要な点であることは誰もが認めている。残念ながら，物質乱用の治療を受けにやってくる患者たちの多くは，変わりたいという動機づけを十分もっているわけではないのが実情である。むしろ受診患者のほとんどは自分の物質乱用を変えようかどうか迷っているものであり，とにかく現状を変えなければならないと確信している患者の方が少数派である。恋人や家族に説得されて，あるいは裁判所の指示で渋々診察室にやってくる者もいる。

　不幸なことに，これまで特に依存臨床では治療成績があまりよくないのは患者側の問題とされることが多かった。自分を変えたいという動機づけが全く欠けているか，変えようか迷っているような状態は物質依存の治療上，大きなつまづきの石であり，治療から早期に脱落してしまう要因となる。しかし物質乱用者は乱用し続けることでどれほど悪い結果が待っていようとも，自分の行動を修正しようとはなかなか思わないものであり，彼らを変えようとする試みは容易ではない。

変化の多理論統合モデル

 患者の動機づけ，特に行動変化がどのように生じるかを理解する上で有用な理論モデルがプロチャスカとディクレメンテ Prochaska and DiClemente（1982）による変化のステージモデルであり，変化の多理論統合モデルとして知られている。このモデルは，人が行動を変えようとする際には，前熟慮期，熟慮期，準備期／決断期，実行期，維持期の五つのステージを経るという仮説にもとづいている（Prochaska, DiClemente, & Norcross, 1992の総説を参照）。

* 前熟慮期：変化の最初の段階では，本人は未だ問題を認識しておらず，行動を変える意図は全くもっていない。
* 熟慮期：第二段階は迷いと無為の時期である。本人は問題の存在を自覚しており，自分の現在の行動がもたらす良い面と悪い面の両方を天秤にかけている。
* 準備・決断期：この段階になると，物質乱用者は自分の現状と，本来望ましい状態とが大きく乖離していることに気づいている。現状維持と変化のバランスが変化の方に少しずつ傾き出すと，自分を変えるという選択肢を考えだす準備期に入る。準備期の特徴は1カ月以内には行動に移そうと決意する点にある。人によってはその段階ですでに小さな行動上の変化が現われ始めていることもある。
* 実行期：この段階の特徴は，物質依存の問題を乗り越える方向に行動や生活環境，体験などが明確に変わり始めている。
* 維持期：再発を防ぎ，これまで築いてきた変化を絶やさぬ努力を続けている段階を指す。

 この理論モデルによれば，物質乱用者は再発によって以前の段階に戻ってしまうこともありうる。
 変化のステージモデルは物質依存の臨床研究で頻用される考え方であり，臨床場面において患者の動機づけ，特に変化に対する心の準備状況を理解するための道具として幅広く援用されている。このモデルに従えば，たとえば対処スキルトレーニングなどといった行動変容を目指す介入法は，少なくとも初期の段階では，物質乱用患者たちにとって必ずしも最善の方法でないかもしれない。というのも専門の依存治療施設に紹介されてくる患者の多くは，しばしば何らかの強制力が働いている下で受診に至ることからみても，変化のステージが前

熟慮期か熟慮期である可能性が高いからである（DiClemente & Hughes, 1990; Edens & Willoughby, 1999, 2000）。

動機づけ面接の実際

　1980年代までは，「依存の治療に向けて動機づけのない」患者に対して用いられた治療法は直面化であった。患者側の抵抗，すなわち物質乱用に特徴的な「病的否認」を打破し，物質乱用を変えていくために必要な動機が（セラピスト側からみると）欠如している状況を克服するために，直面化は不可欠であると考えられていた。そして否認や動機づけの欠如は，それまで依存の患者自身がもともともっている性質であるとみなされていた。1980年代に入り，治療に対して動機づけが不十分な患者に対する新しい面接法が現われた（Miller, 1983）。ミラー Millerは，物質乱用を変えようか迷っている状態を変えていくには患者とセラピストの間の相互関係が鍵を握っている，と考えた。セラピストが患者をどう評価するかによって，治療への動機づけが強められることも弱められることもあるのである。

　動機づけ面接は患者側の迷いに焦点を当てて，患者の心の中に本来あるはずの変化への動機づけを強化しようとする。この治療法は，従来のように依存の回復過程を通して患者を訓練していくのではなく，むしろ患者自身がもともともっているはずの力を引き出す動機づけ技法を用いる。患者に直接「あなたは現在の物質乱用を変える必要がある」と直面化するのではなく，動機づけ面接は物質乱用に伴ってさまざまな問題が生じていて，現状を変える必要性があることを実は患者自身が内心気づいている点に働きかける。直面化によっては迷いを解くことはできない。患者が自分の物質乱用を変えたいのか，変えたくないのか，意志を明確化させることがセラピストの仕事なのである。動機づけ面接では，変化への責任はあくまで患者の側にある。

　支持的，共感的な面接技法と，変化の方向へと迷いを解消していくような指示的面接技法とを組み合わせたものが動機づけ面接である。つまり，それは非指示的治療（Rogers, 1961）における関係構築理論と，プロチャスカ Prochaskaとディクレメンテ DiClemente（1982）のモデルにおける患者の変化の段階に応じた積極的な行動療法とを統合したもの，ともいうる。精神療法における人間学的な流れを受け継いで動機づけ面接を用いるセラピストは，人にはもともと前向きに生きようとする欲求や能力が存在する，と信じるところから出

発する。そして患者がもともともっているはずの変化への動機づけを引き出そうとするのである。ただし，精神療法における人間学派に影響を受けているとはいえ，動機づけ面接はロジャースの非指示的治療（後述）と比べれば指示的であり，そのため患者中心の指示的コミュニケーション法（Miller & Rollnick, 2002）とも呼ばれている。

　動機づけ面接にとって変化への心の準備状況は患者個人の性格の問題なのではなく，むしろ患者とセラピストの間に生じる相互関係によって決まるものである。自分の物質乱用を変えるべきか否か，患者自身の考えをともに探っていく中で，セラピストの仕事とは物質乱用をやめたいという内なる気持ちを患者が言語化できるよう援助し，変化に関して患者が語ってきた内容を定期的にまとめて患者に返すことである（Miller & Rollnick, 2002）。患者が一方的にセラピストから専門的治療を受けるだけの受け身の立場に陥りがちな他の治療法とは対照的に，動機づけ面接ではセラピストと患者は対等な関係にある。セラピストはソクラテス的な対話を用いながら，患者が自分の価値観や動機づけを言語化できるように援助する共同作業者なのである。動機づけ面接は心理テクニックなのではなく，コミュニケーションの方法論であることを強調するミラーとロルニック Miller and Rollnick（2002）はこう語っている。「この方法は，問題をもつ人に，やりたくないことを無理やりさせる方法ではない」（原著p.25 [松島・後藤訳「動機づけ面接法」35頁，星和書店，2007より引用]）。直面化と動機づけ面接の主な相違点については，**表2.1**にまとめた。

　実際に治療として実施する際には，動機づけ面接は1回から4回の短期セッションで行うのが一般的である。最初のセッションでは変化への動機づけを患者に作り出すことに焦点が置かれ，それ以降は変化に対する患者の積極性を高めていくことが課題となる。後述するような共感的で批判を控える面接スタイルをすべてのセッションで用いてもよく，動機づけ面接を他の治療法と組み合わせることも可能である。患者が本来もっている変化の力を強化する上で重要な面接のポイントを以下に提示する（Miller & Rollnick, 2002）。

　共感を表現する　共感は振り返りの傾聴 reflective listening の技法の一つであり，それを通して患者のものの見方を非難したり批評したりすることなく受け入れ，理解することが可能となる。治療的共感は患者に安全な環境を提供し，その結果，患者側の防衛的態度を減弱させる効果をもつ。セラピストは注意深

表 2.1　動機づけ面接と直面化法の相違点

動機づけ面接	直面化法
レッテル貼りは重視しない。「依存症者」というレッテルを受け入れることは変化を起こす上で不必要と考える	自らを「依存症者」として受け入れることを強調する。診断名を受け入れることは変化に向けて必須と考える
今後，アルコールやその他薬物を使用する／しないについて患者自身が決定することを重視する	物質乱用という疾病によって個人の選択やコントロールの力が失われていくことを重視する
セラピストは患者の病状について客観的な評価を行ない，患者が自ら問題意識を持つように促す	セラピストは物質乱用の証拠と思われる事柄を提示して，患者に診断を認めさせようとする
患者の抵抗は，セラピストの行動に影響を受けて発生する対人関係上の行動パターン，と考える	抵抗を「否認」とみなす。それは依存症者の本質であり，直面化が必要であると考える
患者の抵抗に対してセラピストは振り返りで答える	患者の抵抗に対してセラピストは反論し，修正を求める

Guilford 社の許可を受け，Miller&Rollnick(1991) より抜粋。

く患者の発言に耳を傾け，患者の言語的および非言語的コミュニケーションの中から意味をセラピスト自身の言葉で要約して患者に返す。その際，若干話の枠組みをずらして返すことにより話題を更に深めることが可能となる。振り返りの傾聴の主な目標は，患者に「理解され，受け止めてもらえた」と感じてもらうことである。ただし理解してもらえたという感覚を患者に与えるために，患者の言うことすべてにセラピストが賛成しなければならないというわけではない。

　　患者：すごく具合が悪かったんですよ，先生。それで，これはどうしても飲まなくちゃ，と思ったんだけど，金がなかったんで酒屋から２本盗んできちゃったんです。

　　セラピスト：具合が悪かったことは分かりますよ。それで，酒を盗むしかないと思ったんですね。お酒を飲むことについて，他に何か心配な点はありませんか？

　共感を表すことは動機づけ面接における中心的な技法である。この技法を用いることでセラピストは前向きな治療関係を築くことができ，患者の抵抗を減

らすことが可能となる。この技法は一見簡単なようにみえるが，正しく実施して，患者と自然に対応できるようになるにはかなりの訓練と経験を要する。一言でまとめてしまうと共感を表すこととは，すなわち患者の話を要約して返すことである。共感を返すことに関連した主な技法は，英語の頭文字を取ってOARSといわれる（開かれた質問Open questions，肯定Affirming，振り返りReflecting，要約Summarizing）。しかし患者が本当に自分の迷いに気づいていくためには，より複雑なやりとりが必要である。セッションの初期には比較的単純な振り返りの傾聴から始め，十分に患者との関係が構築されるようになってから，より複雑なやりとりを進める方が治療的には賢明である。複雑な振り返りを用いることでさまざまな問題に焦点を当てることができるようになる。たとえば，

　　セラピスト：私がこれまでお話を聞いてきた限りでは，酒を飲むことであなたは人間関係の問題を考えなくて済み，嫌な気分にならずに済んでいるのかもしれません。でも，あなたは酒を飲んでも問題が解決するわけではないし，むしろ問題を悪化させるかもしれないとも感じていらっしゃるわけですよね。

このようなやりとりを交わすことで，セラピストは患者により深く考えてほしい話題を指示的に決めることができる。上にあげた例の中で，セラピストは患者が感じ始めている迷いを強化しようと試みている。見方によっては，振り返りの傾聴は受動的な関わりとはほど遠いものであるといえるだろう。実際，セラピストはどのような言葉を強調して患者に返すか，あるいは返さないか，といった点で非常に指示的な立場をとっているのであり，そうやって変化を促す会話を能動的に形作っているのである。

　最後に重要なポイントを指摘しておきたい。患者のものの見方を理解し，患者自身に振り返りの場を与えようとして振り返りの傾聴を用いる際には，セラピストは患者からもっと情報を得るために質問したいという気持ちを抑えなければならない。最優先されるべきことは追加情報を集めることなのではなく，患者が自分自身について振り返ることができるような治療関係を築くことだからである。

　　矛盾を拡大する　たいていの物質乱用患者たちは，実際のセッションで中心

的な話題としてわざわざ持ち出すことはないにせよ，物質乱用がいつかは自分自身にとって害を及ぼすことになることをわかっているものである。動機づけ面接のもう一つの目標は，物質乱用の良い面といずれは自己破壊的となる悪い面との間に存在する矛盾を拡大し，この矛盾からくる居心地の悪さを強化することである。セラピストがこの矛盾を強めることによって，患者は自らの人生の目標や価値観に気づけるようになる。それは通常，患者の個人的な価値観や将来の夢について会話を交わす中で行われる。現在の物質乱用のどこが悪いのか，それがどのように自分自身や周囲の人々に害を与えているのかを患者に考えてもらうことで，自分の行動の負の側面について自覚を促すことができる。実際，この矛盾からくる居心地の悪さは，物質乱用を変えるための強力な触媒となることがあるのである。その結果，患者はより積極的に自分の行動を変えようと考えるようになる。

　最初のセッションでは，まだ若い女子学生であるゲールは，彼女が習慣的に大量飲酒し，ほとんど連日コカインを吸引していることがどのように自分の健康や将来の就職などの社会生活に害を与えることになるか，あまり気にしているようにはみえなかった。二度目のセッションで将来の夢について尋ねたところ，彼女は物質乱用を続けることにより，将来の夢が夢のままで終わってしまうかもしれない，と考えるようになった。彼女の夢は，家庭医として仕事をもちつつ幸せな結婚をして，二人の子どもを育てることだった。

　矛盾を拡大していくことによって，時には居心地の悪さが非常に高まることがあるが，それにより患者は現状のような物質の使用の仕方は，自分の価値観や将来の夢と両立しないことに気づいていくものである。この「不愉快な現実」との直面を通して，患者は目の前にある矛盾を解消するために積極的な行動変化へと第一歩を踏み出すことになる。物質乱用が自分の大切な目標と対立しているときのほうが，(たとえばセラピストや配偶者など) 他人の目標や価値観にもとづいて変化を強制されている，と患者自身が感じているときより変化は起きやすいものである。

　議論を避け，抵抗とともに転がりながら進む　すでに上に述べたように，抵抗に対処する伝統的な方法は直面化であった。残念ながら，セラピストが患者の行動を変えようと全力を傾ければ傾けるほど，たいていの物質乱用者はより

強い力で変わるまいとするものである。患者を説得しようとする試みは通常意味がなく、かえって患者を逆方向に追いやってしまうことが多い。その患者は依存症なのか、それとも違うのか、という診断名についての議論は極力避けるべきである。

　動機づけ面接の観点からすれば、患者の抵抗はアクティング・アウト（行動化）でない限り否定されるべき行動なのではない。むしろそれは患者が迷っている、というサインなのであり、抵抗の存在は未だ変化に向けた準備ができていないことをセラピストに教えてくれる。セラピストはしばしば患者が自分で感じている以上に変化への準備段階を高く見積もる傾向があるので、治療中、患者の動機づけが変動しうることを十分自覚しておくべきである。

　真正面から議論をしても防衛的態度を招くだけなので、動機づけ面接では議論は行わない。抵抗や反抗的行動に焦点を当てるのではなく、動機づけ面接ではセラピストは「患者の抵抗とともに転がって進む」ことで、お互いの力比べを避けようとする。たとえて言えば、急流に浮かぶボートの舵を握る者が、できるだけ川の流れに逆らって舵を切らないようにするのと同じである。賢明な舵取りは、川の流れの力を極力利用するように船を動かすものである（Moyers & Waldorf, 2004）。システム理論の用語を用いて表現すれば、患者が抵抗を示す際にはセラピストはいったん「降りる」必要がある。ヘイリー Haley (1973)が述べているように、患者に「襲われた」ときにはセラピストは柔道選手のように、患者の動きに従いつつそれを最大限治療的に利用すればよいのである。

　5週間の断酒の後、ポーラはセラピストに「治療目標を変えたい」と申し出た。「断酒は自分には合わない」、「節酒の方が自分にとって合理的な選択肢だと思う」と言う。なぜポーラがこれ以上断酒を続けたくないのかについて焦点を絞り、セラピストは断酒を続けるほうが望ましい理由を列挙するのではなく、彼女の節酒に関する考えについて話し合った。節酒の長所と短所を十分検討し合い、彼女が考えを変えた理由について情報収集してみたところ、ポーラは断酒に対する自らの迷いを口にするようになった。彼女は実は積極的に節酒を選択したのではなく、むしろ断酒を維持できずに自分自身や家族を落胆させることが怖かっただけだったのである。

　自己効力感を援助する　動機づけ面接を通じて、セラピストは行動を変えることが可能であることを楽観的に伝えようと試みる。重大な問題を抱えてい

る,という認識だけもつように患者に働きかけておいて,同時にそれに対して何とか対処することができるという希望と自信を患者に生み出さなかったならば,そのような治療は失敗に終わって当然である。物質乱用患者たちの多くは,自分たちの行動などどんなに頑張っても変えられるはずがない,という感覚をもっている。実際,依存治療施設に紹介されてくるまでの間にすでに何度も失敗を経験している患者もいるので,自己効力感を喪失していても当然かもしれない。**自己効力感**とは,特定の課題を実行し,目標を達成することができるという信念を指す(Bandura, 1997)。動機づけ面接においてセラピストが果たすべき課題の一つは,自分は変わることができるという信念を患者に生み出し,それを支えることである。患者はしばしば「そんなの自分にはできないよ。前にもやめようとしてみたけど,自分は弱すぎるから」などと語り,物質乱用に対処する自らの能力について否定的で悲観的な見方を口にする。そのような言葉の代わりに「自分は断酒する能力が十分ある」という言葉を患者に無理矢理言わせたところで大した効果は期待できない。むしろセラピストは患者自身の言葉でそのような確信を引きだそうとしなければならない。

　　セラピスト:あなたは酒を飲むことをコントロールすることなんて絶対にできない,と感じてるんですね?
　　ダイアナ:ええ,私なんかには無理なんですよ。
　　セラピスト:だけど,あなたは妊娠中は飲まなかったっておっしゃってましたよね。ということは,状況によってお酒をコントロールするのが難しかったりコントロールできたりするんじゃないでしょうか? どう思います?

　このような介入を行うことで,自分の行動を変える能力に関する患者の自信を強化することができる。前向きに変えていく能力が自分に備わっていることを患者に気づかせることは,治療の行方を左右する非常に重要なポイントである。

動機づけ面接はどのような患者に適しているか?

　物質乱用を(少しでも)変えようという意志が全然ない患者に対しても動機づけ面接を実施することができる,と考えるのは誤解である。もし患者が自分の物質乱用に関して何ら関心をもっていないのならば,動機づけ面接は全く役

に立たないであろう。どれほど熟練したセラピストでも、動機づけを少しももたないまま来院する患者から治療動機を引き出すのは至難の業であろう。多理論統合モデルの用語を使っていえば、動機づけ面接が最も有効なのは熟慮期と準備期の段階にある患者である。すでに実行期に患者がいるのであれば、動機づけはもはや重要な問題ではなく、他の（たとえば認知行動療法のような）より指示的な治療法の方が適切であろう。しかし動機づけは安定したものではなく、時には物質乱用をやめることに関して迷いが生じることもありうる。そういう場合に動機づけ面接を何セッションか実施することは、治療的に賢明といえるであろう。

　動機づけ面接がすべての患者に適しているわけではないことを指摘したが、残念ながら同じ指摘はセラピストにも当てはめうる。どれほど長期間トレーニングを積んでも、セラピストによっては動機づけ面接にどうしても馴染めないことがありうる。依存症の患者というものは行動を変える際に迷うものであり、動機づけは揺れやすく不安定なものである、という事実をセラピスト自身が虚心坦懐に受容していなければうまくいかない技法なのであろう。直面化の方が自分は慣れているし、専門家の自分が患者を「正しい方向に」導けばよい、と考えている12ステップに忠実なタイプのセラピストが動機づけ面接を行っても、うまくいく可能性は低いであろう。

対処スキルトレーニング

　伝統的に行動主義理論は、物質乱用を「古典的およびオペラント条件づけによって学習・維持される行動」と定義してきた。（社会学習理論を取り込んだ）最近の認知行動理論は、物質乱用がある面で遺伝子による影響を受けていることを認めつつも、飲酒や薬物摂取行動の直前には必ず何らかの認知や感情が発生しており、それらが依存行動に影響を与えている、と強調している（Carroll, 1999）。認知行動理論の立場からみてみれば、物質乱用・依存は「日常生活のさまざまなストレスに対処しようと試みる非適応的かつ習慣的な行動パターン」と定義される。このような非適応的対処方法は、内的および外的な手がかり刺激が引き金となり、報酬効果と罰の回避によって強化される（Monti, Abrams, Kadden, & Cooney, 1989）。

　物質使用障害の治療に用いられる認知行動療法は、患者が自己流でやってき

た対処行動の不適切さを克服することが目標である。再発につながりやすい危険な状況を患者が事前に察知し，適切に対処できるようにするため，さまざまな技法が用いられる。ここでいう危険な状況とは，対人関係面でのトラブルだけでなく，怒りや（社会）不安，抑うつ状態など心理的に居心地の悪い状況も指す。認知行動療法はモデリングや行動練習，宿題などを通して患者に新しい生活の仕方やスキルを身につけてもらい，患者が問題の多い行動や認知に適切に対処し，問題を減らすことができるよう援助する。認知行動療法は，物質の使用が続いてしまう要因となっている行動パターンに患者自身が気づき（機能分析 functional analysis），物質の使用に結びついてしまう状況に対してより適切に対処できるような新たな行動様式を患者に学んでもらおうとする（再発防止スキルトレーニング）。第3章で詳しく述べるが，認知行動療法はアルコールや大麻，コカイン依存など幅広い物質使用障害に対して有効性が報告されている。

　対処スキルトレーニングと動機づけ面接とは重要な相違点がいくつもある。暗黙の了解として，認知行動療法では患者はすでに動機づけられていることを前提としており，動機づけを直接扱う方法論をもちあわせていない。動機づけ面接では，現状を変えていく責任は患者に委ねられているのに対し，認知行動療法ではセラピストが患者の非適応的な認知を指摘して変化を促し，適応的な対処行動を教えようとする（Miller & Rollnick, 2002）。以下に，物質乱用と依存の認知行動療法で行われる技法を提示する（Carroll, 1998; Monti, Abrams, Kadden, & Cooney, 1989）。

機能分析

　機能分析あるいは行動分析とは，問題行動（本書の場合，アルコールまたは薬物の使用）の前後に起こった出来事を系統的に整理する方法であり，患者とセラピスト両者が物質乱用の誘因を評価する際，役に立つ。患者が多剤乱用者である場合は，物質ごとに機能分析を行うほうが望ましい。なぜなら，たとえば飲酒行動に前後する出来事は，コカインの使用に前後する出来事とは異なる可能性があるからである。機能分析は問題行動に関する仮説モデルであり，治療目標を設定したり，介入方法の種類や組み合わせを選択する際に用いられる。ただし機能分析は治療開始時に介入方法の優先順位をつけるためにだけ出題され，すぐに片付けられてしまうクイズのようなものではない。むしろそれは治

療の経過中，たとえば再発してしまったときなど，物質使用の前後の出来事に関して新たに重要な情報が得られた際にはいつでも組み替えられるような，柔軟な作業モデルなのである。それだけでなく，問題行動に対して現在の治療的介入がほとんど効果を示していない場合に，機能分析を見直してみることも重要であろう。治療困難で難治例であるなどと患者に責任をかぶせる前に，セラピストは治療状況に十分目を配って現在の作業モデルに新たな情報を組み込み，必要ならそれまでの治療計画を練り直す必要がある。

　ジョーは自らの飲酒問題とコカインの使用に対して治療を希望して来院した。酒とコカインを使用後，彼は危険な行動（安全でないセックス）をとってしまったという。彼は自分自身の行動にショックを受け，アルコールとコカイン乱用の治療を受けようと思うようになった。彼がアルコールを使用する際の誘因を詳しく調べてみると，平日に飲酒する場合，引き金となるのは特定の時間と状況（午後6時に仕事を終えて帰宅）や，「ああ，くつろぎたい」「酒を飲めばリラックスできる」などといった考えであった。一方，週末に飲酒する場合の引き金は，バーという環境や，周囲の人たちが飲酒しているのを見ること，そして「何か楽しみたい」「一緒に盛り上がりたい」「俺が飲まなかったら，周りの人たちが気づいて，嫌な顔するだろう」などといった考えであった。コカイン使用の誘因を検討してみると，コカインの使用欲求はたいていの場合，アルコールによる酩酊状態で生じていた。

手がかり刺激を避けることVS.これまでとは違った対処行動を学ぶこと

　問題行動に先行する出来事に介入する方法は，大きく分けて二つある。物質使用の引き金となる手がかり刺激（cue）を回避することもできるし，物質使用につながるリスクが高い状況に対してそれまでとは異なった対処の仕方を学んでもよい。一般的には，回避作戦の方が新たな対処スキルを学習することに比べれば容易に実行可能である。ただし回避は短期的には有効な解決策であるものの，すべてのリスクの高い状況が回避可能なわけではない。場合によってはあまりに患者の日常生活と密接な関係があるために，それを永遠に回避し続けることは事実上，非現実的なケースもありうる。

　セラピスト：欲求の引き金として，これまでいくつかの内的および外的な手がかり刺激をみつけてきました。中でも怒りや被害的な気持ちをもったときに

アルコールとコカインの欲求が生じているみたいですね。そのような危険な状況のときはどうすればいいと思いますか？

患者：そうだなぁ，自分の感情をもっと上手にコントロールしなくちゃいけないですよね。そのやり方を教えてくれるんじゃないんですか？

セラピスト：あなたの感情をもっと上手にコントロールして，問題行動を防ぐことはとても大事なことだと思いますよ。ただ，あなたの病状によっては専門のアンガーマネージメント・トレーニングを受けていただく必要があるかもしれません。

患者：私は受けてもいいですよ。

セラピスト：怒りをもっと上手にコントロールすること以外に，たとえばバーやクラブに行くことや，友達が酒を飲んだりコカインを吸ったりしているのを見る，などといった外的な刺激についてはどうしたいと思っていますか？

患者：遊び友達とつきあうのとか，全部やめないといけないんですか？

セラピスト：夜遊び仲間はあなたにとってそんなに大事な存在ですか？

患者：い，いや，そんなことはないけど，何となくパーティーとか，遊びに行けなくなったら，人生ってめちゃくちゃ退屈になりそうなんですけど。

セラピスト：あなたにとってこれから長い間，いかに人生を刺激的にしつつ，アルコールやコカインをまたやってしまうことを避けるか，という点が問題になるだろうと思いますよ。それについては，お互い今後じっくり話し合っていく必要がありますね。とりあえず今のところはアルコールとコカインを使ってしまう行動パターンを断ち切らなければなりません。そのために一番効果的な方法は，まずできるだけ外的な引き金を避けることです。

患者：ということは，バーも，クラブのパーティーも，酒やコカイン友達もなしってことですか？

セラピスト：そう，それがとりあえずは一番有効なやり方だと思いますよ。

使用欲求に対処する

ほとんどすべての患者は飲酒や薬物摂取の習慣を変えようとすると，その程度や頻度は個人や物質の種類によって異なるものの，反応性に使用欲求を経験することになる。物質使用欲求は再使用や依存状態の再燃と密接な関係があり，

ときとして患者自身にとっても非常に不快感を伴うものであるために，治療の初期段階から使用欲求について話し合っておくことが重要である。介入の仕方としては，（1）使用欲求に関して心理教育を行う，（2）使用欲求に関する患者の歪んだ信念（たとえば「使用欲求を感じるのは，自分が弱い人間で本当に治療を受ける気がないからだ」）を問題として取り上げる，（3）新しい対処スキルを教える，などがある。一般に，物質使用欲求に対する主な対処方法としては以下の5つがある。

1. 対処方法の一つは**気分転換**である。シャワーを浴びたり，散歩に出たり，ホラー映画を観るなど，何か使用欲求を忘れさせてくれるようなことをしてみる。
2. 二つ目は，親友や家族と**使用欲求について話し合う**ことである。ただこの方法を用いる際には，事前に友人や家族と面接して心の準備をしておいてもらう方がよい。患者が物質使用欲求について語り出すと，それを聞く側の友人や家族の中には不安になったり，心理的負担感が強まる人もいるからである。
3. より認知療法的な介入は，**物質の使用によって起こりうる望ましくない結果を思い出す**ことである。この方法は，使用欲求から実際に使用する場面を思い描いてしまうとき，その場面を打ち消すのに役立つ。
4. もう一つの認知療法的介入方法が，**独り言（self-talk）**である。患者には，物質使用によってよいことが起こる，という信念を，より現実的な考えに切りかえてもらう。たとえば「今，やらないと自分はおかしくなるにきまってる」という信念を「使用欲求だけではおかしくなりはしない。しばらくすれば，こんな気分も峠を越えて落ち着きだす」と自分に言い聞かせる。
5. すこし毛色の違う方法が，**欲求に身をまかせる**ことである。気分転換で使用欲求を回避しようとしたり，独り言で欲求の力を減らしたりするのではなく，この方法はむしろ抵抗することを避け，たとえばサーファーが波に乗るような感じで欲求の波に身をまかせようとする。

使用後の状況を変える

物質使用に先行する状況を話題にするだけでなく，使用後の状況についても話し合っておくことが望ましい。アルコールや薬物の使用は，その物質がもたらす生理学的な効果によって強化されていくが，しばしばそれ以外の要因も使

用の強化に関係していることがある。その一例が，友人や家族のイネーブリング（enabling）行動である。これは患者の物質乱用に対処するため，あるいは患者を援助しようとして，患者の周囲にいる親しい人々が意図とは逆に使用を減らす方向ではなく，かえって物質乱用を強化してしまうような対応をとってしまうことを指す。そのような対応の例としては，患者にお金を貸したり，二日酔い状態の患者の身の回りの世話をしてあげたり，アルコールや薬物の使用によって社会的な機能を果たせなくなったとき，患者に代わって周囲に謝罪や言い訳をしてあげることなどがある。このようなイネーブリングの問題を取り上げて，それを回避するための適切な対処行動について話し合うためには，患者の周囲にいる主要な関係者にも治療に参加してもらう必要がある。周囲の人たちが治療に加わることで，断酒・断薬や節度ある使用を強化する方法についても話題にすることが可能となる。そのような強化方法の例としては，一定期間断酒・断薬できれば患者が自分にプレゼントを買ってよいことにしたり，それまではアルコールや薬物に使っていたお金（の一部）を貯蓄して，自分自身や家族の生活を良くするために使ったりすることなどがあげられる。

拒否するスキル：断り方を学ぶ

物質使用の誘惑や，周囲からのプレッシャーに患者が耐えられるようになるためには，アルコールや薬物の使用を勧められるような状況に対してあらかじめ心の準備ができていなければならない。拒否するスキルを新たに学んでもらうには，ロール・プレイを用いた予行演習が効果的である。ロール・プレイでは単に言葉で拒否することを練習するだけでなく，身振り手振りやその場を離れるといった行動による拒否の表現方法も学んでもらうことが重要である。ただ拒否する能力を高めるだけでなく，スキルを練習する際に障害となりうる非適応的な信念の有無をチェックしておくことも重要である。

　　45歳の建築家ローラは，毎晩ワインをボトル1本飲んでいる。彼女は節酒プログラムに参加し，日曜から木曜までは断酒して，金曜と土曜だけはワインを夕食時グラス1杯，そして食後2杯の1日計グラス3杯まで飲むことに決めた。しかし毎週水曜に参加しているテニスが問題であった。飲酒欲求はないものの，友人たちを前にするとアルコールの代わりにソフトドリンクを注文することに困難を感じていた。ローラにとって行動面でのスキルが欠けているからという

よりも，むしろノンアルコール飲料を注文することで友人たちの注目を浴びてしまうことに対する彼女自身の考え方のために断り辛いようであった。われわれは，ソフトドリンクを注文して友人たちの注目を浴びた場合に彼女がどのようなことを不安に思ってしまうのか，最悪のシナリオを想定しながら話し合うことにした。

物質使用と関連した認知について問う

　アルコールや薬物の使用をめぐって患者はしばしば強固な信念をもっているものである。アルコールや薬物は患者にとってリスクが高い特定の状況に対処するために役に立つこともあるし（「酒を飲めば緊張せずにパーティーをもっと楽しむことができるようになる」といった予期信念），不快感を減らしてくれることもある（「ヘロインを吸うことで嫌なことを全部忘れることができる」などといった苦痛の緩和に関連した信念）。状況によっては自ら物質の使用を許す場合もある（「これだけ長い間断薬してきたんだから，ちょっとくらいコカインを吸ったっていいだろう」といった許容的信念）。それらの認知はときには現実的なこともあるが，ほとんどの場合，歪曲された内容であることが多い。リスクの高い状況に効果的に対処できるようになってもらうためには，それまでとは違った種類の対処スキルを学んでもらうだけでなく，アルコールや薬物の使用を後押しするような信念を取り上げて，ソクラテス的な対話を用いながらそのような信念の妥当性を検討していくことが望ましい。

再使用してしまうこと，および再発の予防について

　初期の断酒断薬や節酒の時期を過ぎると，患者は遅かれ早かれ再使用のリスクが高い状況に直面することになる。そしてある者は実際に再使用してしまったり，またある者は乱用が止まらない再発状態にまで至ってしまうこともある。ほとんどの患者は治療の経過中に再使用してしまうものであり，また多くが治療中または治療終了後に完全な再発状態を経験するものである。
　1985年，マーラットとゴードン Marlatt and Gordon はその後の依存臨床に非常に大きな影響を与えることになった再発過程の認知行動モデルを発表した。このモデルは，再発を引き起こしたり，再発を誘発しやすい要因や状況について詳細に分類している。分類のキーワードは，一見再発と関係のないような判断，対処スキル，自己効力感，そして「破禁自棄効果」abstinence violation effect の四

つである。マーラットらによれば，再発のリスクが高い状況に足を踏み入れる直前には，しばしば一見物質乱用とは関係のない判断が先行しているという。それらの小さな判断や合理化は表面上，直接アルコールや薬物を使用することと関係ないが，物質使用のリスクが高い状況に足を踏み入れる方向へと作用する。患者がリスクの高い状況に足を踏み入れても，効果的に対処スキルを用いることができれば自己効力感は高まり，再発のリスクは低下する。もし対処スキルを用いることができないか，用いても効果的でなかった場合は，自己効力感が低下し，アルコールや薬物の効果に対する良い期待感が高まることになる。その結果，再使用のリスクが高まり，**破禁自棄効果**が生じる。**破禁自棄効果**とは，再使用に反応して生じる罪悪感や羞恥心などの感情を指す。罪悪感や羞恥心は，断酒断薬を継続しようという気持ちを強めるどころか，むしろアルコールや薬物がもたらしてくれるよい効果について患者が考え始める引き金となる。患者は自己否定的な思考や感情の苦しみに対処しようとして，結果的にアルコールや薬物を再使用する危険性をさらに高めてしまうのである。

　したがって今後再び物質を使用したとしても完全な再発状態にまで行ってしまわないよう，患者は過去の再使用や再発などの失敗体験を参考にして，あらかじめ**再発予防プラン**を立てておくことが望ましい。

　　セラピスト：アルバートさん，あなたが将来，またお酒を飲んでしまう可能性についてここで話すこと自体，嫌な感じがすることはよくわかります。ただ，あなたもスリップだけは何としても防ぎたいとおっしゃっていましたよね。

　　アルバート：ええ，そうです。これまで酒のせいで，あまりに多くの大切なものを失ってきましたからね。今度こそは絶対やめないと！

　　セラピスト：そうですね，私もそう思います。だからこそ今回は再発予防プランについて話し合いたいんです。それは「どうせまた飲んでしまうんだろう」と私が内心疑っているからではなくて，少しでもあなたに安全な状態でいて欲しいからなのです。あらかじめ計画を立てておけば，万が一，あなたがお酒を口につけてしまったとしても，完全な連続飲酒状態に陥らないですむ可能性が高まりますよね。

　　アルバート：それって，ちょっと前にあなたが話していた保険をかけるっていう例の話ですか？

セラピスト：その通りです。

アルバート：いいですよ。ただ，その予防プランってどんなものなんですか？

セラピスト：それは，患者さんごとに違います。たとえばお酒を一回飲んでしまった，と想像してみて下さい。あなたにとって飲む前後の状況はたいていどんな感じでしょう？

アルバート：そうだなぁ，多分，なんか自分に嫌なことが起こった後だろうな。多分，近所のいつもの酒屋でワインを2本買って家に帰って，そしてすぐに飲み始めると思う。だけど俺は1～2杯でやめる自信があるよ。

セラピスト：わかりました。ただ，あくまで想像の中の話なので，今回は最悪の場合を考えてみて下さい。たとえば，あなたが2本のワインを全部飲み干してしまったとして，いつものようにソファーで寝てしまったとしましょう。翌朝，多分ひどい二日酔い状態で目が覚めるでしょう。「またお酒を飲んでしまった」というこの状態から完全な連続飲酒状態まで行ってしまわないためには，どうすればいいと思いますか？　つまり朝起きた後，さらにワインを買い足しに行くのを防ぐためには，どうすればいいでしょう？

アルバート：わかんないよ。また飲んじまったツケを払うために，せいぜい二日酔いが取れるまでベッドで寝てることくらいかな。

セラピスト：それは一つの選択肢ですよね。ただ，あなたが実際にベッドで寝続けたとしても，あまり調子は良くならない感じがするんですが，どうでしょう？　下手すると寝ているうちに，もっと気分が悪くなってきて，結局そんな最悪な状況に対処するために追加のアルコールが必要になってしまうかもしれませんよ。

アルバート：なんか言われてみると，いつもそんなパターンだった気もするなあ。一体それじゃ，どうすればいいんだい？

セラピスト：そうですね，この場合は緊急事態といえるんじゃないでしょうか。緊急事態の場合，安全を確保するためにときには極端な方法をとらなければならないこともあります。患者さんたちに聞いてみると，実にいろんなアイデアを教えてくれるものですが，中でも一番多いのが，誰か友達か家族に連絡をとって支えてもらうことですね。一人で家にいるのではなく，外に出て何か気分転換になることを探したり，あるいは誰かに自宅に来てもらうのもいいですよ。それから患者さんによってはあらかじめカードを用意しておいて，自信がなく

なりそうな考えが頭に浮かんだとき，そのカードに書いておいた前向きな文章を読んで，考えを切りかえたりする人もいました．

アルバート：そうか，じゃあ，そんなときはピーターに電話して来てもらえばいいかな．あいつはよく励ましてくれるいい奴だし，DVDでも借りて映画をみたり，とりあえずその日を一緒に過ごすことができるかもしれない．

セラピスト：それはとてもよい方法みたいですね．ただ，もしピーターと連絡がとれなかったり，ピーターがあなたの家に来ることができなかったらどうします？　他にどんな対策が立てられるでしょう？

その他の対処方法

上に述べたような標準的な治療法の他に，患者の乱用状況やスキルの学習能力に応じて，さまざまな対処スキルを追加することもできる．物質乱用の治療で用いられる最も一般的な対処スキルはソーシャルスキルトレーニング（以下SST），問題解決型スキルトレーニング，そしてネガティブな感情に対する行動療法である．

生活技能を高める　SSTで，患者は自分の感情を表出したり，自己肯定する能力を高めることを学ぶ．リーバーマンLiberman（1988）によれば，社会人として適切に振る舞い，生活していくためには，次のようなスキルを学ばなければならないという．（1）社会において自分が占めている位置を正確に認識する，（2）認識した内容にもとづいて実行プランをたてる，（3）言語的・非言語的要素を適切に組み合わせながら，実際に社会生活上必要とされる行動を実行に移す．SSTは対象が個人でも集団でも実施可能である．言語を使って自分を肯定するスキルだけでなく，SSTは声のトーンや姿勢，視線の向け方など，非言語的な自己肯定スキルを教えることもある．SSTによって改善が期待される行動とは，人に何かを依頼する，人からの依頼を断る，個人的な意見を人前で述べる，人前で批判する，人の批判に答える，自分自身を肯定する，などである．繰り返しロール・プレイを行っているうちに，患者はそれらの行動をより適応的に行うことができるようになる．SSTで用いられる主な技法はモデリングやフィードバック，そして行動のリハーサルなどであり，それらを通して患者は要求されたスキルを次第に上手に実行できるようになっていく．宿題と

して（日常的に起こりうる）苦手な生活状況を列挙してもらい，治療の後半では，実際に特定の苦手な生活状況で習ったスキルを試してもらう。SSTは今やさまざまな再発予防プログラムに組み込まれており，不可欠な構成要素と言っても過言ではない（Emmelkamp, 2004; Monti & Rohsenow, 1999）。

問題解決型スキルトレーニング　これは心理教育に重点を置いたものであり，あらかじめ決められたステップにしたがって実施され，さまざまな問題に対して応用可能である（D'Zurilla, Sanna, & Chang, 2004）。そのステップとは，

* **問題の方向性**　この段階では，まず患者は自分がある特定の問題についてどのような態度をとっているのか検討する。最も大事なポイントは，患者が自分のネガティブな感情のことを問題の存在を示唆するサインとして認識できるようになり，個人的なコントロールを及ぼすことのできる問題（たとえば議論）と，コントロールの効かないもの（たとえば癌）とを学習を通して区別できるようになることである。
* **問題の定義づけ**　ここでは患者とセラピストが互いに問題の方向性について曖昧な認識をしていないかどうか検討しあい，明確にした上で治療目標を設定する。
* **ブレインストーミング**　患者とセラピストは互いに批評や批判をすることなく，とにかく思いつく限りの解決法を列挙していく。
* **選択**　このステップでは，前段階で列挙した解決法の長所と短所を一つ一つ検討していく。そしてそれらの中から，患者が最も効果的と考えるものを選択する。
* **実行**　患者は自分が選んだ解決法を実際に実行に移し，その効果を評価する。

　上記のようなステップの流れを患者に教えるだけでなく，実際にこの技法を患者の個人的な問題に当てはめてみることも重要である。その際，個人的な問題の中でもさほど深刻でなく，比較的シンプルなものから始めて，徐々に大きなジレンマを抱えた問題に当てはめるよう，順序立てて応用していくのが望ましい。

ネガティブな感情に対する行動療法　ネガティブな考えや不快な気分は，しばしば引き金となって物質乱用の再発をもたらす（Marlatt & Gordon, 1985）。

しかし患者の誰もが，ネガティブな感情を経験した後に物質乱用が続く，という連続性を認識しているわけではない。そのため患者が自分にとってネガティブな感情とは何かを認識し，それらの感情が物質の使用にどのような影響を与えているのか理解できるように援助することも治療の重要な構成要素である。さらにネガティブな感情に対して，これまでとは違う，より前向きな対処方法をとることも患者に教えるべきである。うつ病の行動療法は，建設的で快を伴う行動が強化されていないことによって抑うつ症状が生じ，逆にそれらの行動が強化されていればうつ病は軽快する，という仮説にもとづいている (Lewinsohn, 1975)。そして行動療法的な介入は，正の強化を確実に増強することによって行動変容を目指す。この見方によれば，抑うつ的な認知とは抑うつ気分の結果であり，正の強化を増加させるような行動変容を実現すれば，認知もかわりうるのである。この理論から派生した治療論は，建設的で快を伴う活動を行うことを患者に勧める。以前は楽しんでいたが，うつ病の発症後はやめていた活動を宿題にして，スケジュールにしたがって実行するよう求めていく。活動内容には順位がついており，負担の少ない活動が先に宿題となり，より負担の重い活動が治療の後期に当てられるように工夫されている。このような建設的で快を伴う活動を行うことが正の強化につながり，ひいてはネガティブな感情を軽減させる効果をもっている可能性について，これまで数多くの研究が行われてきた。結論として，快を伴う活動を増やすことは，確かに気分の改善をもたらしてくれるようである (Emmelkamp, 1994)。そしてSSTは，正の強化を社会的な関わりを通して達成する方法の一つである。

暴露療法

アルコールや薬物と関係のある手がかり刺激に反応して生じる使用欲求は，物質使用障害の持続，特に治療後の再使用や依存状態再発の要因の一つといわれている。認知行動療法プログラムによっては，手がかり刺激を用いた暴露療法を併用しているものもある。それは乱用物質にまつわる視覚や嗅覚（たとえば，グラスに注がれたビールを見たり，嗅いだり，あるいは鏡の上に白い粉を置いて，それを見る等）に患者を暴露し，その刺激によって引き起こされる使用欲求が大幅に軽減するまで繰り返す方法である。患者が体験する使用欲求の強さが治療によって首尾良く軽減すれば，物質乱用患者は日常生活でそれらの

手がかり刺激に出会っても，アルコールや薬物の使用に抵抗することができるはずである。理論的には，主観的な使用欲求とそれによって引き起こされる生理的な症状は暴露療法によって消失すると考えられている。

　有効な暴露療法を実施するためには，患者ごとにどのような刺激が使用欲求を呼び起こすのか事前に十分検討し，欲求を起こす強さに応じて順序だてて刺激のリストを作っておく必要がある。欲求を生み出す力が最も弱い刺激から開始して，セラピストは徐々に強い刺激を患者に暴露していく。暴露療法において特に強調される点は，暴露するものが視覚や嗅覚，薬物を摂取する際に使う道具，あるいは物質を使用する場所（たとえば居酒屋）など，いずれも外的な手がかり刺激であるという点である。自宅で物質を乱用してきた場合は，自宅で暴露セッションを行うことが望ましい。暴露療法はできる限り現実の刺激でin vivo（つまり，現実の状況への暴露によって）行うべきだが，場合によってはビデオの映像（たとえば，薬物の入手や使用を思い出させる町並み）を見せたり，あるいは頭の中で想像してもらうといった方法もありうる。いずれにせよ，強迫性障害の患者に対する暴露療法と同様に，刺激に対する患者の反応が起きないようにすることが暴露療法の絶対条件である。つまり，暴露によって使用欲求をかき立てられた患者が，何とか欲求を減らそうとして実際にアルコールや薬物を入手してしまうことのないような環境をあらかじめ作っておかねばならない。また暴露セッションを行っている間，使用欲求を経験する度合いを0（全く感じない）から10（非常に強く感じる）までの点数で患者に記録してもらい，患者の主観的な感情の推移を評価していく必要がある。

　　アラン：ビールの臭いがする。ああ，飲みたいなあ。ちょっとだけでも飲ませてくれないかな。飲んじゃいけないってのはわかってるんだけど，これが終わったらビールを飲みにバーに走っていきそうな気がして怖いよ。ちくしょう，飲みたいなあ。でもダメなんだよなあ。

　　セラピスト：あなたの今の点数は何点くらいですか？

　　アラン：こりゃ絶対10点だったね。だけど，今はちょっとずつ下がってきて，そうだな，7点くらいかな。何となく過ぎていった感じがするよ。今は5点くらいかな。バーでビールを飲みたいって思う感じは減ってきた。もうバーに走って行かなくてもよさそうだ。段々，なくなってきてる。

セラピスト：自分の気持ちに集中してみて。

　アラン：上がったり下がったりだよ。だけど何分か前と比べれば収まってきた。今は，だいぶコントロールできるようになってきた。3点くらいかな。よし，もうビールを飲みたいっていう気持ちはないみたいだ。

　暴露内容が現実的であればあるほど，それだけ強い使用欲求が引き起こされ，それに対してうまく抵抗できたならば，それだけ治療結果も良好となる。患者が使用欲求を感じやすいように，物質に直接関連した視覚や嗅覚刺激だけでなく，手がかり刺激によって通常誘発される特定の考えやイメージ，身体感覚なども「想像による暴露」を用いて治療に組み込んでもよいであろう。
　恐怖症や強迫性障害の患者の場合，暴露療法（の一部）は特にセラピストの監視下でなくても宿題という形で実施することは可能だが，同じように自己コントロールを期待して自宅で物質乱用患者に現実的な刺激を暴露するのは勧められない。なぜなら患者は使用欲求に圧倒されて，物質使用衝動に屈してしまうリスクが非常に高いからである。病院などで行う暴露療法を日常生活で出会う暴露刺激に直接結びつけることは難しい。病院という安全な場所で行った暴露によってたとえ使用欲求が軽減したとしても，退院後，日常生活場面で薬物の使用に関係する何らかの刺激に実際に直面したら（たとえば地元のバーの前を通ったり，コカインやヘロインを乱用する際に使っていた道具と同じ物を目にしてしまったり，売人をやっている友人と出会ってしまったときなど），患者が欲求にたちうちできずに再使用してしまうリスクはきわめて高いのである。
　薬物やアルコールの使用と関係のある刺激や生活状況に対して患者の耐性を高めるには，外的刺激だけでなく内的刺激にも暴露した方がよいといわれている（Otto & Pollack, 2004）。たとえば離脱期の精神状態や身体症状などは，使用欲求を引き起こす内的刺激となることがある。内的状態によって使用欲求や物質乱用が誘発されやすい患者に対しては，負の情動誘発法によってそのような情動（たとえば悲哀や罪悪感，苦しみ，不安など）に繰り返し暴露したり，物質乱用の手がかり刺激となるような身体感覚に繰り返し暴露することが望ましい。内的刺激への暴露は想像（たとえば悲哀感を生み出すために悲しい出来事を想像してもらう）によって行うことができるが，情動誘発法（たとえば音楽を聴くこと）によっても特定の情動を作り出すことが可能である。

暴露療法は外的および内的（情動や身体感覚）刺激と物質乱用との結びつきを弱めるのに役立つ。だが，臨床現場ではそれ単独で治療を行うより，むしろ付加的な治療法として実施する方がよい。たとえば手がかり刺激と使用欲求との間にある結びつきを弱めることで，患者はより適応的な対処行動をとりやすくなるであろう。ただし暴露療法を受ける大半の依存患者が，そもそも効果的な対処スキルをそう多くは学んでいないということを忘れてはならない。暴露療法が本当に効果を上げるためには，患者が物質乱用ではなく，より適応的な方法でストレスの多い生活状況や日々生じる問題に対応できるようになることを目的とした対処スキルトレーニングなどと組み合わせるべきである。

最後に注意点として，特に違法薬物の使用者たちにとっては，このようなタイプの治療法がかえって害を及ぼすことがありうることを指摘しておきたい。暴露療法を受けたことで，薬物に関係した状況に対処する能力を患者自身が過大評価して，刺激を回避する行動をとるよりも，再使用の危険性が高い状況に自らを暴露してしまうことがありうるのである。マリッセンら Marissen, Franken, Blanken, Van den Brink, and Hendriks（2005）によると，かなりの数のアヘン依存患者たちが，暴露療法が成功した後，実際に自分を薬物に関連した状況に置いて効果を試していたという。

随伴性マネージメントとコミュニティー強化法

随伴性マネージメント

オペラント法の根底にある原理は非常に単純である。すなわち，望ましい行動を強化すると同時に，望ましくない行動は消去するか罰を与える。このオペラント法にもとづいた治療法の例としてまずあげるべきものが，随伴性マネージメントであろう。それは物質使用だけでなく，服薬順守や治療セッションへの参加など，患者の行動に随伴して強化や罰が発生するように環境調整が行われる。典型例としては，望ましい行動（断酒・断薬）が起きた場合，その行動を強化することを目的に「クーポン券」が配布される。実際には，尿検査で最近薬物を使用していないことが確認された場合，あらかじめ設定しておいた治療目標に適合する範囲内で，一般の商品と交換可能なクーポン券が報酬として与えられる。患者はそれらのクーポン券をさまざまな物（たとえば貨幣やお菓子）やサービス（たとえば入院患者の場合は病院周囲の散歩やテレビの視聴許

可などであり，外来の場合，無料の住居貸与や就労プログラムへの参加，メサドンの自宅への持ち帰り許可など）と交換することができる。クーポン券の主な長所は，望ましい行動が生起した直後に手渡すことができる点である。望ましくない行動が生起した場合はクーポン券の付与が行われないため，やがて消去の原理[訳注20]にしたがってその行動は生起しなくなるであろう。多くの治療プログラムは，尿検査で薬物反応陽性と出た場合に罰も用いている。罰の例としては，雇用の中止，住居からの退去，収容施設への入所措置などがある。このようなクーポン券を用いた動機づけは，しばしば集中的な行動療法と組み合わせて実施されることがあり，それがハントとアズリン Hunt and Azrin (1973) によって開発されたコミュニティー強化法 community reinforcement approach（CRA）である。

以下に，コカイン依存患者に対する随伴性マネージメントの導入例を提示する。

あなたはカウンセリングを受ける他に，治療の前半は週３回，尿検査を受けていただきます。治療の後半には週２回の検査となります。今後３カ月間，あなたは「クーポン券」と呼ばれるものを受け取る機会があります。クーポン券はお金と同じ価値があり，最近のコカイン使用状況を調べるために実施される尿検査の結果が陰性と出るたびに受け取ることができます。うまくいけば，あなたは今後３カ月間で1,000ドル分のクーポン券を受け取ることができるのです。クーポン券は，カウンセリングのセッションで話し合って，生活スタイルを変えていくのに役立つと思われることに使うことができます。たとえば多くの患者さんたちはクーポン券をスキーのリフト代や釣りの費用，レストランでの食事券，自転車部品の購入代金，文房具代など，生活を楽しむことに使っています。つまりあなたがコカインを使わずに過ごすためなら，何に使ってもいいのです。ただしあなたは直接，現金を受け取るわけではありません。私と一緒に，そのクーポン券を何に使うか話し合ってから決めて下さい。そうすれば，ここの職員が実際に商品を買ってきて，あなたに差し上げます（Budney, Sigmon, & Higgins, 2004, p.265）。

上記の例のように，随伴性マネージメントの目標には，単に断薬を強化するだけでなく，患者を薬物と関係のない活動に参加させることによって再発を予防することも含まれている。物質乱用を対象とした随伴性プログラムで強化さ

れる行動は断酒・断薬である。多くのプログラムでは，物質の使用と両立できないような活動に一定期間参加した後でなければ患者がクーポン券を受け取れないようにしている。たとえば，ペトリーら Petry, Tedford, and Martin（2001）による随伴性マネージメント・プログラムでは，家族関係の修復，物質依存からの回復，再教育，レクリエーション，法的問題の解決や健康回復，個人の能力向上，職業訓練，転居や住宅設定などといった項目の中から，2〜4項目を選んで目標に設定することを求められる。そして参加者は，目標に結びつく特定の活動を毎週三つ達成していかなければならない。活動を一つ達成するたびに強化を受けることができる。強化は徐々に増加していくような設定になっており，毎週与えられた三つの活動をすべて達成するたびに受け取る強化は増加していく。

職業技能訓練

慢性薬物乱用者の大半は失業者であり，その失業問題は，薬物の使用が止まらず犯罪活動に手を染めることと関係していることが多い。残念ながら長い間無職だった人の多くは，就労に必要な技能をもっていないために安定的な雇用を得ることが難しい。彼らの多くは作業能力が低いため（Silverman, Chutuape, Bigelow, & Stitzer, 1996），職業技能訓練が必要であることは明らかである。しかしほとんどの慢性的な薬物乱用者は，訓練の受講に随伴して特別な強化が与えられない限り，職業技能訓練プログラムに参加しようとしないものである。そのような慢性的乱用者の雇用問題に対する集中的な介入の一環として，随伴性マネージメントの技法が用いられてきた。物質乱用患者にただ職を提供するだけの就労支援事業 quick entrance intervention とは対照的に，治療作業所 therapeutic workplace（Silverman, Svikis, Robles, Stitzer, & Bigelow, 2001）では就労能力を最適なレベルまで高め，さらに維持するために，慢性的な薬物乱用者に対して必要な職業技能を集中的に訓練する介入法が採られている。雇用を促進するだけでなく，治療作業所での介入はオペラント条件づけの原理を用いて断薬を促進することも目指している。プログラムの参加者は，貨幣のように商品やサービスと交換可能なクーポン券を受け取ることができる。このクーポン券を用いた条件づけ強化法は主として断薬を促進し，作業所への参加を維持することが目的である。

治療作業所で薬物乱用に対する治療を受けている者には，土日を除く毎日3

〜4時間の集中的な職業技能訓練プログラム（たとえばコンピューターへのデータ入力作業）が提供される。参加者は土日を除く毎朝，職員の監視下で尿検査を受けることが義務づけられる。もし尿検査結果が薬物陽性だった場合，参加者はその日作業を許されず，したがってクーポン券を受け取ることもできない。参加者はまずタイピングと数字の打ち込み作業の訓練を受け，ある程度タイピングと数字打ち込みの技術を習得できたところでデータ入力の訓練を受ける。訓練の課程を首尾良く修了することができたならば，治療の第二段階へと進むことができる。そこでは治療作業所が企業から請け負っているデータ入力業務に実際に従事することになる。クーポン券は厳密な就業規則にしたがって与えられる。治療作業所におけるクーポン券制度の運用例を以下に提示する。

* 参加者は尿検査で薬物陰性となった初日に，7ドル分の価値があるクーポン券を受け取る。
* 段階的強化スケジュールにしたがって，尿検査陰性の日が毎日続くごとに，最高1日27ドルに達するまで0.5ドルずつ受け取るクーポン券は増額されていく。
* 尿検査が陽性と出た場合，クーポン券の額は初日の7ドルにリセットされる。
* タイピングと数字入力訓練プログラムに参加中，成果に応じて追加のクーポン券を受け取ることができる。
* データ入力業務に従事するようになっても，成果に応じて追加のクーポン券を受け取る。(Silverman, Svikis, Robles, Stitzer, & Bigelow, 2001)

上に述べたような集中的介入法は，慢性的な薬物乱用者の断薬と雇用を維持するために有用であろうが，そのようなプログラムを実際に地域で実施する際には多くの問題点も存在する。その最たるものは，実施にかかる高額な経費の問題である。健康保健組合や保険会社が慢性的薬物乱用者の支援に必要な経済的負担を引き受けてくれるとは，到底考えがたいのが現状である。

地域における随伴性マネージメントの導入

随伴性マネージメントのこれまでの成果は非常に期待のもてるものではあるが，実際に臨床現場で実施しようとするとクーポン券にかかる費用負担の大きさが障碍となることが多い。ヒギンズHigginsらの研究によれば，12週の

治療期間中，患者は最大で1,200ドルの収入を得ることができるという（たとえばHiggins, Budney, Bickel, & Badger, 1994; Higgins, Wong, Badger, Ogden, & Dantona, 2000)。残念ながら，患者に与えるクーポン券の数を単純に減らしたところ，治療効果も減ってしまうという結果が出た（Dallery, Silverman, Chutuape, Bigelow, & Stitzer, 2001; Silverman, Chutuape, Bigelow, & Stitzer, 1999)。しかしペトリー Petryらは，1ドルから最大100ドルまでの価値に相当する賞品が当たる「くじ」を壺から引くチャンスを獲得するという形式の随伴性マネージメントを開発した。そして地域のクリニックで実施した研究では，期待される獲得賞品の平均金額を250ドル程度に設定した。「金魚鉢くじ」と呼ばれるこの手法は，地域で実施するのに適している。このような賞金を用いた随伴性マネージメントの方が比較的費用もかからず，かつ治療的効果も期待できる。ただし賞品の購入や尿検査の実施に関する負担も経費として考慮しなければならないので注意が必要である。クーポン券を用いる随伴性マネージメントの中でも地域で実施可能なもう一つの例が，断酒・断薬に随伴した住居提供という手法である（Jones, Wong, Tuten, & Stitzer, 2005; Milby et al., 2000; Schumacher, Usdan, Milby, Wallace, & McNamara, 2000)。住居にはさまざまな配慮やルールが存在し，患者が断薬しやすい環境を提供している。患者が尿検査で陽性と出た場合は住居からの退去を求められ，地域の収容施設（または親類・家族の家）に移送される。尿検査で違法薬物が検出されなくなったら，再び家賃無料の住居プログラムに戻ることができる。

青年期の患者に対する随伴性マネージメント

青年期の物質乱用につながる主な危険因子は小児期の行動障害の存在であり，逆に行動障害が存在する場合，物質乱用の治療予後は不良となることが多い。青年期の物質乱用には問題行動がしばしば先行するため，問題行動も治療の対象とすることで物質乱用の治療予後を改善することが期待される。ケイモンら Kamon, Budney, & Stanger（2005）は，物質乱用だけでなく問題行動も治療対象として，随伴性マネージメントにもとづく複合的な治療を試みた。まず断酒・断薬に向けた強化介入（クーポン券プログラム）を用いて治療参加への動機づけを高め，マリファナや他の薬物を使わない生活を作り出そうとした。そもそも青年たちは薬物の使用を止める動機づけが乏しいため，自ら治療を求めて来院することは稀であり，親に連れてこられるケースがほとんどである。親

は子どものために行動を起こす動機づけをもっているため，随伴性マネージメントの手法は治療目標に向かって適切な援助を行うよう，両親を強化するためにも用いられる。家族教室は親に基本的な行動原則を伝えたり，子どもの問題行動を減らして望ましい行動を増やす生活スキルについて情報提供したりする場であるが，教室への親の参加を促すためにも随伴性マネージメントの手法が用いられることがある。つまり，おのおのの治療セッションに積極的に参加した親には，賞品が当たるチャンスを与えたのである。このように親子両者に対してクーポン券プログラムを組み合わせることで，青年の側は断酒・断薬を達成・維持する動機づけが高まるし，親には効果的な養育行動を習得してもらうことで，本人の物質使用や問題行動の頻度が低下していくことが期待できるのである。

コミュニティー強化法

　普段の臨床場面では，コミュニティー強化法は随伴性マネージメントと組み合わせて行うことが多く，随伴性マネージメントが終了した後も，患者が断酒・断薬を維持し続けていく上で有用と思われる。コミュニティー強化法は，違法薬物を使用せず，薬物とは無関係のより有意義な行動の方を選択するように患者を促し，物質乱用中心の生活を変えていくことを目標としている。この方法は，ただ単にクーポン券を用いた動機づけプログラムによって，物質乱用を止め続けるよう促すだけでなく，物質の使用と両立しえないような社会活動に参加してもらうことにも力点を置いている。

　ジョーンズら Jones et al.（2005）は，施設での短期解毒プログラムを終えて出てきたヘロイン依存患者に対してコミュニティー強化法を実施した。彼らの報告によればそれはデイケア方式のプログラムで，個別カウンセリングを提供すると同時に断薬を条件とした住居や食事面での支援を行い，レクリエーション活動や定職を得るための技能訓練も提供している。プログラムの具体的な内容は，まず尿検査で違法薬物が検出されない限り，患者に回復者用の住居が提供される。そのかわりプログラム参加者は外来を受診するときには毎回，ヘロインとコカインの尿検査を受けることが義務づけられる。受診頻度は最初の3週間は毎日で，続く9週間は週4日となる。違法薬物が尿中から検出された患者はカウンセラーとの面接を1時間受けた後，それ以降のプログラム参加はできなくなる。さらに回復者用住居からの退去を命じられ，救護施設へと送られ

ることになる。

　尿検査で違法薬物が検出されない限り，参加者は以下にあげるようなさまざまなカウンセリングプログラムに参加することができる。断薬を条件とする以下の特典は，プログラムの最初の3カ月間のみ利用可能である。

＊週2～3回の個別カウンセリング
＊断薬スキルの習得を目的とする集団カウンセリング（Budney & Higgins, 1998; Carroll, 1998）
＊安定した職業に就くまでの期間，参加することができる職業カウンセリング（Azrin & Besalel, 1980）。
＊市街地にでかけて映画を観たり，スポーツジムで汗を流すなどのレクリエーション活動。
＊交流クラブ。患者たちは，薬物乱用歴のない同年代の人たちと交流することを目的とした昼食会に参加することができる。

　尿検査でヘロインやコカインが陽性と出た場合は，上記の特典だけでなく，他の参加者たちとの接触や，回復者用住居での生活もすべて禁止され，「プログラム中断」扱いとなる。

実施ガイドライン

　随伴性マネージメントのプログラムを実施する際には，実際に望ましい反応が起こっているかどうかに関する正確な情報が得られるよう，効果的な監視システムが不可欠である。患者の自己申告だけでは全く当てにならない（Budney, Sigmon, & Higgins, 2004）。

　随伴性マネージメントを行う施設の必須条件としては，オペラント条件づけに対して職員が肯定的な考えをもっていること，定期的に尿検査を実施することが可能であること，クーポン券などの経済的負担に耐えられることなどがあげられる。

　断薬に向けた動機づけを強化していくスケジュールは，断薬期間が長くなるにつれて提供される条件が良くなっていくように設定しなければならない。クーポン券の金額は，尿検査の結果が陰性になるたびに徐々に上がっていくようにする。逆に尿検査陽性と出た場合は，元の低い金額に戻す。

多剤乱用者に対しては，たとえばコカインとヘロイン両方の乱用を断つことが重要な目標ではあるものの，報酬を得る条件を初めからあまりに厳しく設定すると随伴性マネージメントの効果が減弱する可能性があり，多くの患者が治療から脱落してしまう。重度の薬物依存患者を対象とした臨床研究では一度も尿検査が陰性とならず，したがってクーポン券を受け取る機会が全くないままで終わってしまった対象患者も多くいたことを指摘しておきたい（Schottenfield et al., 2005）。

　多剤乱用者の場合，臨床的にはまず１種類の薬物を対象として随伴性マネージメントを開始し，初期の断薬が持続できた時点で徐々に他の違法薬物も断薬の対象に含めていくような強化スケジュールにしたほうが効果的と思われる。

　クーポン券を取得する条件を下げる（たとえば完全な断薬ではなく，使用量の減少を目標とするなど）ことにより，随伴性マネージメントの有効性が高まることもある（Shottenfield et al., 2005）。

　随伴性マネージメント終了後も断薬を維持継続できるような工夫が必要である。いきなりクーポン券などの報酬を中止するよりは，徐々に報酬額を減らすという形でプログラム終了にもって行くほうが断薬の維持に有効と思われる。

　コミュニティー強化法を扱った詳細な治療マニュアルも入手可能である。アルコール乱用者を対象としたコミュニティー強化法の詳細なマニュアルとしては，マイヤースとスミスMeyers and Smith（1995）[訳注21]によるものがある。随伴性マネージメントとコミュニティー強化法を統合したコカイン依存の治療マニュアルはアメリカの国立衛生研究所から出版されている（Budney & Higgins, 1998）[訳注22]。

行動的カップルセラピー

　一般的に，夫婦の一方あるいは両方がアルコールや薬物を乱用している場合，互いの結婚に対する満足度は低いといわれている。さらに物質乱用は夫婦や恋人間の暴力，性機能障害など他の問題とも関連しており，パートナー間のコミュニケーションにも影響を与えている。配偶者や恋人などとの間で患者が抱えている問題が個人認知行動療法の効果を減弱させる可能性もあるが，それに関してはこれまでのところ明確な研究成果は出ていない（Emmelkamp & Vedel,

2002)。一般に,物質使用障害における行動的カップルセラピーでは断酒・断薬を促進・維持することを目的として,患者に自己コントロール法や対処スキルを習得してもらうとともに,飲酒に関係した状況に対して配偶者が適切に対処できるよう援助して夫婦関係全般の改善を目指す。さらには夫婦が暮らしている地域での人間関係を改善することも目的としている。このように患者自身,配偶者,夫婦関係,そして地域という四つの領域のどこに力点を置き,どのような手法を用いるかはそれぞれ治療プロトコールごとに異なる。アルコール使用障害の治療で用いられる治療プロトコールのうち,よく知られているものとしては,オファレルO'Farrell(1993)が作成したハーバード大学アルコール症結婚カウンセリング(CALM)用のものと,マクレディが用いたアルコール症行動的カップル治療(ABCT)プロトコールがある(McCrady, Stout, Noel, Abrams, & Nelson, 1991)。二つのプロトコールの主な違いは,オファレルの治療が断酒治療と平行して,あるいは断酒治療後のセッションとして行われるのに対して,マクレディの治療は本人の断酒治療と関係なくカップルセラピー単独で実施可能な点にある。また,オファレルのCALM治療の一部はグループ形式で提供されるのに対し,マクレディのABCTはカップルごとに個別のセッションとして実施されるという違いもある(たとえばNoel & McCrady, 1993; O'Farrell, 1993を参照)。物質乱用に対する行動的カップルセラピーの主な構成要素は以下のとおりである。

　あるプログラムでは,カップルは**毎日断酒・断薬契約を結ぶ**ことを要求される。毎日決まった時間に,物質を乱用している側の患者は短時間,パートナーと話し合いを行い,飲酒したり薬物を使ったりする意図のないことをくり返し誓わなければならない。逆にそれ以外の時間は一切,物質乱用について互いに口にしてはならない。また毎日カップルが行う話し合いは短時間で済まさなければならず,話し合いの最後は必ず互いに肯定的な評価で終えなければならない。上記に加えて,パートナーの目の前で毎日抗酒剤(ノックビン)を飲む「ノックビン契約」もある。
　治療計画を立てる前にカップルと緊密に連携をとりながら,セラピストは物質乱用問題に関する**機能分析**を行う。その際,物質乱用の前あるいは後にいつもパートナーとケンカしていないかチェックする。
　セラピストはカップルの間にある**注意バイアス**について話題にする。これは,

普段互いに相手の嫌な行動にばかり目が行きがちなカップルに対して，相手の行動で好ましいと思う部分についても記録するよう求める方法である。宿題という形で，カップルは互いに相手が示す行動の中で嬉しいか好ましいと思えるもの（たとえば，「最近どう？」と尋ねてくれることや，朝コーヒーを入れてくれることなど）を書き出し，次のセッションでお互いの行動について確認しあうよう指示される。

パートナーとの肯定的な関係に目を向けるだけでなく，互いに優しさを示す行動や二人で一緒に楽しめる活動を増やすことで，**実際に肯定的な相互関係が強化される**ようにセラピストは促していく。物質乱用とそれに伴う夫婦関係の悪化の結果として，しばしば肯定的な相互関係は消失してしまっていることが多い。カップルで治療に参加したとはいえ，初めのうちは二人の間に恨みと不信感が横たわっており，肯定的な相互関係を再建することは決して生易しいことではない。もちろん恨みや不信感といった感情を認めあうことも重要ではあるが，断酒・断薬を維持していくためにはとにかく再乱用の可能性を減らすことが必要であり，そのためにはカップル間の肯定的な相互関係を増やしていくことが不可欠なのである。

コミュニケーショントレーニング。その主な目的は，カップル双方に上手なコミュニケーションの方法を教えることにある。互いにもっと気持ちが通じ合えるような話し方ができるように，カップルにトレーニングを受けてもらう。具体的にはモデリングやフィードバック，シェイピング，ロール・プレイなどがコミュニケーショントレーニングにおいて実際に用いられる個々の技法である。マニュアルに沿った形で，以下のようなスキルを練習していくことになる。

* 積極的に相手の話を聞く
* 共感を相手に伝える
* 自分の感情を相手に伝える
* 自分の意見をはっきりと表現する（アサーション）

上記のようなスキルを使いこなせるようになったら，実際にセッションの場で，あるいは宿題として自宅で**夫婦関係に関する個々の問題**を話し合う際に応用することができる。

問題解決トレーニングも，物質乱用の問題を抱えたカップルにとって重要な

コミュニケーショントレーニングのひとつである。

再発予防プラン。互いに再乱用の可能性について話し合い，万が一また使用してしまったとしても，その後ずるずると連続使用のパターンに陥らないために実行可能な予防プランをあらかじめ立てておく。

カップルセラピーを実施する際のガイドライン

パートナーが患者の治療に積極的に関わろうとしない場合や，パートナー自身が物質乱用者である場合，標準的な行動的カップルセラピーは行うべきではない。

実際に行動療法を始める前に，患者とパートナーに対して行動的カップルセラピーの概要について説明しておき，二人の治療に対する動機づけを評価する（そして可能なら動機づけを強化する）ための予備セッションを何回か行っておくことが望ましい。

カップルを対象とした他の治療では通常行わないが，物質乱用者の場合はしばしば患者とパートナーを別々に面接しなければならないことがある。パートナーの前では，患者は正確に物質乱用の状況を語らないことがあるし，逆に患者の前ではパートナーは暴力被害について語れないことが多いからである。

治療を受けることに患者自身が迷っている場合，治療の初期段階からパートナーが同席していると，パートナーの要求に患者を一方的に従わせる方向に心理的なプレッシャーがかかりやすい。そのため治療を受けることの利点と欠点について患者が自由に検討することができなくなってしまう恐れもある。

時にはパートナーが治療セッション中に，恨みや不信感を抑えきれなくなってしまうことがある。そのような状態が続き，問題解決に向けた前向きな態度をとることにパートナーが困難を感じている場合，行動的カップルセラピーだけを続けていっても効果に乏しいことが多い。むしろ患者とパートナーそれぞれを対象とした個人認知行動療法へと治療の枠組みを変えていくべきである。

12ステップ

物質乱用の治療と回復には多面的なアプローチが必要である。患者は物質依存の専門家による治療を受けるだけでなく，アルコホーリクス・アノニマス（AA）やナルコティクス・アノニマス（NA）などの自助グループにも参加す

る場合が多い。

　アルコホーリクス・アノニマスはアメリカで1935年に設立され，1940年代半ば頃より世界中に広がり始めた。AAは依存症の本質に関するいくつかの教義にもとづいている。中でも最も中心的な考え方を**表2.2**に示す。

　AAの基本的な哲学は**表2.3**にあげた12ステップにまとめられている。アルコホーリクス・アノニマスによれば（Alcoholics Anonymous World Services, 1986），12ステップとは「本質的に霊的な性質を持った原理を集めたものであり，アルコールに苦しむ者が生きていく上でそれを実践したならば，強迫的な飲酒欲求を追い払い，迷うことなく幸せへの道を歩むことができるものなのである」（原著p.15）。

　ナルコティクス・アノニマス（NA）やコカイン・アノニマス（CA）は，多くの国々で違法薬物の乱用からの回復を援助している中心的な自助グループである。それらの自助グループは，当初AAで行われていたプログラムや組織の伝統をモデルとする国際的な団体である（Kelly, 2003）。NAやCAの枠組みにもとづくさまざまな自助グループは，12ステッププログラムや定期的なグループミーティングなど，物質乱用からの回復を目指す人々にさまざまな援助を提供している。

　アメリカの臨床家には熱狂的な12ステップの信奉者が多い（Forman, Bovasso, & Woody, 2001）。1988年の調査では，アメリカ国内の入院施設で実施されているアルコール治療プログラムの95%がAAやNAを回復プログラムの中に組み込んでいるという（Brown, Peterson, & Cunningham, 1988）。また一般の総合病院でも，物質乱用または依存の診断を満たす患者の約3割はAAやNAミーティングに参加している（Johnson, Phelps, & McCuen, 1990）。アメリカではマネージドケアが導入された結果，臨床家が患者に関わる時間が制限されるようになった。そのため，アメリカで物質乱用者の援助に関わる者たちは，治療効果を上げ，維持することができる安価な手段として，ますます自助グループへの参加を患者に勧めるようになってきている。アメリカ以外の国々では，物質乱用に関わる臨床家たちの自助グループへの熱意はさほど強くないようである（Day, Lopez Gaston, Furlong, Murali, & Copello, 2005; Luty, 2004）。アメリカ国内のAA/NAグループ数は，それ以外の世界中の国のグループを合計した数の約2倍に達するという（Alcoholics Anonymous UK, 2005）。

　多くの患者たちが12ステップミーティングに参加しており，12ステップの

表2.2　アルコール症に関するAAの考え方

- アルコール症は身体的，精神的，そして霊的な病である．
- この病は進行性で，生物学的あるいは遺伝的な背景をもっている．
- 心理的な問題は飲酒の結果として生じるものであって，飲酒の原因ではない．
- アルコール症者は自己中心的である．
- アルコール症の根本的な原因は，霊性の喪失にある．

表2.3　12のステップ

ステップ1	私たちはアルコールに対して無力であり，思いどおりに生きていけなくなっていたことを認めた．
ステップ2	自分を超えた大きな力が，私たちを健康な心に戻してくれると信じるようになった．
ステップ3	私たちの意志と生き方を，自分なりに理解した神の配慮にゆだねる決心をした．
ステップ4	恐れずに，徹底して，自分自身の棚卸しを行い，それを表に作った．
ステップ5	神に対し，自分に対し，そしてもう一人の人に対して，自分の過ちの本質をありのままに認めた．
ステップ6	こうした性格上の欠点全部を，神に取り除いてもらう準備がすべて整った．
ステップ7	私たちの短所を取り除いて下さいと，謙虚に神に求めた．
ステップ8	私たちが傷つけたすべての人の表を作り，その人たち全員に進んで埋め合わせをしようとする気持ちになった．
ステップ9	その人たちや他の人を傷つけない限り，機会あるたびに，その人たちに直接埋め合わせをした．
ステップ10	自分自身の棚卸しを続け，間違ったときは直ちにそれを認めた．
ステップ11	祈りと黙想を通じて，自分なりに理解した神との意識的な触れ合いを深め，神の意志を知ることと，それを実践する力だけを求めた．
ステップ12	これらのステップを経た結果，私たちは霊的に目覚め，このメッセージをアルコホーリクに伝え，そして私たちのすべてのことにこの原理を実行しようと努力した．

「12ステップ」はアルコホーリックス・アノニマス　ワールドサービス社（AAWS）の許可のもとに再録．「12ステップ」を再録する許可を得たことは，本書の内容についてAAWSが確認し，承認したことを意味するわけではなく，また必ずしもAAWSが本書において表明されている見解に同意しているわけでもない．AAはアルコールからの回復にのみ関わるプログラムである．アルコール以外の嗜癖問題に対して，AAに範を取ってプログラムや活動に12ステップを用いている場合，あるいはその他直接AAと関係のない文脈において12ステップを利用している場合でも，基本的に12ステップが意味しているところは同じである．

効果に関する研究成果もいくつか報告されていることから（第3章で詳述する），精神保健の専門家たちはAAの12ステップについて十分理解しておく必要がある。

　まず指摘しておかねばならない点は，AAのような自助グループはいわゆる「治療」を提供するところではない，ということである。AAは患者の検査を行ったり，治療計画を立てたり，ケースワークをしたり，薬物療法や心理療法を提供するわけではない（Wallace, 2004）。むしろ社会運動や親睦団体に近いといってよい。AAの哲学はキリスト教の福音主義[訳注23]に源流があるが，AAのメンバーになるためにキリスト教の信者でなければならないわけではない。たしかに多くのミーティングでは初めと終わりに祈りの言葉があるが，そもそも祈りはアメリカ以外の国々ではさほど普及していないようである。宗教活動にさほど熱心でない人や，全く無宗教の人にとっても12ステップは有効である（Winzelberg & Humphreys, 1999）。AAのステップ2と3によれば，アルコール症者は自分たちよりも偉大なる力を信じなければならないという。最近の傾向は，万能なる神や他の超自然的な存在について語るよりも，むしろ広い意味でのスピリチュアリティ[訳注24]（あるいは「ハイヤー・パワー」）の体験に力点が置かれるようになってきている。多くの物質乱用者たちは人生の目的を喪失し，心の中に空虚感を抱えて生きる意味を見失い，疎外感と絶望のただ中にいる。だからスピリチュアリティの体験が人生に再び意味を与えてくれる，とAAは教える。スピリチュアリティは非常に個人的な体験であるため，宗教を信じない人はハイヤー・パワーをAA活動それ自体や，セラピスト，あるいは自助グループなどに置き換えて考えてもよい（Sheehan & Owen, 1999; Wallace, 2004）。

　AAやNAの参加者は，断酒・断薬の原則やスピリチュアリティの重要性を受け入れ，断酒・断薬を目指した社会活動，ミーティングへの定期的な参加など，自助グループの哲学に賛同することが求められる。12ステップの各ステップは順番を勝手に変えたり，途中から始めたりできるような独立したものなのではなく，むしろステップ1から順番に進めていくべき連続的なプログラムである。初めはステップ1から順に進めていくが，そのうちに回復とはさまざまなステップを絶えずくり返していく過程であることに本人が気づくようになる。AAとは生涯にわたって続けていく回復プログラムなのである。スポンサーシップも12ステップにもとづく自助グループの重要な構成要素である。それ

は先輩メンバーが新入りのメンバーに対して助言者や教師の役割を果たすことであり，マンツーマンで断酒を続けるように導き，励ましていく。スポンサーは，メンバーが回復プログラムを一歩一歩進んでいく際に中心的な役割を果たしている。AAのスポンサーは新入りに対して，かつて一緒に物質乱用をしていた仲間たちや，物質乱用と関連した状況を避けるよう助言する。新入りにとって，スポンサーは毎日直接会ったり，電話で連絡を取り合ったりできる存在である。やがて時がたてば，かつての新入りがスポンサーになったり，ミーティングの司会者になったりする形で，AAでの活動を増やしていくことになる。

　ごく最近になって，物質乱用から回復するための目標として断酒・断薬を提唱するものの，AAのように神や超自然的存在に頼って依存症を治そうとはしない別の形の組織が現われてきている（たとえばSave Our Selves[訳注25]）。物質乱用者が利用可能な自助グループに関して概観したい読者は，ノウィンスキーNowinskyによる総説（1999）を参照されたい。

ミネソタ・モデル

　物質乱用を疾病過程とみなす考え方（疾病モデル）によれば，物質乱用の原因は意志の欠如や性格の偏り，あるいは非適応的な行動を学習してしまった結果でもない。むしろ物質乱用は，最終的に患者の生活全体を蝕んでいく進行性の慢性疾患であると考える。ミネソタ・モデルは，アルコホーリクス・アノニマスの哲学を数多く取り入れながら作り出されたものであり，物質乱用に対する現実的な治療目標は完全なる断酒しかない，と強調する。当初は入所施設向けに開発された治療モデルであるが，最近では幅広く外来治療にも応用されている。その治療プログラムは，患者に関連文献の読書を勧めて疾病教育を行うとともに，個別およびグループでのセッションの場で体系的にAAの12ステップを取り上げて患者の変化を促し，再発危険因子に対する対処法を教えていくものである。

　治療初期では，患者が物質乱用という進行性の慢性疾患を抱えていて，それは意志によってコントロールすることのできない疾患であることを認識し，唯一の選択肢としてアルコールと薬物を完全に断つしかないことを受容することに力点が置かれる。先のステップに進むためには，まず物質に依存している者自身が自らの無力を認めなければならない。セラピストは最初の段階として，まず患者が悪循環に至る自身の行動パターンや，自身の否認や合理化，縮小視[訳注26]

などに気づくよう積極的に働きかける。患者はそれらの防衛機制が自分の人生において果たしてきた役割について気づかなければならない。そのような働きかけを通して，セラピストは現状を変えることへの患者の動機づけを強化し，効果的かつ持続的な行動変容を実現するためには他者の援助が必要であることを患者が認めるように促していく。

治療後期に入ると，スピリチュアリティの概念が導入される。患者は自分の意志の力を超えた大いなる力を信じなければならない。ミネソタ・モデルで扱われるもう一つの側面は，患者がこれまで生活上のストレスや怒り，不安などの諸問題に対処してきた方法が不十分であったことに気づくよう働きかけていくことである。ストレス源となる生活状況に対処して，行動変容を実現できるように，プログラムには認知行動療法のセッションも組み込まれている。ミネソタ・モデルでは，プログラムを修了後，12ステップにもとづく自助グループに参加するよう患者に強く勧めていく。自助グループに参加することで，患者はプログラムから離れた後も，（かつて同じく物質乱用者だった）仲間たちからの支援を受けながら断酒・断薬を継続していくことができるのである。

治療のプロセス

AAやNAといった12ステップにもとづく自助グループは，認知行動療法で扱うような対処スキルと似たような内容を扱うこともある。つまり，認知行動療法と12ステップは互いに異なった言語で語り，異なった哲学にもとづいているとはいえ，結局はどちらの方法も行動と認知面で患者に変化を生じさせる方向に作用することには変わりがないのである。12ステップでは，たとえば飲酒あるいは薬物の摂取欲求が生じた際には，飲酒と関連した場所や人物を避けるなどといった物質使用とは相容れないような対処行動を積極的にとることを勧めている（McCrady, 1994）。ミネソタ・モデルでも，行動面での変化が特に強調される。ストレスや辛い感情をより適応的に処理するためのリラクゼーション訓練や問題解決法，アサーティブトレーニング（自己主張訓練）やSST（ソーシャルスキルトレーニング）などといった行動面でのテクニックもミネソタ・モデルにもとづく治療プログラムでしばしば用いられている（Sheehan & Owen, 1999）。

AAやNAミーティングは，非適応的な認知を変えていくのに適しているといわれている（たとえば，Bean-Bayog, 1993; DiClemente, 1993; Khantzian &

Mack, 1994を参照)。特に，飲酒コントロールを喪失していることや，何らかの痛みを軽減するために飲み続けるということ，そしてその痛みの問題を自分一人で解決することはできないことを否認している物質乱用患者に対して有効であるという。12ステップにもとづくグループでは，物質乱用者たちは自己中心的な考え方について振り返ってみるように促される。まず，非適応的な考え方をしてきたという他のグループメンバーたちの体験談に耳を傾けているうちに，やがて患者は自分も同じようにまともな考え方をしてこなかったこと（「ろくでもない考え」"Stinking Thinking"），自分にも基本的にものの考え方の問題があり，それが自分の物質乱用の根底にあるのかもしれないことに気づき始める。そして飲酒欲求が生じたときには，すぐに酒に手を出して欲求を解消しようとするのではなく，飲んでしまった後にどんなひどいことが待ち受けているか考えてみるようにグループの中で促される。「手放して，ハイヤーパワーにまかせよう」，「生きろ。そして他人を生かせ」，「気楽にやろう」，「勝つためには，一度負けなければならない」，「断酒は今日一日から」，「難しく考えるな」など，AAでよく口にされるスローガンは，実はマイケンバウム[訳注27]（1977）が認知的再構成について語っているところの言葉とほとんど同じといってよい。同様に，平安の祈り（「神様，私にお与え下さい。自分に変えられないものを受け入れる落着きを，変えられるものは変えてゆく勇気を，そして二つのものを見わける賢さを」）も，スピリチュアルな言葉を用いた認知的再構成の表現と考えることもできるのである。ミネソタ・モデルでは，このようなスローガンを患者に教えることで，情動を調節し，行動面での適切な対処行動に気づくように促していく（Sheehan & Owen, 1999）。しかし認知行動療法のセラピストが行う認知的再構築と，自助グループで実践されるそれとを比べて，重要な違いがあることも指摘しておかねばならない。認知行動療法のセラピストは患者が自分のペースで物質乱用に関連した誤った信念に気づいていき，誤った信念をより生産的なものへと置き換えていくように援助するが，12ステップの場合は，むしろ否認と誤った信念体系を直面化で打ち破っていくことが主たる方法論といえるのである。

臨床ガイドライン

依存臨床の現場では，包括的な治療プログラムに12ステップにもとづく自助グループを組み込んでいることが多い。しかし自助グループに参加するよう，

患者にただ勧めるだけでは，なかなか実際の参加につながらないことも事実である。プロジェクト・マッチ（MATCH：「クライエントの多様性に合わせたアルコール症治療」Matching Alcoholism Treatments to Client Heterogeneity）研究の一環として，12ステップにもとづく自助グループに患者をつなげるための臨床ガイドラインが開発されている（Nowinsky, 2004; Nowinsky, Baker, & Carroll, 1992）。

* **目標の提示**：患者を12ステップにもとづくミーティングにつなげようとする専門家は，自分自身ある程度，依存症を疾患モデルで理解する仕方に親しんでおかなければ，説得力に欠くことになる。つまりAAの考え方と同じように，物質乱用には治癒はなく，断酒・断薬によってその進行を止めるしかない疾患なのである，と患者に説明しなければならない。
* **自助グループについて十分な知識をもつ**：セラピストは地域の自助グループをよく知っていることが望ましい。12ステップを含むさまざまなAAの考え方が実際にどのように用いられているかなど，個々のグループによって重要な点が異なることもあるからである。それぞれのグループの特徴について，ある程度知識をもっておくことは，患者の信念や「好み」にマッチする特定のグループへの参加を勧める上で役立つであろう。
* **参考図書を勧める**：12ステップに関する出版物を読むよう勧めることが望ましい（たとえば「アルコホーリクス・アノニマス」や「ビッグ・ブック」など）[訳注28]。
* **グループ参加を勧める**：セラピストは患者が通いやすい場所で開かれているミーティングへの参加を勧めて，同時に最新のミーティング会場一覧表を提供すべきである。その際，ミーティングの出席回数についても具体的な目標を設定しておくとよい。初めのうちは毎日出席することが望ましい。
* **抵抗を克服して参加へとつなげる**：患者が自助グループに対して抵抗を示す原因の一つは，AAやNAミーティングの参加者たちに対する固定観念（たとえば，彼らは宗教に凝り固まったような連中だ，など）に由来する。そのような場合は，まずAAのメンバーでなくても参加できるオープン・ミーティングに顔を出して，AAのメンバーたちの考え方や態度を確認してみることを勧めてみるとよい。動機づけ面接とは対照的に，ミネソタ・モデルでは，患者の自助グループに対する抵抗に対して断固とした姿勢で臨むことが求められる。たとえばセラピストはこのように患者に語りかける。「ミーティングにあなたが参加したがらないのは否認だと思います。あなたの心の一部は，自

分はアルコール依存症で，完全に断酒しなければならないという限界を受け入れたくないと言っているのでしょう。その部分が，あなたにAAミーティングにいきたくない，と言わせているのです」(Nowinsky et al., 1999, p.42)。

* **積極的な促し**：セラピストは，患者が自助グループへの参加をためらう他の心理的背景にも注意を払わなければならない。「自分は人前で話すのなんか苦手だから」，と思っている患者に対しては，積極的にロール・プレイなどを通して自助グループで求められる適切な行動（たとえば自己開示や大勢の前で話すことなど）の練習をさせることで，自助グループのミーティングに参加してもやっていけるかもしれない，という自信を患者に与えていく必要がある。
* **出席状況を確認する**：セラピストは受診時に毎回，患者がどこか自助グループに出席したか否か，もし出席したなら，感想はどうだったか，など確認すべきである。
* **模範となる人を見つけるよう促す**：セラピストは，自助グループに患者が参加した際，誰か患者自身が感情移入できるような，自分の回復のモデルとなるような人がいなかったかどうか，確認するべきである。
* **個人としての限界を受け入れる**：セラピストは，患者がこれまで自分一人で物質乱用を止めようとしても失敗に終わってきたことを認め，自らのアルコールや薬物の使用に関する無力感を受容できるよう援助しなければならない。
* **積極的な関与を促す**：セラピストは，患者が自助グループでスポンサーを見つけ，12ステップにしたがって回復の道を歩むよう促していくべきである。
* **出席したことを評価する**：もしセラピストが，患者が自助グループに参加した事実を無視し続けたならば，自助グループへの出席率は徐々に低下していき，やがて全く出席しなくなってしまう可能性が高い。
* **しらふで過ごした日々を評価する**：同様に，どのような試みであれ，患者がしらふでいようと努力している姿勢を評価することは重要である。たとえば，「あなたが悲しい気持ちになって，飲酒欲求にかられたとき，AAの緊急連絡先に電話できたことは素晴らしかったですね。電話相談を受けたことで，飲まずにすんだ，と聞いて私も嬉しいですよ」などと積極的にほめることが望ましい。
* **つきあう友達を変えるよう援助する**：セラピストは，患者が酒を飲まない友人とつきあうことを勧め，友人関係を変えていくことを援助すべきである。
* **患者にとって重要な他者をセッションに呼ぶ**：もし患者が家族と同居してい

るならば，セラピストあるいは患者自身が配偶者や親など，患者にとって重要な他者をセッションに何回か呼び，回復プログラムや12ステップの基本的な考え方について理解してもらえるように努めるべきである。

＊**治療の終結**：治療の結果として得られた成果を総括し，もし治療がうまくいったのであれば，治療を一旦終結するかわりに，生涯にわたって12ステップには関わっていくよう促すことが望ましい。

薬物療法

解毒

多くのアルコール・薬物依存患者は，初期治療として解毒detoxificationを受け，依存物質から離脱していく。アルコールの解毒にはおよそ1週間かかるが，オピオイドに依存している患者の場合は，通常それより長くかかることが多い。医学的なケアを受けながら乱用物質から離脱する方法としては，入院あるいは外来の2種類がある。外来の場合は頻回の受診による観察が必要である。たいていは顕著な離脱症状を呈するため，解毒の過程は困難を伴うことが多い。アルコール患者の場合，さまざまな離脱症状や離脱けいれん，せん妄などの予防のため，しばしば薬物療法（たとえば，アルコール離脱症状に対して抑制効果のあるベンゾジアゼピンなど）が併用される。中枢神経刺激薬の離脱の場合は，薬物療法を要さないことが多い。

オピオイドの依存患者を解毒する場合，オピオイドの摂取をやめさせた上で，離脱症状は可能な限り入院環境下で医学的管理を行うことが望ましい。ただし残念ながら解毒を受けただけでは，乱用の再発を防ぐ効果はほとんどないに等しい。アヘン患者の解毒後再発率はかなり高く，入院によるオピオイドの解毒治療後1カ月での再乱用率は75％程度と報告されている（Broers, Giner, Dumont, & Mino, 2000; Chutuape, Jasinski, Fingerhood, & Stitzer, 2001）。再発は決して驚くべきことではない。長年にわたる薬物の使用によって生み出された異常な脳細胞同士のネットワークが，体から一時的に薬物が出て行ったからといって，自動的に正常に戻るとは到底期待できないからである。最近では，オピオイド依存患者の解毒は，できるだけまずヘロインをメサドンに置換することから始め，その後，置換したメサドンをゆっくりと減量・中止していく方法をとることが多い。

メサドンによる維持療法は，オピオイドの依存に対する万能薬というわけではないが，少なくとも患者の生活リズムを正常化し，慢性的な薬物乱用によって生じているさまざまな問題（たとえば借金や住居の問題，失業や犯罪がらみの問題など）を解決するのに一助となる。また，維持療法によって患者の精神状態が安定してくれば，次の治療段階として精神療法を追加することも可能となる。

アルコール使用に対する抗酒剤：ジスルフィラム

　ジスルフィラム（アンタビュース）[訳注29]は，断酒を希望するアルコール依存患者に対してしばしば用いられ，アルコールの体内での化学的分解を止める効果がある。ジスルフィラムはアルコール脱水素酵素の働きを止める作用があるため，もし少しでも飲酒すれば，アセトアルデヒドが体内で増加し，顔が真っ赤になるだけでなく，呼吸が荒くなったり，激しく発汗したり，嘔吐や頭痛，めまい，動悸（頻脈）などのひどく不快な症状を生じさせる。ジスルフィラム療法の目標は，アルコールによる神経化学的な効果を変えることではなく，むしろアルコール摂取自体に対して嫌悪感をもたせようとすることである。ジスルフィラムはアルコール摂取後にのみ嘔気が生じるのであり，他の薬物摂取に対しては全く効果がないため，多剤乱用者に同様の治療効果を期待することはできない。

　ジスルフィラムを服用中の（すべてではないが）ほとんどの患者は，上述したような不快な症状を避けるためにアルコールを飲まなくなる。ただ実際の臨床では，ジスルフィラムの使用による断酒効果はまちまちである。というのも，強い飲酒欲求を経験すると，多くの患者は抗酒剤を飲まなくなるからである。抗酒剤に頼らなくても断酒できる，という理由で飲まなくなる者もいる。抗酒剤の処方は（たとえば配偶者によって）服用を毎日確認できるような患者に対して処方することが望ましい。ただしアルコール依存患者で高率に合併することが多い肝障害が存在すると，残念ながらジスルフィラムの肝毒性も増強される。ジスルフィラムによる治療は，患者の身体状況によってはリスクも高いため，頻回の観察が必要である。以上のような理由から，医師による定期的な診察を受けることができない場合は，通所施設などで長期にわたってジスルフィラムを使用することは望ましくない（Mann, 2004）。ジスルフィラムは，渇望抑制剤[訳注30]を併用することもできる。ジスルフィラムは毎日定期的に飲む以外

にも，以下の例のように，飲酒リスクの高い状況で頓用として服用することも可能である。

　フレッドは自力でアルコールの量を減らそうと何度も試みては失敗し，われわれのクリニックに来院した。治療の初期段階では，まず治療目標が設定され，患者には毎日，飲酒欲求の有無を記録してもらった。さらに飲酒欲求が高まったときの対処スキルについても何度も練習を行った。その後，欲求を引き起こしそうな状況に出会っても，彼はしらふでいられるようになっていった。しかし日曜日にサッカーの試合を観戦するときには，飲酒してしまう危険が非常に高いと考えられた。試合をそもそも観に行かないというのも一つの選択肢であったが，フレッドは大好きなサッカー観戦を諦めたくなかった。何度か他の治療法（ロール・プレイ，つまり友人から酒を勧められたときに拒否する練習）を試みたが失敗に終わったため，フレッドとセラピストは互いに話し合った結果，毎週日曜の朝，ジスルフィラムを飲んでから，サッカー観戦にでかけることにした。

アルコール使用に対する渇望抑制剤

　ジスルフィラムのように，患者が飲酒した際にさまざまな苦しい症状を生み出すことで，抗酒作用を発揮するのではなく，渇望抑制剤は飲酒欲求そのものを減らす効果がある。ナルトレキソン（商品名レビア）は内因性オピオイドの拮抗薬であり，アルコールによる脳内オピオイド系の刺激を阻害することで，飲酒欲求を減少させる。もともとナルトレキソンはオピエートの依存症に対する治療薬として開発されたが，（飲酒に伴う報酬効果を減少させることで）アルコールの使用欲求を減らす効果もあることが明らかとなり，アメリカ食品医薬品局（FDA）によってアルコール症も適応症に追加されることとなった。1回の内服で2日間効果が持続するため，毎日服用する必要はないが，それでも定期的に患者が内服するかどうか（アドヒアランス）が課題である。ナルトレキソンのデポ剤[訳注31]も研究が進められており，臨床で使用できるようになるのは2007年頃といわれている（Kranzler, Wesson, & Billot, 2004）。

　もう一つの渇望抑制剤はアカンプロセート（商品名キャンプラル）である。ヨーロッパではすでに幅広く使用されていたが[訳注32]，アメリカでも2004年になってようやくFDAの承認を得た。アカンプロセートは，アルコール離脱期

に依存患者が体験する不快な飲酒欲求の発生を阻害することで，断酒維持効果があると考えられている。

ナルトレキソンもアカンプロセートも副作用はさほど目立たない。ナルトレキソンの服用者の約10％に嘔気がみられ，アカンプロセートで最も多い副作用の報告例は下痢である（Mann, 2004）。どちらの薬もアルコール依存患者のリハビリ効果を改善する効果をもっているが，飲酒に至る病理に対しては異なった作用機序をもっているようである。ナルトレキソンもアカンプロセートも，心理療法と平行して用いられると特に効果的である。

オピエート作用薬による維持療法

オピエート（アヘン系麻薬）依存患者の治療に携わっている臨床家たちの間では，患者の病態は他の慢性疾患と同様であり，継続的なケアと治療状況の把握が最も有効であるという見方が近年広がりつつある。オピエート依存患者に対して同じアヘン系の薬剤による維持療法を実施することに対するかつての抵抗感は，もはや見る影もない。ヘロイン依存患者がこうむる実害のほとんどは不潔な注射針の使用や過量摂取，薬物の入手に関連した犯罪行為から生じている。慢性オピエート依存患者の治療において今日，強調されている点は，使用の絶対量と頻度を減らし，たとえ再び乱用状態に陥ってもその期間をできるだけ短くすることにより，過量摂取による死亡やHIV感染のリスクを予防することである（Leshner, 1998）。そのような援助を提供することで，ヘロイン依存患者たちは再び正しい生活リズムを取り戻し，仕事に戻り，犯罪行為に手を染めずに済むようになる。

オピオイド依存患者の治療には数多くの選択肢があるが，それはオピオイドに対してメサドンやレボ・アルファ・アセチルメサドール，ブプレノルフィンなどといった有効な置換療法が多数開発されているからである。依存している物質と同じ系統の薬が患者に処方されることにより，まず離脱症状が抑えられる。その後，処方された薬が徐々に減量されていく。このような置換療法によって，ヘロイン依存患者は継続的にヘロインの使用を減らせることがすでに証明されている。維持療法が支持されている理由は，オピオイド（ほとんどの場合ヘロイン）を処方薬（たとえばメサドン）で置換することにより，患者がヘロインの使用をよりコントロールできるようになるからである。ヘロインの使用欲求が低下すれば，患者は薬物の入手や使用のために一日中奔走せずにすみ，

自分の生活を取り戻せるようになる。

　オピエート作用薬による治療は1960年代半ば頃から行われているが，以前は維持療法として毎日の服用を要するメサドンしか選択肢がない状況であった。メサドンは合成オピエートの一種で，1回の内服により離脱症状の予防効果が24時間持続する。メサドンを内服中にヘロインを使用し続けても，特有の多幸感（「ラッシュ」）は生じない。患者はヘロインの代わりにメサドンに対して身体依存を形成することになるが，離脱症状はヘロインほど強くない。メサドン維持療法はオピオイド依存の治療の中で最も普及しているものであるが，その効果にはばらつきが大きい。もう一つの欠点は，毎日服用しなければならない点である。効果にばらつきが大きい点と，毎日服用しなければならない不便さを克服しようとして，新たな維持療法が開発されてきた。

　オピオイド依存の治療を改善する一つの方法が，レボ・アルファ・アセチルメサドール（酢酸レボメタジル：LAAM）という長時間作用型オピエート作用薬を用いた維持療法であった。メサドンと同様に，維持療法で用いられるLAAMは離脱症状を抑制し，違法オピエートの中毒症状を阻害する効果をもっている。メサドンと比較してLAAMが臨床的に優れている点は，その薬効が安定的に持続する時間の長さである。LAAMの服用回数は1日1回ではなく，1週間に3回でよい。期待できる治療成果を上げていたにもかかわらず，LAAMが広く普及しなかった原因の一つは，副作用として不整脈を引き起こす可能性が指摘されたからである。そのため，近年，製薬会社はLAAMの市販を中止した[訳注33]。

　2002年からは，第Ⅲ種指定麻薬（スケジュールⅢ）に分類されるオピエート部分作用薬ブプレノルフィン[訳注34]がアメリカで処方可能となった。法的には，その使用についてトレーニングを受けた医師なら，麻薬治療施設だけでなく外来でも処方可能な薬剤である。メサドンと比較してブプレノルフィンの優れている点は，鎮静効果が弱く，過量摂取の危険性が低いことである（Schottenfeld et al., 2005）。経口で週3回だけ内服すればよい。服用回数が少なくて済むために，患者は薬を受け取るだけのために連日施設に足を運ぶ必要がなく，治療脱落率の低下が期待しうる。さらにはメサドンのように薬を自宅に持ち帰って飲む必要がないため，薬の横流しの危険性もない（たとえばBickel and Amass, Crean, & Badger, 1999を参照）。

　維持療法は半永久的に継続可能ではあるが，多くのオピオイド依存患者たち

は徐々に維持療法からも離脱し，オピエートを全く摂取しない生活へと移行している。維持療法は大部分のオピオイド依存患者たちに対して効果があることが示されている一方で，批判がないわけではない。ある人は，維持療法は実際には治療ではなく，単に一つの薬物から別の薬物へと依存物質を置き換えているだけだ，と論じ，また依然として「薬物問題を薬物で解決することはできない」という格言を信奉している人たちもいる。さらには，常用量での維持療法は「ラッシュ」を生み出さないため，患者によっては維持療法に他の薬物（たとえばコカイン）を併用して何とか多幸感を得ようとする可能性があると指摘する人もいる。

オピエート拮抗薬

ナルトレキソン（上述したアルコール依存の節を参照）は，オピオイド依存患者に対して用いられることはあまり多くないものの，オピオイドの薬効を阻害する薬剤の一つであり，通常得られるはずの多幸感を不可能にする作用をもっている。したがって，もしナルトレキソンを内服中のかつてのヘロイン依存患者がヘロインを摂取したとしても，患者が望む効果はほとんど生じない。ナルトレキソンと薬理学的な関連が深い薬剤がナロキソンである。どちらの薬剤も，オピオイドの依存患者が解毒後に再乱用に陥るのを予防する上で，多少の効果は期待しうる。ただしナルトレキソンによる治療は離脱症状が強く出るために，オピオイドの患者の間ではあまり人気がなく，たいていは治療開始1カ月で多くの患者が脱落してしまう。処方する際[訳注35]には注意を要する薬剤である。

コカイン依存

いくつかの無作為化比較臨床試験において，ジスルフィラムが間接的なドーパミン作用薬として働くことにより，プラセボ（偽薬）やナルトレキソンよりもコカインの使用を減らす効果が高いことが示されている。ジスルフィラム以外にも，他の適応症で市販されている薬剤の中にはコカイン乱用に対しても有効性を期待しうるものがある。それらはグルタミン酸受容体の作用薬であるモダナフィルや，ティアガビン，トピラメート，ギャバペンチン，バクロフェンなどのガンマ・アミノ酪酸（GABA）増強剤などである（たとえばBisaga et al., 2006）。コカイン依存に対する新しい治療法として期待されているのは，コ

カインが血流から脳内へと移行するのを防ぐワクチンの開発である。現在，その有効性に関するプラセボ対照試験が実施されている（Koster, 2005）。

結語

　筆者らは，本書において取り上げられているどの心理療法も，再乱用の可能性をさらに減らすために薬物療法を併用して差し支えないと考えている。一部の臨床家たち，特に心理療法家たちの中には，心理療法に薬物療法を併用することに根強い抵抗感をもつ者もいる。彼らは，ある薬物を他の薬物に置き換えても患者にとって助けにならない，と感じているからである。引き続き本書の第３章において詳述するが，物質乱用に対する近年の薬物療法の研究成果をみてみれば，心理療法家たちの薬物療法に対する抵抗感や反対意見には根拠がないことがわかるであろう。偏見にとらわれているセラピストは無意識のうちに，医師から治療薬を処方されている患者に対して，事実上処方通りに薬を飲まないよう促してしまうことさえありうる。むしろセラピストは治療薬の利点と欠点に関する情報を客観的に患者に提示し，処方された薬を指示どおり服用するよう患者の意識を高め，内服を促していく方向に専門性を発揮すべきであろう。

　一方で，薬物療法はそれだけでは再乱用を予防する効果に乏しいことも指摘しておかねばならない。（解毒治療を除いて）薬物療法はあくまで心理療法的介入を補助する役割しかないことは一般に広く知られており，心理療法だけでは物質乱用を改善する効果に乏しいことが明らかになった際に併用されることが多い。何ら心理療法的な介入を伴わない薬物療法単独での治療はほとんど再乱用の予防効果はない。また，覚せい剤や大麻，幻覚剤など，違法薬物の大半に対しては有効な薬物療法がないのが現状である。したがって，それらの違法薬物に対しては，結局のところ，さまざまなタイプの認知行動療法など，何らかの心理療法が必要とされているのである。

訳注

　訳注20）オペラント条件づけの用語。ある行動に対して何ら反応が起こらない場合，その行動は生起しなくなることを指す。
　訳注21）邦訳はない。
　訳注22）下記のアドレスで全文にアクセス可能である http://www.drugabuse.gov/

TXManuals/cra/CRA1.html。邦訳はない。

訳注23) 20世紀初頭にアメリカ人のF．ブックマンが提唱した宗教運動。公私生活における絶対的道徳性を強調するとともに，少数の仲間による会合で各自の宗教体験を語り合った。アメリカでは「道徳再武装運動」，イギリスでは「オックスフォードグループ運動」として広まった。

訳注24)「霊性」，「霊的なるもの」とも訳される。

訳注25) 1985年にJ．ChristpherがFree Inquiry誌に発表した"Sobriety without superstition"（迷信無き断酒）という体験記が起源。反響が大きかったことから，Christpherが断酒を目的とする非営利団体Save Our Selves（「自分自身を救おう」の意味）を設立。1987年にはカリフォルニア州の裁判所から，AAと並んで，物質乱用を伴う犯罪者に参加を義務づける指定リハビリ団体として認定を受けている。（ホームページはhttp://www.secularsobriety.org/）

訳注26) 自分にとって都合の悪い部分は実際よりも小さくみる傾向を指す。

訳注27) Donald Meichenbaum（1940－）。アメリカの心理学者。自己教示訓練やストレス免疫訓練などを開発した。主著は"Cognitive-behavior modification"（1977）「認知行動療法：心理療法の新しい展開」（邦訳1992）。

訳注28) 日本では以下のAAのホームページ（http://www.cam.hi-ho.ne.jp/aa-jso/index.html）から日本語出版物のカタログを閲覧することができる。

訳注29) わが国では「ノックビン」という商品名で処方されている。

訳注30) アカンプロセート（商品名キャンプラル）やナルトレキソン（商品名レビア）など。わが国では未承認。次節を参照。

訳注31) 徐放性注射剤のこと。2006年4月にアメリカFDAの承認を受けた。商品名は「ビビトロール」。1回の筋肉注射で効果が4週間持続する。日本では未承認。

訳注32) ヨーロッパではフランスで1989年から，イギリスとドイツで1996年から臨床での使用が承認されている。日本では2010年1月現在で未だ承認されていない。

訳注33) 致死性の不整脈をきたす恐れを理由にヨーロッパでは2001年に，アメリカでは2004年にLAAMの市販を中止している。

訳注34) 日本では未承認。

訳注35) 上述したように，日本では未承認の薬剤である。

第3章
臨床研究にもとづく治療法の選択

　さまざまな心理療法的介入や薬物療法の有効性に関して，これまで数多くの比較対照研究が実施されてきたが，それらの研究成果が物質乱用患者たちの治療において実際に活かされることはほとんどなかったと言ってよい（Fals-Stewart & Birchler, 2002a; Foreman, Bovasso, & Woody, 2001; McGovern, Fox, Xie, & Drake, 2004）。本章では，物質乱用と依存に対するさまざまな治療法の有効性について検討した研究を取り上げていく。特に，心理療法的介入や薬物療法に関する研究の中でも，複数の比較対照試験で有効性が示されているものに焦点を当てることとする。したがって，物質乱用の治療現場で依然として実践されている力動的精神療法や，体験過程療法[訳注36]，システム理論にもとづく治療法などは，比較対照試験でその有効性が立証されていないため，ここでは扱わない。これまでのところ，物質乱用を対象とした力動的あるいは体験過程論的な治療プログラムで，有効性が検証可能なものは未だ開発されていない。

動機づけ強化療法

　動機づけ面接は，依存治療の分野で最も普及している治療法の一つである。動機づけ面接は行動療法の一種であると主張する研究者もいるが，実際にはその方法は基本的に非指示的なものであり，一体どの部分が行動療法的であるのか理解に苦しまざるをえない。ミラー Miller（1983, 1996）が開発した動機づけ面接は，物質乱用者の期待や行動に影響を与えようとする技法である。物質を乱用し続けることの長所と短所について患者が自ら判断できるように，セラピストは共感を示しつつ助言や説明，フィードバックなどを通して援助していく。

つまり判断を強いたり直面化したりするのではなく，行動を変えていく必要性について患者自身が自覚できるように促していく。そのような変化に向けて行動を起こすべきか否か，あるいは実際にどのように行動すべきかについて判断する主体は患者であり，そのことを伝えていくことがセラピストの仕事なのである。

アルコール使用障害

　アルコール乱用に対しては，動機づけ面接のほうが，指示的で直面化を多用するカウンセリングより有効であることが報告されている（Miller, Benefield, & Tonigan, 1993）。セラピストが患者に対して直面化を行う傾向が強ければ強いほど，共感的な態度をとる場合と比べて，治療1年後の再飲酒率が高まるという。同様に，カルノとロンガボー Karno and Longabaugh（2005）によると，患者側に心理的な抵抗が存在し，かつセラピスト側は指示的な態度をとっている場合,両者の相互作用によって治療1年後に再飲酒に陥る確率が高まるという。特に抵抗の強い患者に対しては,セラピストが指示的になればなるほど,かえって再飲酒に陥るリスクが高まり，逆に指示的な態度の少なさと，治療後の再飲酒率の低下には相関関係が認められている。動機づけ面接は，もともとは治療への導入技法として開発されたものであるが，それ自体で独立した治療プログラムとして利用することも可能である。動機づけ面接は，本格的な治療の前に提供される「前菜」としてだけでなく，独立した治療としてもアルコール症の患者を対象とした数多くの比較対照試験でその有効性が評価されてきている。治療に対する動機づけの強化や，治療からの脱落予防という観点では，他の治療法よりも有効性が実証されているものの，アルコール依存の度合いが重度の患者に対する効果は乏しいようである（Noonan & Moyers, 1997）。動機づけ面接は認知行動療法や12ステップなどと同等の治療効果があるといわれているが（Project MATCH Research Group, 1997a），最近のメタ分析（Andréasson and Öjehagen, 2003）によれば，アルコール依存に対する従来の治療法と比較した場合，認知行動療法（d=0.73）や随伴性強化法[訳注37]（d=0.59）と比べて，動機づけ面接のエフェクト・サイズ（効果量）[訳注38]は相対的に小さかったという（d=0.26）。

　動機づけ面接が最も適している患者のタイプに関して検討した研究はさほど多くない。問題飲酒者を対象とした無作為化臨床試験は，前熟慮期（依存的行

動を変えようとは未だ考えていない時期）や熟慮期（依存的行動を変えるべきか否か迷っている時期）の患者には，動機づけ面接の方が，対処スキルトレーニングよりも有意に治療効果が高かったが，行動変容の後期になると，どちらの治療法も同程度に有効であるという結果であった（Heather, Rollnick, Bell, & Richmond, 1996）。しかしアルコール症患者を対象とした研究（Project MATCH Research Group, 1998）や，プライマリケア受診者における危険飲酒者を対象とした研究（Maisto et al., 2001）では，「組み合わせ（マッチング）仮説」を支持する結果は得られなかった。動機づけ面接は特に反抗的で抵抗の強い患者に適した治療法であるとする研究成果もないわけではない。「クライエントの多様性に合わせたアルコール症治療」（MATCH）研究では，治療初期に怒りを表出していた（つまり敵意の強い）アルコール依存患者の場合，12ステップよりも動機づけ面接の方が効果は高いという結果がえられている。確かに，怒りを露わにしている患者に対してアルコホーリクス・アノニマスのミーティングに参加するよう勧めても抵抗に遭うだけであり，結果的に治療が失敗に終わる可能性が高いであろう（Project MATCH Research Group, 1998）。

薬物使用障害

過去10年間で，薬物使用者も対象とした研究は増えつつある。たとえば，アヘン系の薬物乱用者に対してメサドン置換療法を行いつつ，それと平行して動機づけ面接を実施すると有効であることが報告されている（Saunders, Wilkinson, & Phillips, 1995）。それによると，薬物乱用者（計122人）を動機づけ面接か，従来の心理教育セッションかどちらかに振り分けた後，治療6カ月後に追跡調査を行ったところ，動機づけ面接を受けた群の方が再発率は小さかったという。この研究以降，大麻依存の成人患者や，アヘン系薬物依存患者，コカイン依存の成人患者，覚せい剤使用者，多剤乱用者など，さまざまな薬物依存患者を対象にして，動機づけ面接の応用可能性を検討した無作為化比較対照試験は15にのぼる（たとえばDennis et al., 2004; Miller, Yahne, & Tonigan, 2003; Rohsenow et al., 2004; Secades-Villa, Fernande-Hermida, & Arnaez-Montaraz, 2004; Stephens, Roffman, & Curtin, 2000などを参照）。ほとんどの研究が，動機づけ面接の効果として治療継続性や治療に対する動機づけの改善をあげている一方で，動機づけ面接が薬物使用頻度の減少や断薬に結

びついたとする研究はわずかしかなかった。その内，二つの研究は，動機づけ面接のグループ・セッションを計4回実施することで，性行為前に物質を使用するなどHIV感染リスクが高い行動をとったり，安全でないセックスをしたりする回数が有意に減少したと報告している（Carey et al., 1997, 2000）。しかし，すべての臨床研究が一致して動機づけ面接は有効であると結論づけている訳ではない。たとえば多剤乱用者（Booth, Kwiatkowski, Iguchi, Pinto, & John, 1998; Miller et al., 2003; Schneider et al., 2000）やコカイン依存患者（Donovan, Rosengren, Downey, Cox, & Sloan, 2001）を対象とした四つの研究では，動機づけ面接を実施しても治療効果を上げることはできなかった。さらに，さまざまな病態の精神科入院患者のうち，物質使用障害を合併している者に対して動機づけ面接を実施したところ，かえって治療効果が低下したとの報告例もある（Baker et al., 2002）。彼らの報告では，入院中に動機づけ面接を実施しても，一般精神科病棟を退院後，依存症専門治療施設につながる率を向上させる効果はなかったという。動機づけ面接が必ずしも効果的でなかったケースに対しては，別の対応方法を検討した方がよいであろう。たとえば物質使用障害患者の中でも，入院が必要なほどの他の精神障害を合併している重度の重複障害患者に対しては，退院後に依存症専門治療施設へと紹介するよりは，精神科病棟に入院中から物質乱用治療プログラムを同時に開始しておく方がよいのかもしれない。

薬物使用者においても，断薬を迷っていたり，未だ十分に動機づけが形成されていないような患者に対して動機づけ面接を実施した方が，すでに断薬の意志を固めている患者に対して行うよりも効果は高いと報告されている。コカイン依存患者に対する予備的研究（Stotts, Schmitz, Rhoades, & Grabowski, 2001）では，動機づけのレベルが低い解毒患者に対して動機づけ面接を実施すると，実施しなかった群と比べて解毒プログラムに最後までとどまる率が高まったが，もともと断薬の意志が固まっていた患者に動機づけ面接を実施すると，かえってプログラム脱落率が高くなってしまったという。同様に，コカインやアルコール使用患者に対して，集中的治療プログラムを導入する前に「前座」として動機づけ面接を実施したところ，1年後に再乱用率が低下したのは，もともと治療に対する動機づけが低かった群だけであった（Rohsenow et al., 2004）。もともと治療開始前から断酒・断薬に対する動機づけが高かった患者の場合，1年後の再乱用率を押し下げる効果はほとんどみられなかった。む

しろ治療開始時点ですでに動機づけのレベルが高かった患者のうち，動機づけ面接を受けた者たちは，同じように動機づけレベルが高く，かつ動機づけ面接を受けなかった者たちと比べて，治療後一年間のコカイン使用回数が多く，またアルコール問題も重度になりやすい，という結果が得られている。著者らが述べているように，「動機づけ強化療法で用いられる比較的寛容なメッセージは，もともと治療に対して動機づけが高く，より指示的な治療法を望んでいる患者に対しては，かえって適していない可能性がある」のである（Rohsenow et al., 2004, 原著872頁）。

メタ分析

最近発表された二つのメタ分析（Burke, Arkowitz, & Menchola, 2002; Hettema, Steele, & Miller, 2005）は，物質乱用だけでなく，健康に関わる行動全般に対する動機づけ面接の効果について分析している。動機づけ面接は，アルコールや薬物乱用，過食などの問題に対して，他の心理療法と同等の効果があり，無治療あるいはプラセボ群よりも優れた効果を示したが，禁煙に関しては有効性が認められなかったという。薬物依存者を対象とした場合は，動機づけ面接は中等度のエフェクト・サイズを示し，アルコール依存が対象の場合，軽度から中等度のエフェクト・サイズであった。不思議なことに，ヘッテマら Hettema et al.（2005）によれば，マニュアルにもとづく動機づけ面接の方が，マニュアルにもとづかない面接のときよりもエフェクト・サイズが小さかったという。さらに，バークら Burke et al.（2002）は「研究者の思い入れ investigator allegiance」効果についても指摘している。つまり，動機づけ面接の創始者である W. R. ミラー自身が実施した治療研究の方が，それ以外の研究者が実施した研究よりも比較的よい結果を示しているというのである。このような結果の違いが，面接技法のトレーニングやスーパーヴィジョンの違いを反映しているかどうかは不明であるが，少なくともミラーらが行った動機づけ面接が有効であるからといって，他の治療施設でも同じくらい有効であると一般化するのは難しいようである。オランダで行われた多施設研究（De Wildt et al., 2002）では，個々の治療施設間で治療効果に有意差が認められた。これは，動機づけ面接の有効性は治療施設によって大きく異なることを示している。以上の研究成果を総合すると，動機づけ面接はすべての臨床家が簡単に実践できるものではなく，治療効果を上げるためには適切なトレーニングとスーパーヴィジョンが不可欠

な技法であるといえよう。ミラーら Miller, Yahne, Moyers, Martinez, and Pirritano（2004）やショーナーら Schoener, Madeja, Henderson, Ondersma, and Janisse（2006）の研究でも，動機づけ面接が有効な治療技法となるためには，トレーニングとスーパーヴィジョンが重要であると強調している。

治療のプロセス

　治療の流れが，動機づけ面接の効果にどのような影響を与えるかについては，研究者の間で意見が一致していない。この問題をとりあげた研究の成果をまとめてみると，動機づけ面接を行っているセラピストは，従来の直面化スタイルを用いた場合と比較して，「変化の言葉」を患者から引き出すことが多く，逆に抵抗に会うことは少ない，という見方が優勢なようである。さらに，動機づけ面接中，変化に対して抵抗感を示す発言が多ければ多いほど，その患者はその後，行動変化を起こさない可能性も高くなることが明らかになっている（Miller et al., 1993）。しかし，動機づけ面接の場面で，行動を変えていくことに対する患者の発言内容と，その後の実際の物質乱用の変化との関連性については，エビデンスがほとんどない状況である（Hettema et al., 2005）。単に「物質乱用をやめたい」と口で言うだけでは，あまり意味がないことはわかっている。動機づけ面接における心理言語学的分析によれば，実際に行動の変化が生じたのは，積極的に行動を変えていきたいと**セッションの最後の場面**で述べていた場合のみだったという（Amrhein, Miller, Yahne, Palmer, & Fulcher, 2003）。この研究成果は，患者がセッション中に口にする言葉の中でも，特に積極性に関するものに臨床家がもっと注目すべきであることを示唆している。つまり，「変わらなくちゃいけない」，「変わりたい」，「変えていくことを考えてみたい」，「変えるように頑張ってみたい」などと患者が語るだけでは，実際に行動上の変化をもたらすのには不十分なのである。「誓います」や「自分の行動を変えてみます」といった発言は，より強い積極性を表しており，特に後者の発言のみが実際にその後，物質乱用行動が変わっていくことと関連していた。さらに，セッションの中盤から終盤にかけて積極的な発言が減少していく場合，新たに心理的な抵抗が生じている可能性が高く，動機づけ面接を追加する必要性があるという。

対処スキルトレーニング

　1960年代から70年代にかけて，物質乱用に対する行動療法はもっぱら嫌悪条件づけにもとづく嫌悪刺激法が中心であった。嫌悪刺激療法は，古典的およびオペラント条件づけにもとづくさまざまな技法からなる。かつてはアルコール乱用や依存の治療において幅広く用いられていたが，現在では治療の歴史を語る際に触れられる程度でしかない。

　アルコール依存患者に対する嫌悪条件づけとは，飲酒に対する嫌悪感を植え付けるために，実際にお酒を飲んだり，あるいは酒を見たり嗅いだりした際に，何らかの嫌な刺激を組み合わせることを指す。さまざまな嫌悪刺激が試されてきたが，最もよく用いられていたものは，電気刺激および嘔気や呼吸困難感を引き起こす物質の摂取である。内潜感作 covert sensitization とは，嫌悪条件づけの一種であり，頭の中に描いたイメージ（たとえば飲酒状況など）と，想像上の嫌悪刺激（たとえば体中に吐物をまき散らす場面）を組み合わせる方法である。この方法が「内潜」と呼ばれる理由は，打ち消したい刺激（飲酒）と嫌悪刺激（嘔吐）のどちらも実際に被検者に提供されることがなく，想像上でのみ生じているからである。「感作」とは，打ち消したい刺激に対して嫌悪反応を生み出すことを目的とした動作を指す。嫌悪刺激療法は倫理的に問題が多いだけでなく，臨床研究でもその有効性は証明されていない（Emmelkamp & Kamphuis, 2002）。これまで電気的嫌悪療法や，化学的嫌悪療法，内潜感作療法などに関して数多くの研究が行われてきたが，総じて治療成績は乏しいと言ってよい（Emmelkamp, 1986, 1994）。

　過去数十年の間に嫌悪条件づけに対する関心は低下していき，最近では，臨床家や研究者たちの関心は他の方法へと移行しつつある。認知・社会学習理論にもとづいて，数多くの認知行動療法がこれまで開発されてきた。たとえば飲酒の自己モニタリングや飲酒速度をコントロールする訓練などを取り入れた自己管理プログラム，再飲酒のリスクが高い状況を認識させる飲酒行動の機能分析法，ソーシャルスキルトレーニング（SST），認知的再構成法，再発予防プログラム，問題解決法などがあげられる。それらの多様な方法に共通する特徴は，患者が物質乱用を止めたり，使用量をコントロールできるようになるような対処スキルの習得にある。どの方法も，物質乱用はストレスに対する非適応

的な対処行動が習慣化してしまったものという理解の上に成り立っている。再発予防をどの程度強調しているかはプログラムによって多少の濃淡があるにせよ，上述したような認知行動療法プログラムは，治療終了後に患者が直面するであろうさまざまなストレス状況に対する対処スキルを教えてくれるという点で明らかに優れているといえよう。

アルコール使用障害

　アルコール依存患者は，酒飲みと一緒にいるだけで，自分自身も再飲酒に陥りやすく，また一度飲み始めると酒が止まらなくなる。マーラットとゴードンMarlat and Gordon（1980）によれば，再発例の23％は酒を勧められるなど社会的なプレッシャーが原因であり，29％はストレスのたまる状況にいながら怒りを表出できなかったことが飲酒の引き金になっていた。この研究結果は，ソーシャルスキルトレーニング（SST）が有効な治療手段となりうることを示唆している。アルコール依存患者に対するSSTの有効性を検証するための比較対照試験については，すでに論じているため割愛する（Emmelkamp, 1986, 1994）。この分野における比較対照研究の結果によれば，かつて飲酒していた（現在は断酒中の）患者にとってSSTは明らかに有効であった。したがって，対人関係に不安を抱えているアルコール依存患者に対して包括的な治療プログラムを提供する際，SSTは重要な構成要素となると考えられる。

　その他の再発予防に関連した治療法としては，飲酒欲求や物質使用に対する自己モニタリングや，再発のリスクが高い状況についての学習，使用欲求が高まったときの対処法の習得，将来再飲酒してしまった場合に役立つ問題解決法の訓練などがあげられる。それらの多様な方法を組み込んだ包括的再発予防プログラムを実施した群の方が，プログラムを提供しなかった対照群と比較してよい結果を示したと報告されている（Chaney, O'Leary, & Marlatt, 1978; O'Farrell, Choquette, Cutter, Brown, & McCourt, 1993）。MATCH研究では，対処スキルトレーニングを12ステップにもとづく自助グループ，動機づけ強化療法の二つと比較し，その結果，三つの治療法のどれも大差はなくそれぞれ有効であることが示された（Project MATCH Research Group, 1997a, 1997b, 1998）。相互関係集団療法interactional group therapy（Ito, Donovan, & Hall, 1988; Kadden, Cooney, Getter, & Litt, 1989; Litt, Kadden, Cooney, & Kabela, 2003）や支持的精神療法（O'Malley et al., 1996）などといった他の治療法との

比較検討では，明確な結論は得られていない。クーニーらCooney, Kadden, Litt, and Getter（1991）によると，併存精神障害が比較的重度のアルコール依存患者に対する断酒維持療法としては，対人関係面に焦点を当てたものよりも，認知行動療法的な内容の方が効果は高いという。

薬物使用障害

再発予防のために対処スキルを訓練する治療法は，薬物乱用患者に対しても用いられてきた。コカイン乱用者（依存者も含む）を対象とした対処スキル中心の治療法は，これまで数種類試みられており，いずれもコカインの使用に関して画期的な効果を上げている。これまでの研究では，コカイン依存患者に対して認知行動療法にもとづく再発予防プログラムを提供した方が，対人関係療法や支持的精神療法などを実施するよりも効果的であるという結果が出ている（Carroll, Rounsaville, & Gawin, 1991; Carroll, Rounsaville, Gordon et al., 1994a; Carroll et al., 2004）。抑うつ状態を併発しているコカイン乱用者に対しても，認知行動療法にもとづく反応妨害法のほうが，従来の支持的精神療法と比べて薬物使用状況や治療継続性という点でよりよい結果が得られたという（Carroll, Nich, & Rounsaville, 1995）。さらに従来の治療プログラムに加えて，コカイン乱用者が再使用に陥りやすい危険な状況を分析し，それにもとづいて対処スキルトレーニングを短期間，個人面接形式で実施したところ，対照群と比較して退院後6カ月間のコカイン使用頻度が有意に減少したという（Monti, Rohsenow, Michalec, Martin, & Abrams, 1997; Rohsenow et al., 2000）。

コカイン以外の薬物使用障害に対する治療成績については，明確な答えが現在のところ出ていない。ホーキンスらHawkins, Catalano, Gillmore, and Wells（1989）が覚せい剤使用者に対して対処スキルトレーニングを実施したところ，従来の治療共同体での治療よりは若干よい効果を示したという。ベーカーらBaker et al.（2005）は，2回以上の動機づけ面接と対処スキルトレーニングを受けた群の方が，そうでない群と比較して，覚せい剤の断薬率が有意に高いと報告している。しかし断薬率以外の点では，動機づけ面接や対処スキルトレーニングを受けなかった群もほぼ同じくらい回復していた。完全な断薬が得られなくても，覚せい剤の使用頻度や使用量が減ることにより，回復に向けた動機づけが強まり，他の薬物の使用が減り，HIV感染のリスクが高い静脈注射を行わなくなり，犯罪活動も低下し，精神病症状や抑うつ状態も軽快する傾向がみられ

たという。ヘロインおよび覚せい剤使用者を対象とした別の研究（Yen, Wu, Yen, & Ko, 2004）では，対処スキルトレーニングを5回実施することにより，再発につながりやすい状況を克服する自信が強まったと報告されているものの，その後，実際にどの程度，薬物使用が低下したかについては言及されていない。大麻使用者に関しては，再発予防プログラムの成果はあまり芳しくない。スティーヴンズら Stephens, Roffman, and Curtin（2000）の研究によれば，再発予防支援プログラムに参加した患者のうち，16カ月後の断薬率は37％であった。彼らの以前の報告では，プログラム終了1年後の断薬率は15％にとどまっていた（Stephens, Roffman, & Simpson, 1994）。

　12ステップにもとづく自助グループと対処スキルトレーニングを比較した研究は多い。アルコール依存を合併したコカイン乱用者の研究では，認知行動療法的な再発予防プログラムは従来の支持的精神療法より勝っていたものの，12ステップにもとづくプログラムと比較すると，アルコールとコカインどちらの乱用に関しても有意差は認められなかった（Carroll, Nich, Ball, McCance, & Rounsaville, 1998）。ウェルズら Wells, Peterson, Gainey, Hawkins, and Catalano（1994）が行ったコカイン乱用者の研究でも，6カ月後のコカイン使用を評価したところ，再発予防プログラムと12ステップにもとづく支持的集団療法とは同程度の改善効果しか認めなかった。しかし，治療後12週目から6カ月目にかけてアルコール使用についても追跡調査したところ，再発予防プログラムの修了者と比べて12ステップの修了者の方が高い飲酒率を示していた。一方で，マッケイら McKay et al.（1997）の研究によれば，12ステップにもとづく集団カウンセリングの方が完全な断酒・断薬を続けている者の割合は高かった。ただし，治療前と同じ乱用状態に戻ってしまう者の割合は，再発予防プログラムの方が12ステップにもとづくカウンセリング群と比べて低かった。また，再発予防プログラムの方が，コカインの使用をやめていない患者たちの使用量を減少させる効果も高かった。ある大規模調査では，物質乱用に対して入院治療を受けた2千人以上の男性退役軍人（乱用物質の内訳は，アルコールが36％，他の薬物が13％，アルコールと薬物の両者が51％である）を対象に，認知行動療法と12ステッププログラムとの治療効果の比較を行っている。退院後1年目の追跡調査によれば，どちらの治療法もほぼ同等の効果をあげていた（Moos, Finney, Ouimette, & Suchinsky, 1999）。しかし，マッケイら（1997）の研究と同様に，完全な断酒・断薬を続けている者の割合は12ステッププログラムを

受けた群の方が高かった。もともと12ステップのプログラムは完全な断酒・断薬を目標として掲げていることから，このような結果が出たのは当然のことかもしれない。

メタ分析

アーヴィンら Irvin, Bowers, Dunn, and Wang（1999）によるメタ分析では，物質使用障害に対する再発予防プログラムのエフェクト・サイズはさほど大きいものではなく（d=0.25），時間の経過とともに徐々に低下していくことが明らかになっている。再発予防プログラムは，薬物使用障害や喫煙よりもアルコール使用障害に対して最も効果的であった。さらに，再発予防プログラムは実際のアルコールの使用を低下させるというよりは，むしろ心理社会的な機能を改善させる効果の方が高かった。認知行動療法のエフェクト・サイズはd=0.73と報告されている（Andréasson & Öjehagen, 2003）。

治療のプロセス

一般的に，対処スキルトレーニングによって得られる成果は，当然のことながら対処スキルがより適切なものへと変化していくことによって生じると考えられている。しかしそのことを実際に検証した研究は乏しい。モーゲンスターンとロンガボー Morgenstern and Longabaugh（2000）は，対処スキルを用いることで実際に治療成績が改善するか検証してみたが，明確な結論は得られなかった。さらに彼らによれば，対処スキルの改善が全体的な治療成績の改善をもたらすという仮説を支持する研究は，わずかに一つしかみつけられなかったという。最近になって，アルコール使用障害の患者に対処スキルトレーニングを提供することで，治療後1年目の飲酒行動に直接的な改善効果をもたらすことが報告されている（Maisto, Zywiak, & Connors, 2005）。しかしその報告では，提供された治療の具体的な中身が記載されておらず，改善効果が本当に対処スキルトレーニングによるものなのかどうかは不明である。

アルコール依存患者を対象とした比較的最近の研究（Litt, Kadden, Cooney, & Kabela, 2003）では，実際に適切な対処スキルを患者が用いることができるようになるためには，具体的にどのような訓練を提供しなければならないのかについて検証している。それによれば，患者を対処スキルトレーニング群と相互関係集団療法群の2群に分け，経過中に患者がどのような対処スキル

を行っているか何度も測定した。当然のことながら、認知行動療法にもとづく対処スキルトレーニング群の方が、相互関係集団療法群よりも頻回の対処スキルを行っていて、その対処スキルの内容が適切であればあるほど、それだけ治療予後も良くなることが仮説として設定された。結果は、まず両群とも治療終了後の断酒率は良好であった。そこまでは想定内だが、予想外だったのは、対処スキルトレーニングを受けた群と相互関係集団療法を受けた群とで対処スキルを用いる頻度に有意差がなかった点である。同様に、マリファナ治療プロジェクトでも、対処スキルの使用頻度という点では、対処スキルの習得を目標とした治療プログラムと動機づけ強化療法の両者は同程度でしかなかった (Litt, Kadden, Stephens, & the Marijuana Treatment Project Research Group, 2005)。適切な対処スキルを習得することにより治療結果が良くなる、という結論がどの研究でも得られなかった一つの理由としては、ほとんどのプログラムにおいて、個々の患者が具体的にどのような対処スキルに問題を抱えているのかを把握することなく、ただ決められた対処スキルを全員に提供しているだけだからなのかもしれない。

　以上のことから、多くの研究で対処スキルトレーニングの有効性が示されているにも関わらず、トレーニングの中に含まれているさまざまな対処スキルの内、特にどれが治療成績と直接的な因果関係があるのかについては未だに明らかではない。今後の研究課題としては、自己モニタリングや再乱用につながりやすい高リスク状況の分析、使用欲求に対する適切な対処方法、あるいは問題解決法のトレーニングなど、対処スキルトレーニングに含まれる多様な構成要素の中で、どれが効果的な断酒・断薬、そして再発予防につながる不可欠なスキルであり、どれが無駄なものなのかを判別することが求められている。

渇望誘発刺激に対する暴露療法

　数多くの嗜癖理論が、薬物依存の形成と維持、そして再発において「渇望」が中心的な役割を果たしていると論じている (Tiffany & Conklin, 2000)。それらの理論にもとづいて、渇望誘発刺激に対する暴露療法 cue exposure program が開発されてきた。

アルコール使用障害

　アルコール依存患者に対する暴露療法の効果について先駆的な研究を行ったのはランキンら Rankin, Hodgson, and Stockwell（1983）である。今日，アルコール問題に対する認知行動療法的な介入（の一部）として，渇望誘発刺激に対する暴露療法の有効性を示唆する研究成果は豊富に存在している。実際に患者をアルコールに暴露させた研究では，わずか3分程度の短時間であっても，ほとんどの被験者が飲酒欲求の増加を訴えたという。さらに複数の研究が，アルコールや薬物への渇望を誘発するような刺激に暴露させると，患者は不快な気分も訴えると報告している（Franken, De Haan, Van Der Meer, Haffmans, and Hendriks, 1999; Sinha, Fuse, Aubin, and O'Malley, 2000; Stasiewicz & Maisto, 1993）。

　渇望誘発刺激に対する暴露療法は，具体的にはまず，治療セッション中に患者にアルコール飲料を見せ，臭いを嗅がせる。その後，患者が飲酒しないように行動を制限（反応妨害）することをくり返して，結果的に問題飲酒者の飲酒行動を変えることができる。たとえばモンティら Monti et al.（1993）は，実際にアルコールを見せたり臭いを嗅がせたりする暴露と想像上のアルコール暴露とを組み合わせた群（実験群）と，非暴露群（対照群）とを比較した。その結果，対照群よりも暴露療法を受けた群の方が断酒期間は長く，再飲酒に陥った場合も飲酒量は少なかったという。暴露療法がアルコール使用量を減らす効果があることについては，他にも数多くの報告例がある（Drummond and Glautier, 1994; McCusker and Brown, 1990; Monti et al., 2001; Rohsenow et al., 2001）。アルコールへの渇望を誘発する刺激に暴露された際に，過剰な生理的反応が認められる症例では，暴露療法後に比較的短期間で再飲酒に陥ってしまうことも報告されている（Drummond & Glautier, 1994; Rohsenow et al., 1994）。

　果たして単にアルコールを見せ，臭いを嗅がせるだけで本当に治療的な暴露になっているのかどうかについては疑問の余地がある。マカスカーとブラウン McCusker and Brown（1990）によれば，普段飲酒している状況（たとえばバーなど）でアルコールが暴露された場合と，非日常的な場面で暴露された場合を比較したところ，日常的な飲酒状況での暴露の方が飲酒欲求やアルコールに対する耐性はより強く出現したという。状況を無視して単にアルコールに暴露するだけでは，飲酒欲求を誘発することはできないという報告もある（Laberg & Ellertsen, 1987）。その場合，自律神経系の興奮や飲酒欲求が高まるのは，実

際に飲酒させ，かつ普段飲んでいるアルコールに暴露されたときのみであったという。同様に，問題飲酒者に対する治療として，単にアルコールを見せて嗅がせるだけでなく，スタッフの立ち会いのもと，事前に少量のアルコールを飲ませる暴露療法を実施し，成果を上げた例もある（Sitharthan, Sitharthan, Hough, and Kavanaugh, 1997）。今後の研究課題としては，アルコールにまつわる視覚や嗅覚などの感覚刺激に暴露した場合と，実際に少量のアルコールを飲ませる方法で暴露した場合とで直接比較してみる必要があろう。

薬物使用障害

上述したような治療法は，違法薬物使用者に対しても比較的よい結果を出してきた（たとえばChildress et al., 1993; Litman et al., 1990; O'Brien, Childress, McLellan, & Ehrman, 1990; Powell, Bradley, & Gray, 1993）。しかしドウらDawe et al.（1993）はアヘン依存者を対象として暴露療法と従来の治療法とを比較したところ，刺激に対する反応性や再発予防性という点で何ら差違を認めなかったという。最近，127名の断薬中のアヘン依存患者を対象として行われた大規模比較対照試験（Marissen, Franken, Blanken, Van den Brink, & Hendriks, 2005）でもあまり芳しくない結果しか得られていない。暴露療法は生理的な反応性を低下させたものの，主観的な薬物使用欲求や気分という点では，すでにある程度の有効性が示されている他の精神療法を実施した対照群と比較して，高い改善効果は認められなかったのである。加えて，暴露療法を実施した群の方が脱落率，再発率ともに対照群と比べて高い結果を示していた。

治療のプロセス

暴露療法の効果は，その治療が実施される前後の状況に依存していることが，いくつかの研究で示唆されている。コリンズとブランドンCollins and Brandon（2002）は，中等度から重度のアルコール使用者に対してアルコールを見せたり臭いを嗅がせたりする暴露療法を実施した。そのような暴露は，飲酒欲求を低下させるという点では効果的であった。しかし，後に全く方法を変えて再度暴露を実施したところ，初めと同じ方法で再暴露した群と比較して，より強い使用欲求を感じてしまったという。

渇望誘発刺激に対する暴露療法は，古典的およびオペラント条件づけという観点から理解することができる。暴露療法の効果は通常，馴化habituationと消

去extinctionという観点で説明されることが多いが，認知的要素（たとえば自己効力感や結果に対する期待感など）の関与も否定できないのではないだろうか。暴露療法を受けた患者は，飲み続けたいという欲求が暴露によって軽減しうることに気づくことで自己効力感が高まり，その結果，再発しやすい状況に期せずして直面した際に適切な対処ができるようになるとも考えられるのである（Staiger, Greeley, & Wallace, 1999）。一方で，暴露療法は暴露条件と，実際の再発しやすい状況とがかけ離れている場合には効果が乏しいとも報告されている（Monti & Rohsenow, 1999）。

結語

これまでの研究成果を総合すると，渇望誘発刺激に対する暴露療法はアルコール乱用者に対して（主観的な）使用欲求を統計学的に有意に低下させる効果があるものの，違法薬物乱用者に対する有効性に関しては，研究者の間で一致した意見をみていないのが現状である。アルコール乱用者を対象としたほとんどの研究では，暴露療法が他の治療（対処スキルや対人関係スキルのトレーニング）と組み合わせて行われていることも指摘しておかねばならない。つまり，暴露療法が単独の治療法としてどの程度臨床的に有効であるのか，という点では評価が非常に困難なのである。

随伴性マネージメントとコミュニティー強化法

随伴性マネージメント

随伴性マネージメントが特に薬物乱用者に対して有効であるというエビデンスは，最近ではかなり蓄積されてきている。オペラント条件づけの原理にもとづく随伴性マネージメントは，尿検査による断薬の確認など，観察可能な目標行動を患者が示した場合に，患者の意欲を引き出すような何らかの報酬を提供する治療法である。随伴性マネージメントにもとづくプログラムでは，望ましい行動が確認された場合，具体的な強化因子（クーポン券）が患者に提供され，望ましい行動が確認されない場合には，強化因子の提供は中止される。クーポン券は一般の商品やサービスと引き換え可能であり，毎回，尿検査で薬物陰性となるたびに，徐々にクーポン券の額面価値は増えていく。多剤薬物依存でメサドン治療中の患者などの場合，メサドンの自宅持ち帰りを許可すること自体

を強化因子として用いた研究もある（Stitzer, Iguchi, & Felch, 1992）。ただし，国によってはメサドン規制法にもとづいて，実際の治療場面で自宅への持ち帰り用として処方できるメサドンの量を規制しており，注意が必要である[訳注39]。

プログラムによって，設定される目標行動はさまざまである（たとえば，断薬や規則的な内服，治療セッションへの出席など）。随伴性マネージメントの有効性は，コカイン依存患者（Higgins & Wong, 1998; Kirby, Marlowe, Festinger, Lamb, & Platt, 1998; Silverman et al., 1998, 2002）やアヘン依存患者（たとえばメサドン維持療法での実施については，Bickel, Amass, Higgins, Badger, & Esch, 1997; Gruber, Chutuape, & Stitzer, 2000; Iguchi et al., 1996; Jones, Haug, Silverman, Stitzer, & Svikis, 2001; Petry & Martin, 2002; Stitzer et al., 1992）に対して認められており，さらに大麻の使用を減らす効果もあることが明らかになっている（Petry, 2000）。コカイン依存を合併したメサドン維持療法中の患者に対しても随伴性マネージメントは効果があるとの報告も散見される（Preston, Umbricht, Wong, & Epstein, 2001; Rawson et al., 2002; Silverman, Chutuape, Bigelow, & Stitzer, 1996）。随伴性マネージメントが青年期の物質使用患者に対しても有効であるとする報告例もある（Azrin et al., 1994; Corby, Roll, Ledgerwood, & Schuster, 2000; Kamon, Budney, & Stanger, 2005）。

他の大半の治療法とは対照的に，コカインやアヘン依存患者のうち随伴性マネージメントを実施した群は治療継続率が高く，断薬も若干ながら高いことが報告されている。さらに，随伴性マネージメントが終了した後も治療効果が続くケースが多いとするエビデンスも若干ながら存在する（Higgins, Wong, Badger, Ogden, & Dantona, 2000）。随伴性マネージメントによる介入は，目標とする行動には影響を与えうるものの，それ以外の行動領域には容易には広がらないようである。たとえばコカイン依存を合併したメサドン維持療法中の患者の場合，ペトリーら Petry, Martin, and Simcic（2005）の研究によれば，目標以外の心理社会的な問題や薬物使用に対する効果は認められなかったという。プログラムの目標としたコカインの使用量は減少したものの，平行するアヘンの使用量はほぼ一定のままであった。

強化因子をただ与えていれば随伴性マネージメントが成功するわけではない。むしろ，ある条件を満たした場合に限って随伴性に強化因子を与えることが重要なのである。スティッツァーら Stitzer et al.（1992）は，違法薬物の使用

量を減らすことに対する報酬としてメサドンの自宅持ち帰りを許可するプログラムについて検討している。それによれば，尿検査で陰性と出たときにのみ随伴して許可した場合の方が，尿検査の結果と随伴させずに一律に持ち帰りを許可した場合よりも治療効果は高かった。同様に，シルバーマンら Silverman, Higgins et al.（1996）はコカイン乱用患者を対象とした研究で，尿検査の結果に随伴して強化因子を提供したところ，（少なくとも10週間の間）42％の断薬率を得られたという。一方，強化因子を尿検査の結果とは関係なく一律に受け取った対照群の場合，断薬率は17％にとどまった。

　強化は通常，断薬に随伴して提供されるが，薬物の使用とは相容れない健全な活動を一定期間やり遂げることを強化する方法も，物質依存の治療では有効であることが示唆されている（Iguchi, Belding, Morral, & Lamb, 1997; Petry, Martin, Cooney, & Kranzler, 2000; Petry, Tedford, & Martin, 2001）。ペトリーら Petry et al.（2001）によれば，家族関係を修復することも物質乱用者によっては一つの重要な目標である。家族と一緒に時間を過ごすことは，断薬に向けた社会的強化を患者にもたらし，ひいては再発予防につながることで治療効果を発揮する。ルイスとペトリー Lewis and Petry（2005）は，随伴性マネージメントの治療を受けている期間中，家族と一緒に過ごす活動に参加することを選んだ群と，そうでない群とを比べて治療結果に違いがあるか調査した。家族との活動とは，一緒に（たとえば映画に）出かけたり，子どもの学芸会に出席したり，入院中の親戚をお見舞いに行ったり，あるいは親類に手紙を書くことなどを指す。その結果，期間中わずか三つの家族活動に参加するだけで，家族内の人間関係や断薬治療結果に何らかのよい影響が認められたという。家族活動に参加したコカイン乱用の成人患者のほうが，より治療継続性が高く，断薬期間も長かった。さらに家族活動に参加することは，参加しなかった群と比べて，家族内でケンカした日数が減ることと相関していたという。

コミュニティー強化法

　随伴性マネージメントは，通常コミュニティー強化法の一部として実施されることが多い（Azrin, 1976）。コミュニティー強化法は患者ごとに個別化された治療プログラムであり，セラピストは薬物使用者の環境を多面的に変化させ，断薬中には薬物と関係のない側面からの強化密度を高め，薬物使用中は逆に強化密度が低くなるように調節する（Higgins & Wong, 1998）。コミュニティー

強化法とは，ソーシャルスキルトレーニング（SST）や薬物を拒否する訓練，認知行動療法的カップルセラピー，規則的な内服を支援するプログラム，失業者のための職業カウンセリングなど，多様な治療技法のいわば集合体である。ヒギンズら Higgins et al.（1995）によれば，随伴性にクーポン券を配布するプログラムをコミュニティー強化法と組み合わせた場合，コミュニティー強化法のみの場合と比較して，治療後の予後が若干よいという。しかしここでの予後は尿検査の結果にもとづいたものではないことを指摘しておく。

　コミュニティー強化法は，解毒のため施設に短期間入所したアヘン依存患者の退院後の治療法としても有効性が期待されている。それはデイケアの治療プログラムの一環として個別カウンセリングを行うとともに，断薬を条件として住居や食料，娯楽サービスを提供したり，安定的な職を得るための職業訓練を実施したりする。その結果，退院1カ月後の治療継続性は約60％であった。退院6カ月後の治療継続性は約40％だった。およそ40％の患者がプログラム実施期間中，回復者用住居に入居して一人暮らしが可能となり，およそ30％がプログラム期間中に就職した（Jones et al., 2005; Katz et al., 2001）。この無作為対照試験の結果は，断薬を条件とした住居の提供を含む集中的コミュニティー強化法が有効な治療法の一つであることを示唆していると思われる。

　包括的な行動療法プログラムについてはアズリンら Azrin et al.（1994）が検討している。それは広範囲にわたる行動療法の一種であり，コミュニティー強化法を発展させたものである。その中身は，（1）薬物使用の引き金となる周囲の環境からの刺激を除去し，薬物の使用と相容れない健全な活動を増やすことを目的とした刺激コントロール法，（2）薬物の使用につながりやすい感情にストップをかける欲求コントロール法，（3）患者を取り巻く親しい人たちの力で断薬を援助する社会的コントロール法，の三つの方法から成る。それらだけでなく，必要なら特定のスキルを対象としたSSTや，対人関係強化法，問題解決トレーニング，職業カウンセリングなど，他のさまざまな介入方法を併用することも可能である。このような行動療法プログラムの治療効果を行動療法にもとづかない他の治療法と比較したところ，行動療法の方がコカインの使用頻度（尿検査で確認）が減っただけでなく，抑うつ気分の改善効果も高かった。

　報酬（クーポン券）の有無に関わらず，コミュニティー強化法は多くの研究で有効性が確認されているものの，それはどの乱用物質に対しても等しく有効なものなのであろうか？　ルーゼンら Roozen et al.（2004）はこの分野における

比較対照研究について批判的に検証し，方法論的に質が担保されている研究を11個抽出した。アルコール依存に対するコミュニティー強化法の治療成績は比較的良好で，通常の治療よりも飲酒日数を減少させる効果が高かった。一方で，連続断酒日数という点では通常の治療と明らかな差違は認められなかった。違法薬物に関しては，クーポン券を併用したコミュニティー強化法の方が，通常の治療よりもコカイン依存患者の断薬効果は高かったが，オピオイドの解毒やメサドン維持療法ではさほど高い効果は認められなかった。同様に，クーポン券を用いた介入法に関する総説の中でヒギンズら Higgins, Alessi, & Dantona（2002）は，コカイン依存の治療としては有効性が確立されており，他の物質依存（アルコール，大麻，ニコチン，オピオイド）に対しても期待できる治療法であると結論づけている。一方で彼らは，クーポン券を用いた介入法の有効性は主として専門的な研究施設で試行された結果であり，実際に市中の一般治療施設で有用か否かについては今後の検証が必要であるとも指摘している。

メタ分析

最近のメタ分析（Lussier, Heil, Mongeon, Badger, & Higgins, 2006）では，物質使用障害の治療としてクーポン券を利用した強化療法を実施した研究を統計学的に検証している。それによれば，クーポン券を用いた強化療法の方が対照群と比較して有意に治療成績が良かったという。平均的なエフェクト・サイズは0.32(r) であった。クーポン券を提供するタイミングが早ければ早いほど，そしてクーポン券の額面価格が大きければ大きいほど，エフェクト・サイズも大きくなる傾向がみられた。さらにこの分析では，他の治療的な変化（たとえば規則的な内服など）を促す上でも，クーポン券を用いた随伴性マネージメントが有効であることを支持する結果も得られている。

行動的カップルセラピー

かつて，アルコール依存患者の治療において配偶者にも関与してもらう介入法は，夫婦間や家族内に重大な問題を抱えているごく一部の患者にのみ適応となる，と考えられていた。その根拠として，そのような患者は「アルコール症的な対人関係」にはまりこんでおり，ある種の病的な夫婦関係を呈していることから，専門的な治療的介入が必要であるとされていた。しかし実際には，そ

のような考え方を支持する実証的な研究はほとんど存在していない。むしろ患者の家族や周囲の親しい人々は，物質乱用患者を何らかの専門治療へとつなげるために重要な役割を果たすことが多い（Meyers, Miller, Smith, & Tonigan, 2002）。いつくかの研究は，治療を望む家族に対して適切な強化法を教えることにより，動機づけに乏しい（治療に消極的な）アルコール症者の飲酒行動が変わりうることを示している（たとえばSisson & Azrin, 1986を参照）。片方が物質乱用者であるカップルの場合，しばしば立場が入れ替わることもあり，治療にパートナーを巻き込むことがどれほど有益か知っておくことは臨床的に重要であると思われる。

アルコール使用障害

この領域における主要な研究はほとんどがオファレルとマクレディらO'Farrell and McCradyによって行われてきた。オファレルらO'Farrell, Cutter, and Floyd（1985）は，特に夫婦関係の改善効果という点で，行動的カップルセラピーの方が，相互関係カップルセラピーや無介入群と比較して優れていると報告している。マクレディらMcCrady, Noel, and Abrams（1986）の研究成果もオファレルらの結果を支持するものであった。彼らは，配偶者の関与を最小限に抑制した群，飲酒問題のみに焦点を当てて配偶者の関与を促した群，飲酒問題に焦点をあてた配偶者の関与に行動的カップルセラピーを組み合わせた群の3群に分け，それぞれ別個に外来治療を行って結果を比較した。その結果，すべての群でアルコール消費量は低下し，生活上の満足感も改善したものの，行動的カップルセラピーを組み合わせた群の方が，配偶者の関与が飲酒問題のみに限定されていた群と比較して，指示された通りに宿題をこなす率が高く，飲酒量が減り始めた時期が早く，治療後の再飲酒の時期もより遅く，夫婦間の満足感がより長く維持されていたという。一方，飲酒問題のみに焦点を当てて配偶者の関与を促した群と，配偶者の関与を最小限に抑制した群とを比較したところ，配偶者の関与が多い群の方が，治療継続性が高く，治療後の夫婦間の満足感も長く続いていた。

上にあげた無作為試験の終了後，追跡調査も実施されており，そこでも行動的カップルセラピーと個人精神療法のどちらが有効であるか検討が行われている。オファレルらO'Farrell, Cutter, Choquette, Floyd, and Bayog（1992）によれば，再飲酒率という観点で治療効果を評価した場合，個人精神療法に対する行動的

カップルセラピーの優位は時間の経過とともに薄れていき，治療終了後2年目の時点では優位性が全く失われてしまうという。行動的カップルセラピーや相互関係療法が示していた夫婦関係の改善効果についても，時間とともに個人精神療法に対する優位性が薄れていくことが明らかとなった。行動的カップルセラピーか相互関係療法のどちらかを受けたカップルの方が，個人精神療法のみの場合よりも互いに離ればなれで過ごす日数が少ないとも報告されており，どちらのカップルセラピーも関係性の強化を促進する効果があることが示唆される。マクレディら McCrady, Stout, Noel, Abrams, and Nelson（1991）によれば，1986年から彼らが実施している研究的治療の18カ月後予後調査を実施したところ，飲酒問題のみに焦点を当てて配偶者の関与を促した群や，配偶者の関与を最小限に抑制した群と比べて，行動的カップルセラピーを受けた群の方が，飲酒行動と夫婦関係の満足度どちらにおいても効果は高かったという。

ごく最近の研究では，従来の12ステップにもとづく集団カウンセリングプログラムに短期関係療法（計6回のセッション）または標準的な行動的カップルセラピーを短縮したもの（計12回のセッション）のどちらかを加えることで，どれだけ治療的な効果と費用対効果が改善するか検証している（Fals-Stewart, Klostermann, O'Farrell, Yates, & Birchler, 2005）。その結果，短期関係療法は，短縮版の行動的カップルセラピーと同程度の有効性を示し，単なる集団カウンセリングや心理教育を加えた集団カウンセリングよりも，飲酒行動やカップル間の関係を改善する効果が優れていた。治療的な有効性だけでなく，短期関係療法は短縮版の行動的カップルセラピーや心理教育セッション，集団カウンセリングなどと比較して費用対効果という点でも優れていたという。一方で，最近オランダで実施された個人認知行動療法（計10セッション）と行動的カップルセラピー（計10セッション）を比較した無作為臨床試験では，行動的カップルセラピーは個人認知行動療法と同程度の成果しかあげられなかった（Vedel, Emmelkamp, & Schippers, 2006）。

男性の問題飲酒者に対する集団節酒プログラムにおいて，飲酒問題に焦点を当てて配偶者の関与を促し，行動的カップルセラピーを実施することの有効性を検討した研究（Walitzer and Dermen, 2004）によれば，配偶者が治療に関与した群の方が，関与しなかった群と比べて，治療終了後1年を経ても大量飲酒日が少なく，断酒または節酒の日数が多かったという。しかし飲酒問題で配偶者の関与を促しつつ行動的カップルセラピーを併用した群と，併用しなかっ

た群とでは，治療効果に差はみられなかった。

　行動的カップルセラピーは飲酒問題やカップルの全般的な関係性が改善するというだけでなく，カップル間の特定の問題，特に性機能やカップル間の暴力に対しても有効であるとする意見もある。オファレルら O'Farrell, Kleinke, and Cutter（1998）は，インポテンツの原因は長期間にわたる飲酒とカップル同士の衝突であり，行動的カップルセラピーの方が個人カウンセリングよりも性機能を回復させる効果が高いと考えた。しかし彼らが検証のため実施した研究結果は仮説を支持するものではなかった。行動的カップルセラピーを受けた群のほうがごくわずかにカップル間の性的満足度が改善したものの，インポテンツの割合は行動的カップルセラピーを受けなかった対照群と比較して差がなかった。治療法がどのようなものであれ，全体としてアルコール依存の治療を受ければインポテンツの割合は低下したのである。それでも，治療終了後のアルコール症者のインポテンツ率は，依然として対照群（アルコール依存ではない同年代の男性）におけるそれと比較して2倍以上と高率であった。家族内ならびにカップル間暴力についてオファレルとマーフィー O'Farrell & Murphy（1995）が行った研究によれば，特に暴力に焦点を当てたものでなくても，行動的カップルセラピーは家族内暴力の発生率を著明に減らす効果がみられた。さらにカップルの治療が成功し，患者のアルコール乱用が止まったケースでは，家族内暴力の発生率は一般社会のそれとほとんど同程度に低下したという。このような結果は，その後のオファレルら O'Farrell, Murphy, Hoover, Fals-Stewart, and Murphy（2004）による調査でも裏付けられている。彼らは，結婚または同棲している男性アルコール症患者に対して行動的カップルセラピーを実施するとともに，治療前後で配偶者または同棲相手に対する暴力の発生率がどう変化するか調査し，同年代の非アルコール症男性群を対照群として比較検討した。行動的カップルセラピーを実施する1年前の時点では，60％の患者が相手の女性に対して暴力をふるっていた。これは対照群の12％の5倍に相当する高い数字であった。行動的カップルセラピーを実施後，1〜2年目の時点で再評価したところ，暴力の発生率は著明に減少していたという。

薬物使用障害

　ファル・スチュアートら Fals-Stewart, Birchler, and O'Farrell（1996）は，男性薬物乱用者に対する個人認知行動療法中心の治療プログラムに行動的カップルセラ

ピーを追加した場合の相乗効果について調査した。その結果，追加で行動的カップルセラピーを受けたカップルのほうが，個人療法のみを受けた患者のカップルよりも，互いの関係が改善し，別々に過ごす時間が少なくなったという。さらに行動的カップルセラピーを追加した患者群の方が，治療中の薬物使用量が少なく，12カ月間の追跡調査期間中の断薬期間が長い傾向がみられた。しかし，行動的カップルセラピーを追加したことによる薬物使用量の減少やカップル間の関係改善といった効果は，追跡期間が長くなるにつれて消失していった（Fals-Stewart et al., 1996, 2000）。女性の薬物乱用患者に対する治療でも，おおむね同様の結果が得られている（Winters, Fals-Stewart, O'Farrell, Birchler, & Kelly, 2002）。行動的カップルセラピー（集団，個人，そしてカップルのセッションからなる）と，同程度のセッション回数からなる集中的個人療法とを比較した研究では，行動的カップルセラピーを受けたカップルの方が，物質使用頻度が低下し，断薬期間も長く，カップル間の満足度も高かったという。しかしこのような治療技法による効果の差は，追跡期間中になると消失してしまい，治療後1年目には有意差がなくなっていた。

　メサドン維持療法を始めた物質乱用患者に対する研究では，標準的な個人セッション中心のプログラムと，セッション回数は同程度の行動的カップルセラピー（個人セッションも含む）中心のプログラムを比較している。それによれば，行動的カップルセラピー中心のプログラムを受けた患者の方が，標準的な治療を受けた群と比べて，治療期間中の尿検査でアヘンやコカイン陽性となる回数が少なく，治療終了後もカップル間のトラブル回数や薬物使用頻度の低下がみられたという（Fals-Stewart, O'Farrell, & Birchler, 2001）。

治療のプロセス

　行動的カップルセラピーは物質使用障害に対する治療においてアルコールや薬物使用頻度を低下させ，カップルの関係性を改善する効果がある治療技法の一つではあるものの，果たしてすべての症例に対してカップルの関係性を取り上げる必要があるのであろうか？　ウォリツァーとダーメンWalitzer and Dermen (2004)によれば，（比較的夫婦関係が良好な）問題飲酒者に対する治療の一環として行動的カップルセラピーを追加してみたところ，飲酒問題のみに焦点を絞って配偶者の関与を促した群と比較して，結果は何ら変わりがなかったという。この研究結果は，夫婦間の問題が患者に占める大きさによって，パートナー

の関与を積極的に促すだけの治療法にするか，それとも行動的カップルセラピーが初めから組み込まれている治療プログラムにするか選択すべきであることを示唆している。患者が置かれている状況によって，夫婦関係の強化の仕方が異なる点に注目したロンガボーら Longabough, Wirtz, Beattie, Noel, and Stout（1995）は，患者自身の対処スキルの改善を強調した関係強化プログラムを短期間提供するのが，ほとんどカップル同士の関係が悪化していないケースであれ，関係の悪化が著しいケースであれ，どちらに対しても最適な治療法であると論じている。一方，患者自身は配偶者の支えを求めているものの，相手があまり支持的でないケースや，配偶者は非常に支持的であるにも関わらず，患者本人があまり配偶者との関係に関心を寄せていないケースでは，比較的長期の関係強化療法が最も効果的であるという。夫婦関係に何ら問題がないとき，そもそも存在しない問題に対して介入しようとしているのであるから，関係強化療法がうまくいかないのも当然である。逆に，あまりに夫婦関係が悪化してしまっている場合も，関係強化療法は不毛な試みでしかないであろう。

　行動的カップルセラピーの欠点をあげるとすれば，比較的高度な心理技法を身につけたセラピストでないと治療効果を上げることが難しい点である。セラピストは物資乱用に関する認知行動療法的考え方に習熟しているだけでなく，カップルを対象とした治療に慣れており，生産的な行動変容へとカップルを促していくことができなければならない。行動的カップルセラピーを，修士号をもっているカウンセラーが担当した場合と，学部卒のカウンセラーが担当した場合とで，効果を比較してみたところ，どのカップルもカウンセラーの指導に従うことには変わりがなかったものの，実際に適切な治療をどの程度提供できているかという点では修士号をもつカウンセラーの方が優れていたという（Fals-Stewart and Birchler, 2002）。同じく，レイテックら Raytek, McCrady, Epstein, and Hirsch（1999）によれば，より経験豊富なセラピストのほうが，経験に乏しいセラピストよりも，カップルと良好な治療関係を作りあげることができ，その治療関係の質が治療セッション参加率やセッション修了率と有意に相関していた。

12ステップ・アプローチ

　12ステップ・モデルは世界中の物質使用障害に対する治療哲学の中でも，

最も幅広く用いられているものの一つであり，特にアメリカでは支配的な治療モデルと言ってよい。このモデルは，グループミーティングに参加してもらうことによって社会的支援を強化し，依存症に対処する方法論を学んでもらい，霊性 spirituality への理解を促していくことなど，多くの重要な治療要素を含んでいる。

　12ステップ・アプローチにもとづく治療と他の治療法を直接比較した無作為対照試験がほとんど存在しない中，MATCH研究[訳注40]は画期的な研究であった。MATCH研究では，12ステップ導入法と動機づけ強化療法，認知行動療法の3つの有効性が互いに比較された。その結果，12ステップ・モデルにもとづく治療は他の2つの治療法とほぼ大差ない同等の効果があることが明らかになった（Project MATCH Research Group, 1997a, 1997, 1998）。当然のことながら，アルコーホリクス・アノニマス（以下AA）への参加や，12ステップの実践という点で最も効果があった治療法は12ステップ・アプローチであった。治療後3年目の追跡調査では，調査前の3カ月間，断酒できていた外来患者の割合は，12ステップ・アプローチの場合36％であり，これは動機づけ強化療法や認知行動療法における25％という数字よりは若干高かった。(Tonigan, Connors, & Miller, 2002)。ただ注意すべきは，動機づけ強化療法と認知行動療法の二つはAAミーティングに参加するよう強く勧めたわけでもなければ，断酒を治療目標としていたわけでもなく，むしろ節酒も一つの治療上の選択肢として考えられていたという点である。そのような観点からすれば，むしろ12ステップ・アプローチの治療成績はやや期待はずれという感も否めない。なぜなら，あれほどAAで断酒を唯一の目標として掲げているにも関わらず，実際にそれを達成した患者は3分の1しかいなかったからである。AAが治療目標として「生涯にわたる断酒」を掲げているのは，アルコール症はアルコールを飲み続ける限り生涯進行し続ける疾患である，という疾患モデルをAAが採用しているからである。

　12ステップ・アプローチはどのタイプの患者に最も適しているのであろうか？　怒りや心理的抵抗の強い患者に対しては，12ステップ・アプローチは動機づけ面接に劣るようである（Project MATCH Research Group, 1998）。飲酒に対して許容的な家族や友人をもっている患者の場合は，12ステップ・アプローチのほうが他の二つの治療法より優れていた（Longabaugh, Wirtz, Zweben, & Stout, 1998; Project MATCH Research Group, 1998）。

アルコール依存の程度が重い入院患者の場合は，認知行動療法より12ステップ・アプローチのほうが治療効果は高かった（Project MATCH Research Group, 1997a）。

薬物使用障害

薬物依存患者に対しても，12ステップにもとづく自助グループに参加することは，しばしば勧められているものの，アルコールのみに依存している患者と，薬物依存が主たる問題である患者とを厳密に区別した臨床研究はほとんど存在しない。アルコールと薬物の乱用者が混ざり合った患者群を対象とした研究では，12ステップ・アプローチの有効性が報告されている（Christo & Franey, 1995; Miller & Hoffman, 1995; Ouimette, Moos, & Finney, 1998; Toumbourou, Hamilton, U'Ren, Stevens-Jones, & Storey, 2002）。薬物乱用者を対象とした研究（たとえばFiorentine and Hillhouse, 2000を参照）でも同様の結果が報告されている。コカイン治療共同研究（Crits-Christoph et al., 1999）では，およそ500名の患者が無作為に12ステップにもとづく個人精神療法，個人認知行動療法，支持的個人精神療法，薬物グループ・カウンセリングのいずれかに割り当てられた。治療後1年目の薬物使用状況で各治療法を評価したところ，12ステップにもとづく個人療法が最も優れていた。別の大規模研究では，認知行動療法と12ステップ・アプローチの治療効果を評価するため，物質乱用のため入院治療を受けたおよそ2千人を超す男性退役軍人を対象として調査を行った（36％がアルコールのみ，13％は薬物のみ，51％がアルコールと薬物両方の乱用者であった）。退院後1年目の時点で，どちらの治療法を受けた群も何らかの有効性を示していた（Moos et al., 1999）。唯一，差があったのが断酒・断薬率である。1年後の追跡調査で，12ステップ・アプローチを受けた群は45％が断酒・断薬していたのに対し，認知行動療法の治療プログラムを受けた群は36％にとどまっていた。

他の精神障害を併存している患者の場合

重複障害の患者に対して，果たして12ステップ・アプローチが適しているかどうかは疑問が残るところである。上述したMATCH研究では，12ステップ・アプローチは併存精神症状が比較的軽微な患者の方が効果は高かった。併存精神症状が存在する患者の場合は，12ステップ・アプローチより認知行動

療法のほうが優れているようである。精神症状併存率が高いクラック・コカイン使用者を対象とした研究 (Maude-Griffin et al., 1998) では，12ステップ・アプローチより認知行動療法のほうが効果は高かった。重複障害患者を対象とした他の研究でも，12ステップ・アプローチより認知行動療法のほうが有効であるとする報告が多い (Fisher & Bentley, 1996; Jerrell & Ridgely, 1995)。さらに別の研究 (Penn & Brooks, 2000) によれば，認知行動療法は精神症状に対して有効である一方，物質乱用に対する効果という点では12ステップ・アプローチのほうが若干優れているようである。

メタ分析

AAの効果に関する系統的なメタ分析としては，以下の三つの研究があげられる。エムリックら Emrick, Tonigan, Montgomery, and Little (1993) の研究は，アルコール症患者だけを対象とした研究を扱ったものである。それによれば，12ステップミーティングへの参加は中等度の治療効果が認められ，飲酒量の減少や，社会的機能の改善と関連があるという。トニガンら Tonigan, Toscova, and Miller (1996) およびコフナツキとシャディッシュ Kownacki and Shadish (1999) によるメタ分析では，方法論的に不備が多い研究も稀ではないため，分析の対象とした研究の方法論的な質について特に注目している。方法論的に対照群の設定がしっかりしている研究のみを抽出して分析したところ，AAプログラム終了後の断酒率はさほど高くなかったと結論づけている。コフナツキとシャディッシュ (1999) によるメタ分析によれば，AAを中心とした入院治療（ミネソタ・モデル）は他の治療法よりも特に優れているわけではなく，AAミーティングに参加することと，何ら治療を受けない場合とを比較したところ，AA参加群の方がかえって治療成績が不良であったという。

治療のプロセス

通常われわれは，AAミーティングに参加し，12ステップの考え方を信じ，それにしたがって生きていけば，よい治療効果が得られるだろうと期待する。しかしAAに参加することが，実際にどのようなプロセスを経て治療効果を発揮するのか，という点では未だ不明な点が多い。

12ステップの考え方を信じること 12ステップ・モデルによる治療を受けた後，再飲酒してしまった患者を調査したところ，それまでAAに熱心に参加

し，ハイヤー・パワーを信じる力が強い人の方が，そうでない人より再飲酒の程度が軽かったという（Morgenstern, Labouvie, McCrady, Kahler, & Frey, 1997）。フィンニーら Finney, Noyes, Coutts, and Moos（1998）の研究によれば，12ステップの治療で重要視されている信念や行動という点で評価すると，12ステップのプログラムに参加した患者の方が，認知行動療法を受けた患者より改善の度合いが高かったという。しかしコカイン依存患者を対象とした研究では，薬物使用状況がよい方向に変化する前に，12ステップの考え方に従い，AAの活動に助言通り参加するなどの行動変化が先行する現象は確認できなかった（Crits-Christoph et al., 2003）。この結果について著者らは，12ステップで語られる考え方や行動の変化は，薬物使用状況の改善と同時または改善後に起こるものかもしれない，と論じている。

AAミーティングへの参加 AAやNAに定期的に参加している患者は，不定期にしか参加していない患者と比べて，短期的にはアルコールや薬物の使用状況が改善するという（Christo & Franey, 1995; Fiorentine, 1999; McKellar, Stewart, & Humphreys, 2003; Tonigan et al., 2002）。

物質依存患者のための12ステップグループを対象とした研究は，ミーティングの場で実際に発言したり，各ステップの課題をこなしたり，スポンサーをもつなど，グループに参加する際の積極性の有無について，これまでほとんど取り上げてこなかった。いくつかの研究は，AAグループへの参加率やAAへの参加期間と，治療結果との間には比例関係が成り立つと報告している（Ouimette et al., 1998; Ritsher, Moos, & Finney, 2002）。そして参加期間が長ければ長いほど，断酒成績も良くなるという（Moos and Moos, 2004）。しかし他の研究者はそのような結果を支持していない。たとえばモンゴメリーら Montgomery, Miller, and Tonigan（1995）は，単にミーティングに出席しているだけではだめで，より積極的に参加した場合にのみ飲酒状況の改善がみられると報告している。トニガンら Tonigan, Miller, Juarez, and Villanueva（2002）の研究では，ミーティングへの参加が積極的であろうが消極的であろうが改善効果とは何ら相関性を認めなかったという。

薬物乱用者たちの場合，NAミーティングにただ出席するだけでも，積極的に参加しても，どちらにせよ結果的に薬物使用状況には何ら変化を認めていない（たとえばToumbourou et al., 2002; Weiss et al., 2005を参照）。ただし，ワイスら Weiss et al.の研究では，1カ月間欠かさずミーティングに参加していた

患者は，不定期にしか参加していなかった患者と比較して，コカインの使用日数が少なかったという。さらに，治療期間の前半にミーティング参加日数が多かった患者の方が，少なかった患者と比較して，治療期間の後半でのコカインの使用日数が少なかったという。

スポンサーシップは12ステップ・アプローチの重要な構成要素であり，スポンサーはAAやNAに新たに参加した者に対して助言者や教師の役割を果たしながら，断酒断薬の継続を支援していく。しかしスポンサーシップは，単にスポンサーの援助を受ける新規参加者のためだけではない。シーレンSheeren (1988)によれば，最も安定した断酒を予測する因子は，その患者がスポンサーであることであったという。

節酒と断酒

節酒

25年ほど前までは，完全なる断酒のみが意味のある治療目標であることは，誰もが疑いもしなかった。しかし最近，数多くの研究成果が明らかになるにつれ，かなりの数の問題飲酒者たちが，節度を保ち，問題を引き起こさない範囲で飲酒を維持できることがわかってきた。アルコール症患者には絶対断酒しかないと主張する者たちは，アルコール症は程度の差こそあれ治癒のない疾患であり，AAのミーティングで語られるように，断酒中の者と「酔っぱらいとはグラス1杯の差しかない」と言う。かつてアメリカでは，節酒という考え方は非常に大きな議論を呼び起こし，断酒治療の提唱者たちが，節酒プログラム開発の先駆者であるソベルらSobell and Sobell (1984)に対して感情的な非難を浴びせかけたほどであった。しかしこれまでの研究の結果，今日では，たとえ治療自体は完全な断酒を目標としていても，結果的にかなりの数の問題飲酒者たちが問題のない飲酒へと変わりうることが明らかになってきている。

節酒治療プログラムの基本的な構成要素は，飲酒の自己モニタリング，飲酒回数コントロール訓練（たとえば次の1杯を飲むまでの間隔を少しずつ長くしていく），治療目標の設定，飲酒行動の機能分析（飲酒に結びつきやすいハイリスクな状況の同定を含む），アルコール乱用以外の適切な行動の習得，などである。

節酒治療プログラムの効果に関しては数多くの研究成果があり，これまでの

ところ、少なくとも伝統的な断酒中心の治療と同程度の効果はあることが示されている。プログラムに参加したほとんどの患者はアルコール使用量の制限が可能になっており、また断酒中心の治療に参加したほとんどの患者も、完全な断酒には失敗しているものの、節酒には成功しているのである（Emmelkamp, 1994; Marlatt, Larimer, Baer, & Quigley, 1993; Miller, Leckman, Delaney, & Tinkcom, 1992）。ごく最近では、ウォルタースWalters（2000）が17個の研究を対象としてメタ分析を行い、節酒を目標とした行動的自己コントロール・プログラムは、全く治療を受けない場合よりも効果が高く、断酒を目標としたプログラムと比較しても、特に治療後1年目以降は同程度の効果を認めている。断酒治療の提唱者たちは、節酒プログラムの治療効果は一過性にすぎないと主張することが多いため、治療後1年目の追跡調査結果で効果が同等だったというこの結果は重要である。断酒治療は節酒治療と違って、問題飲酒者よりもアルコール依存にまで進行した患者を対象としたほうが成績はよい、という主張もあるが、このメタ分析ではそれを支持するデータは認められなかった。断酒治療の提唱者たちは、節酒治療の臨床研究はどれも大学や研究所で実施されたものであり、実際の臨床現場で目にするような患者が対象になっていない、と論じることもある。しかしウォルタース（2000）が大学や研究所をフィールドとして実施された研究を除外し、残る8個の研究を対象として行ったメタ分析でも、結果は元の17個の研究を対象としたものと変わりがなかったのである。つまりこれまでの研究結果を見る限り、かなりの数の患者に対して、節酒治療もまた断酒治療に代わる一つの選択肢となりうると言えるのではないだろうか。

　さらに最近、治療目標を断酒ではなく節酒に置いた上で、個人療法の一環として暴露療法を実施した研究が散見される。イギリス（Heather et al., 2000）とオーストラリア（Dawe et al., 2002）で行われた研究では、問題飲酒者たちに対して飲酒量を調節できるように指導する従来の行動的自己コントロール訓練（Hester & Miller, 1989）と、初めから節酒を目標とした暴露療法のどちらが有効性が高いか検討している。それによれば、暴露療法は従来の行動的自己コントロール訓練と同等の効果があるという結果であった。ただ、この研究結果は、あくまで依存の程度が軽度から中等度の問題飲酒者を対象としたものであって、重度のアルコール依存患者は含まれてないことに注意しなければならない。

今後の研究としては、どのタイプのアルコール乱用患者には断酒治療が向いており、またどのタイプには節酒治療がよいのか、という治療適合性の問題が課題であろう。イギリスとアメリカで行われた研究では、節酒を治療目標と設定する際には、依存の重症度、飲酒歴、肝機能検査結果などが重要な判断材料となる、と指摘している (Rosenberg & Davis, 1994; Rosenberg, Melville, Levell, & Hodge, 1992)。残念ながら、それらの判断材料が実際にどれだけ節酒治療の結果を予測する因子となりうるかについては、ほとんどの研究が検討していない。コントロール喪失尺度によって測定された飲酒コントロール喪失の度合いによって、節酒治療が適した患者を判別できるとする研究報告 (Heather & Dawe, 2005) はあるものの、確固とした治療ガイドラインを作成していくためには、さらなる研究成果を待たねばならない。

節度ある違法薬物の使用

ごく最近に至るまで、依存症の専門家の間ではアルコールと大麻以外の乱用物質をほどほどに使用することは不可能であると考えられていた。ヘロインを長期使用し続けると絶対に（たとえば身体合併症や死亡などといった）害が生じる、という見方に対しては、主として理論的な観点から疑問が上がっている（たとえばDavies, 1992を参照）。同じような議論は、節度あるコカインの使用についても沸き上がりつつある。

実際、コカインやヘロインを使用する者たちの中には、節度ある使用が可能となる一群があることが明らかになっている。オランダ (Cohen & Sas, 1994)、スコットランド (Mugford, 1994)、オーストラリア (Hammersley & Ditton, 1994) で行われた研究によれば、休日にのみ気分転換目的でコカインを限定的に使用していた者が、さらに使用頻度を減らすなど、節度を保ったコカイン使用者へと変わることが可能であったという。しかし同じことは使用量の限定がより困難なヘロイン使用者に対しても言えるであろうか？ スコットランドで実施された15カ月におよぶ縦断的地域研究では、対象となった慢性的ヘロイン使用者の多くが過剰な乱用に陥ることなく、比較的軽微な社会的、医学的障害のみで生活できていたという (Shewman & Dalgarno, 2005)。実際、患者たちが呈した医学的障害にしても、その大半はヘロインの使用によるものというよりは、むしろ平行して乱用していたアルコールによるものであった。病院やクリニックに通院しているヘロイン乱用患者とは異なり、研究対象

となった者たちの半数以上が婚姻関係を維持しており（57％），また彼らのほとんどは就労中であった（75％）。

ハームリダクションという観点から見れば，違法薬物の使用に関して依存症分野では完全な断薬のみが強調され続けてきたことに，奇異な印象を覚えざるをえない。あまりに厳格すぎる精神保健政策の裏側には，物質乱用をやめる気などさらさらない重度の違法薬物乱用者たちが無数に存在している。依存症の治療提供者たちが完全な断薬を目標に掲げている限り，乱用者たちはそもそも治療につながりさえしないか，つながっても早期に治療から脱落してしまうのである。完全な断薬ではなく，物質の節度ある使用を治療目標として掲げる方が現実的な患者たちに対する効果的な介入方法を真剣に検討すべきときではないであろうか。

薬物療法

オピオイド依存に対する維持療法

これまでの臨床試験の結果から，メサドン維持療法にはオピエートの使用量を減少させる効果があることが明らかになっている。さらに治療継続性を高め，再発や犯罪活動，死亡率などを減少させる点で，無治療の対照群と比較してメサドン療法が優れていることも，数多くの研究成果が示唆している（Vocci, Acri, and Elkashef, 2005）。前向き研究（Metzger et al., 1993）でも，無治療の対照群と比べてメサドン維持療法を受けていた患者群はHIV感染率が7分の1に減っていた。メサドン・プログラムに参加することで違法薬物の断薬率が改善したという最近の報告もある（Gossop, Marsden, Stewart, & Kidd, 2003）。

レボ・アルファ・アセチルメタドール levo-alpha-acetylmethadol（LAAM）もオピオイド依存に対する維持療法として有効であることは，数多くの研究が言及しているところである（たとえばEissenberg et al., 1997; Fudala, Vocci, Montgomery, & Trachtenberg, 1997; Jones et al., 1998を参照）。メサドンと比べてLAAMの方が脱落率は高いとする報告もないわけではないが，多くの臨床試験では，さまざまな評価基準からみて週3回のLAAM維持療法も毎日のメサドン維持療法と比べてさほど遜色がない結果であった（Clark et al., 2004; Longshore, Annon, Anglin, & Rawson, 2005）。

ブプレノルフィンも有効性が認められている薬剤であり，治療脱落率や違法なオピエートの使用頻度という点ではむしろ若干メサドンに優るようである (Barnett, Rodgers, & Bloch, 2001; Kosten & O'Connor, 2003)。コクラン・レビュー[訳注41]を含め，幅広く研究成果を収集・検討したファン・デン・ブリンクとファン・レー Van den Brink & van Ree (2003) は，メサドンが維持療法として第一選択であるものの，メサドンを十分量使用しても効果に乏しいヘロイン依存患者に対してはブプレノルフィンが代替治療となりうると結論づけている。

　マーシュら Marsh, Bickel, Badger, and Jacobs (2005) はオピオイド依存に対する治療にブプレノルフィンを用いる際の投与回数と治療効果との関係について検討している。それによれば，ブプレノルフィンを毎日，週2回，週3回投与する方法はいずれも治療継続性を促進し，オピオイドやコカインの断薬という点でも有効であった。ただしコカインとオピオイドの両者に依存している多剤依存患者の場合は，メサドンの方が効果は高いようである (Mattick, Kimber, Breen, & Davoli, 2002; West, O'Neal, & Graham, 2000)。たとえば，ショッテンフェルトら Schottenfeld et al. (2005) による最近の研究では，メサドンの治療を受けた患者群とブプレノルフィンの治療を受けた患者群とで比較したところ，違法薬物の使用頻度は時間の経過とともに両群とも低下していったが，メサドン群のほうがオピオイドとコカインどちらの使用頻度もより早期に低下し始め，治療継続期間もより長く，断薬期間もより長く持続したという。

アルコール使用障害

　いくつもの比較対照研究が，通常は何らかの形のカウンセリングや精神療法と併用する形で，アルコール症者に対する渇望抑制剤の有効性について評価している。ナルトレキソンとプラセボ（偽薬）の効果を検討した研究の大半が，無作為にナルトレキソンを投与された患者群の方がプラセボ群と比較して有意に再飲酒率は低いと報告している（たとえば King, Volpicelli, Frazer, & O'Brien, 1997; O'Malley et al., 1996; Rohsenow et al., 2000; Volpicelli, Clay, Watson, & O'Brien, 1995を参照）。どの研究でもナルトレキソンには，過量飲酒の回数を減らし，最初の再飲酒までの期間を延長する効果がみられた。しかしナルトレキソンを対象とした他の臨床試験ではそれほどはっきりとした結果が出ておらず，いくつかの大規模試験では逆に反対の結論さえ出ている (Killeen et al., 2004; Kranzler & Van Kirk, 2001; Krystal, Cramer, Krol, Kirk,

& Rosenheck, 2001; Mann, 2004; Streeton & Whelan, 2001)。それらの研究では，ナルトレキソンの内服を指示された通りに厳密に守った患者のみが飲酒量が減り，再発の危険性も低下する結果を示していた。患者が指示通りに内服しない問題を克服するため，ナルトレキソンの長時間作用型デポ剤も開発された。このデポ剤を使用した群では，プラセボ群と比較して，動機づけ面接の効果をより高める結果が得られたという（Kranzler, Wesson, & Billot, 2004）。

　アカンプロセートについても，数多くの研究がその効果を確認している。大半の研究は，アカンプロセートの内服により飲酒頻度の減少や断酒率の増加がみられたと報告しており，その効果が1年間持続したとする報告もある（Garbutt, West, Carey, Lohr, & Crews, 1999; Kranzler & Van Kirk, 2001; Mann, Lehert, & Morgan, 2004; Verheul, Lehert, Geerlings, Koeter, & Van Den Brink, 2005）。しかし，その有効性はさほど大きいものではなく，平均的なエフェクト・サイズは0.26にとどまっている（Berglund, Thelander, & Jonsson, 2003）。

　アカンプロセートとナルトレキソンは，同じ飲酒行動でも，それぞれ異なった領域に作用する。アカンプロセートはアルコール消費量を減らす効果があり，ナルトレキソンは断酒を継続させる効果を示す。両者の有効性を比較した臨床試験はあまり多くない。それらの試験の結果は確定的なものではなかったものの，おおむねナルトレキソンの優位を示唆しているようである（Kiefer et al., 2003; Rubio, Jimenez-Arriero, & Ponce, 2001）。ルビオら Rubio et al.（2001）はナルトレキソンの方がアカンプロセートより有効であったと結論づけているが，彼らの臨床試験は盲検化されていないため，結果の解釈に際しては注意を要する。偽薬による対照群を設定した二重盲検試験の結果によれば，ナルトレキソンとアカンプロセートの両者とも，偽薬群と比較して再飲酒までの期間と連続飲酒再発までの期間が有意に長くなる効果を示しており，二つの薬剤の間には効果に有意差がみられなかったという（Kiefer et al., 2003）。アカンプロセートとナルトレキソンの両者を組み合わせたほうが効果は最大であった。両者を組み合わせた群とアカンプロセート単剤群とでは治療効果に有意差が認められたが，両者を組み合わせた群をナルトレキソン単剤群と比較すると，効果に有意差はみられなくなった。メタ分析では，ナルトレキソンとアカンプロセートのエフェクト・サイズはあまり大きくなく，それぞれ $d=0.28$ と $d=0.26$ と報告されている（Berglund, 2005）。どの渇望抑制剤が最も有効であるのか，と

いう問いに対する確定的な答えは，アメリカで実施されている大規模な比較試験（「薬物療法と行動療法の組み合わせ研究」the Combined Pharmacotherapies and Behavioral Interventions [COMBINE] study）の結果を待たねばならない。^{訳注42)}

　ジスルフィラムはアセトアルデヒド脱水素酵素を阻害する抗酒剤であり，定期的に内服している人が飲酒するとイライラ感や顔面紅潮，嘔気，嘔吐などを生じる。ジスルフィラムは幅広く用いられ続けているものの，無作為対照試験でジスルフィラムが長期的に断酒率を改善するという明確な結論は未だ得られていないのである。大規模な無作為対照試験がこれまでにいくつも行われたが，多くの患者が毎日規則的に内服しなかったために，有効性を確認することはできなかった（たとえばFuller et al., 1986; Garbutt et al., 1999; Mann, 2004を参照）。ジスルフィラムが治療効果を発揮するのは，患者が定期的に内服するように担当医や家族が絶えず助言や観察を行う場合のみである，という点は未だ十分に認識されていないようである（Fuller & Gordis, 2004）。

　渇望抑制剤とジスルフィラムの効果を比較した研究は乏しい。デ・スーサDe Sousa and De Sousa（2004）はナルトレキソンよりも，ジスルフィラムの方が再飲酒の頻度や重症度を低下させる効果が大きいと報告している。彼らはジスルフィラムとアカンプロセートも比較しており，それによればジスルフィラムの方が再発を減らす効果が高く，断酒期間も有意に長かったという（De Sousa & De Sousa, 2005）。ただし，上述した二つの研究はいずれも非盲検試験，つまり精神科医，患者，そして家族の全員が処方された薬の内容を知っている研究であったことを指摘しておかねばならない。さらに，この研究が実施された国が，特に家族の絆が強いインドであることも重要なポイントである。対象者の90％は妻が内服を監督しており，残る10％も患者の両親が薬を管理していた（De Sousa & De souse, 2005）。患者たちは毎週，グループ精神療法を受けることも可能であったという。

コカイン

　コカイン依存の治療に用いることのできる薬物療法はほとんどないのが現状である。ジスルフィラムはアルコールとの相互作用で非常に不快な反応を引き起こすことにより断酒効果を発揮するが，コカイン依存に対しても有効であるとする対照試験もわずかながら存在する。ジスルフィラムはドーパミンβ水酸化酵素を抑制することにより，結果的にドーパミンを増やし，ノルエピネフリ

ンの合成を低下させる。このドーパミンに対する効果により，ジスルフィラムはコカインに対する渇望を低下させたり，コカインによる高揚感を変容させる効果があるものと推測されている。ジスルフィラムはアルコール乱用を合併していないコカイン乱用者に対しても有用である，とする報告がある（Sofuoglu & Kosten, 2005）。コカイン依存患者に対する無作為対照試験の結果からは，アルコールの使用の有無とは関係なく，コカインの使用頻度や尿検査でコカインが陽性となる頻度を減少させる効果が偽薬と比べて有意に高かったことが明らかになっている（Carroll et al., 2004）。他に，コカイン依存の治療薬として多少とも期待できるものとしては，ナルコレプシーの治療に用いられる中枢神経刺激薬モダフィニルや，抗てんかん薬であるチアガビンやトピラメートなどがあげられる（Kleber, 2005; Kosten, 2005）。しかしそれらの薬剤がコカイン依存に対するエビデンスにもとづいた治療薬であると認められるには，さらなる臨床試験を待たねばならない。

薬物療法を併用することでアルコール使用障害に対する心理療法の効果は増強されるか？

　アルコール依存患者の再飲酒を予防するためには，心理療法と薬物療法を同時に行うことが最も効果的であると言われている。薬物療法の中でも，アカンプロセートやジスルフィラムより，特にナルトレキソンの有効性を支持する研究報告が多い。

　認知行動療法とナルトレキソンの併用効果を調査した研究によれば，その組み合わせのほうが，ナルトレキソンと支持的精神療法あるいは偽薬と支持的精神療法の組み合わせよりもより効果的であったという（Balldin et al., 2003; Heinälä et al., 2001; O'Malley et al., 1992）。オマリーら O'Malley et al. (1992) の研究では，認知行動療法（対処スキルトレーニング）との組み合わせでナルトレキソンを投与されたアルコール依存患者群よりも，支持的精神療法との組み合わせでナルトレキソンを投与された患者群のほうがより高い断酒率を示したという。一方で，ナルトレキソンに加えて認知行動療法を受けた群のほうが，支持的精神療法に平行してナルトレキソンの投与を受けた群と比べて連続飲酒状態を再発する率は低かったという。さらに，ナルトレキソンのデポ剤が動機づけ強化療法の効果を強化したという報告もある（Kranzler et al., 2004）。最後に，ナルメフェン（ナルトレキソンに似た薬理学的特性をもつオピエート受

容体拮抗薬）と認知行動療法の組み合わせが有効であったという報告もある（Mason, Salvato, Williams, Ritvo, & Cutler, 1999）。

　アカンプロセートと精神療法との組み合わせに関しては，どの研究成果も明確な答えを出せていない。デ・ヴィルトら De Wildt et al. (2002) は，アカンプロセートのみの治療に動機づけ面接を3セッションあるいは認知行動療法を7セッション追加しても増強効果は認められなかったと報告している。

　ジスルフィラムの投与によってアルコール症者に対する精神療法の効果が増強するか否かについて調査した研究はごく少数しかない。ある研究は，ジスルフィラムの投与とコミュニティー強化法の組み合わせと，ジスルフィラム投与あるいは12ステップ・アプローチいずれか単独の場合とを比較している（Azrin, Sisson, Meyers, & Godley, 1982）。それによればジスルフィラム投与を組み合わせたコミュニティー強化法の方が，伝統的な12ステップ・アプローチあるいはジスルフィラム投与のみの場合よりも飲酒行動に関してよい結果が得られたという。ミラーら Miller, Meyers, Tonigan, & Hester（1992b）の研究では，12ステップ・アプローチにジスルフィラムの投与を組み合わせた方が，12ステップ・アプローチ単独の場合よりも治療成績が良かったという。一方で，彼らの研究ではジスルフィラムの投与をコミュニティー強化法と併用しても増強効果は認められていない。

薬物療法を併用することで薬物使用障害に対する心理療法の効果は増強されるか？

　薬物使用障害の領域では，薬物療法と精神療法の組み合わせについて調査した研究は乏しい。キャロルら Carroll et al. (2004) はコカイン依存患者を対象に，ジスルフィラムの投与を併用すると対処スキルトレーニングの効果が増強されるか検討している。それによれば，両者を組み合わせてもほとんど増強効果は得られなかったという。

　オピオイド依存患者の場合，尿検査結果に応じて利用条件が変わるクーポン券を用いた随伴性マネージメントと薬物療法との組み合わせが試みられてきた。それらの研究成果によれば，ナルトレキソン（Carroll et al., 2001; Carroll, Sinha, Nich, Babuscio, & Rounsaville, 2002）やメサドン（Preston et al., 2000），あるいはブプロピオン（Poling et al., 2006）などによる維持療法が随伴性マネージメントと組み合わせ可能であったという。先行研究（Woody,

McLellan, Luborsky, & O'Brien, 1983, 1995) では，メサドン維持療法に感情表出型の精神療法を組み合わせた方が，メサドン単独の場合と比べて効果が高いと報告しているが，その結果は他の研究グループの追試による確認を経ていない。

最適な治療法の選択

これまで，患者ごとに治療のニーズを確認し，個別化された治療を提供することができれば，物質乱用に対する治療効果はより高まるのではないかと言われ続けてきた。多くの研究がこの最適な治療法の選択に関する仮説を検証しているが，そのほとんどはアルコール症患者を対象としたものである。

アルコール使用障害

カッデンらKadden et al. (1989) は，退院後の外来プログラムとして，対処スキルトレーニングか相互関係集団療法いずれか一方に，入院治療を終えたアルコール症患者を無作為に割り当てた。集団療法の中で実施される対処スキルトレーニングの内容は，問題解決法や，対人関係スキル，リラクゼーション，負の感情や飲酒欲求に対処するスキルなどの習得である。対処スキルトレーニングと相互関係集団療法のいずれも等しく効果を示したものの，社会適応性が低い，あるいは精神病理の重い（いわゆるB型アルコール症[訳注43]）患者の場合は対処スキルトレーニングのほうがより効果的であったという。一方，相互関係集団療法は，あまり反社会性が強くない患者で効果が高かった。同様の結果は2年後の追跡調査でも確認されている（Cooney, Kadden, Litt, & Getter, 1991）。リットらLitt, Babor, DelBoca, Kadden, & Cooney (1992) による研究でも，B型アルコール症者は相互関係療法より対処スキルを習得したほうが予後は良好で，反社会性の低い患者の場合は逆の結果であった。この研究結果は，すべてのアルコール症者に同じ治療を提供するのではなく，患者のニーズに適合した治療を提供すべきであるという考え方を支持するものである。

精神療法の有効性を検証するために実施された史上最大の多施設臨床研究がプロジェクト・マッチ（MATCH研究）である。それは三つの異なる治療プログラムごとに，どのような患者側の特性がよい治療成績と関連しているのか調査しようと試みた。計画では，二つの互いに関連のある無作為臨床試験が

実施された。一つは外来患者（N=952），もう一つは入院あるいはデイ・ホスピタルで治療を受けて退院後，アフターケアを受けている患者（N=774）を対象としたものである。どちらの患者群に対しても，治療後3年間は追跡調査も行われた（Project MATCH Research Group, 1998）。二つの臨床試験に参加した患者に提供された治療は，（1）認知行動療法を計12セッション，または（2）12ステップ強化法を計12セッションか，（3）動機づけ強化療法を計4セッションのいずれか一つである。その結果，三つの治療法はいずれもアルコールと関連したさまざまな領域で有意かつ持続的な改善効果を示した。三つの治療法はどれも同程度に有効だったのである。不幸なことに，治療の成功と関連する患者側の特性については，有意な因子を発見するには至らなかった。MATCH研究の主要な研究成果については二つの論文の中で公表されている（Project MATCH Research Group, 1997a, 1998）。治療の成功に関連があると研究者たちが推測した患者側のさまざまな特性あるいは変数のうち，理論的に最も妥当性が高く，臨床経験上も最も強く支持されるものは「一次研究用適合変数」（primary a priori matching variables）[訳注44]という名称がつけられた。理論的にも臨床経験上も妥当性にやや劣るものの，予測因子としての有用性が期待されるものは「二次研究用適合変数」（secondary a priori matching variables）と呼ばれた。研究に採用された10個の一次変数のうち，治療期間中のさまざまな調査点を通じて常に治療成績と関連性を示したものはわずかに一つ（精神症状の重症度）だけであり，それも治療後3年間の追跡調査期間に入ると関連性は消失していた。嗜癖重症度指標（Addiction Severity Index）によって精神症状の重症度が軽症であると評価された患者は，12ステップ強化法よりも，認知行動療法を受けた場合のほうが断酒日数は少なかった。ただし，これも外来患者群にのみ認められた傾向であった。当初の予測に反して，精神症状が中等度から重度の患者に関しては，三つの治療法の間で有意差はみられなかった。

　二次研究用適合変数（Project MATCH Research Group, 1997b）については，動機づけ強化療法の場合，認知行動療法と比べて「敵意の存在」が良好な治療結果と関連していることが明らかになった。ただしこれは退院後のアフターケア群ではなく，外来患者群だけに認められた傾向であった。さらに，依存の程度が重度なアルコール依存患者の場合は，12ステップ強化法の治療成績が最も優れていた。一方，依存の程度が低い患者の場合は認知行動療法の治療成績

の方が優れていたが，これはアフターケア群だけに認められた傾向であった。

最後に，シーヴォスら Thevos, Roberts, Thomas, and Randall（2000）は社会恐怖とMATCH研究の結果の関連性について調査している。仮説としては，社会不安を伴うアルコール症者は，12ステップ強化法を受けるよりも，認知行動療法を受けたほうが断酒成果も高いのではないかと彼らは考えた。調査によれば，仮説は部分的に支持される結果となった。認知行動療法は，社会恐怖を伴う女性のアルコール症者で，しかも外来患者群でのみ12ステップ強化法より優っていた。アフターケア群では，どちらの治療法も有意差を認めなかった。

以上のことをまとめると，史上最大の多施設研究に大量の資金が投じられた割には，どの治療法がどのような患者に適しているのか，ということに関して，われわれは依然としてほとんど何もわからないままなのである。注目すべきは，外来患者群とアフターケア群の両群に共通する治療適合因子というものが全く確認できなかった点である。この（ときにタイタニック号の建造にも例えられた）巨大プロジェクトが最も貢献できたことと言えば，本来それが目的としていた治療適合性に関する結果ではなく，むしろ4回のセッションしか行わない動機づけ面接が，12回ものセッションを行う認知行動療法や12ステップ強化法とほとんど変わらない成果をあげることができた，という結果であろう。つまりMATCH研究の成果から，われわれはアルコール依存に対する段階的治療モデルを導き出すことができる。たった4回の動機づけ面接が他の治療法と同程度の効果をもっているのであれば，まずはその動機づけ面接から治療を開始し，4回のセッションを終えても効果に乏しい患者にのみ，より集中的な計12回の認知行動療法または12ステップ強化法を提供すればよいのである。

薬物使用障害

違法薬物の乱用者を対象とした治療適合性に関する研究はほとんど存在しない。治療予後に影響を与える因子についてはわずかながら調査結果が報告されている。コカインについては，依存が重症であればあるほど治療からの脱落率が高く，治療成果も低いことが数多くの研究結果から明らかになっている（Alterman, McKay, Mulvaney, & McLellan, 1996; Carroll et al., 1991; Carroll, Power, Bryant, & Rounsaville, 1993）。コカイン乱用にアルコール依存が併存している場合（Carroll, et al., 1993, 1994b）や，嗜癖重症度指標を用いて測定された精神症状の重症度が高い場合（Carroll, et al., 1991, 1993）はさらに予後

が悪くなるという。逆に，良好な予後を予測させる因子としては，薬物の使用に関する高い自己効力感や，断薬に向けた強い動機づけなどが指摘されている（McKay et al., 1997）。

多剤薬物乱用患者を対象とした研究（Rosenblum et al., 2005）では，認知行動療法だけを提供した群と，認知行動療法に動機づけ面接を組み合わせて提供した群の予後を比較している。両群ともに治療は集団療法の形式で提供された。仮説として提示された六つの予後予測因子のうち，アレキシサイミア（「失感情症」あるいは「失感情言語化症」），アルコールの使用を促進させる人間関係，そして反社会性パーソナリティ障害の三つが治療予後と関連していた。つまり，アレキシサイミアの程度が強い（自分の感情を表現することが難しい）患者や，飲み友達が多い患者，あるいは反社会性パーソナリティ障害をもっている患者は，標準的な認知行動療法だけの方が治療効果は高いという結果であった。アレキシサイミアの程度が比較的低い患者はむしろ動機づけ面接と認知行動療法を組み合わせた治療法のほうが結果は良好であった。不思議なことに，治療開始前に実施した検査で明らかになった動機づけの低さや敵意の存在は，治療結果に何ら影響を与えていなかったという。

臨床場面において治療適合性がなぜ重要なのか

これまでのところ，どのタイプの患者に対してどのような治療法が適しているのか，という治療適合性の問題に関しては，おおまかなガイドラインとなりうる研究成果はほとんど出ていないのが実情である。これは何も依存臨床の分野に限った話ではなく，他の精神保健分野にも共通にみられる状況である（Vervaeke & Emmelkamp, 1998）。これまで実施されてきた研究の成果は，残念ながらほとんど臨床的な意義に乏しいものでしかなかった。MATCH研究では非常に多数の被検者を集め，多くの予測因子が検討されたものの，結果的に報告された数少ない有意な所見はどれも，実際の個々の患者の治療場面で臨床判断に大きな影響を与えるものではなかったのである。MATCH研究ほどの大規模な被験者を集めれば，確かに母集団どうしの小さな差違も統計学的に有意なものとして検出することは，さして難しいことではないのかもしれない。しかし目の前の実際の患者の治療に当たる際には，そのような統計学的データよりも，むしろ次章で扱うような機能的行動分析にもとづいて臨床判断を下した方が，はるかに意味があると思われる。

訳注

訳注36）アメリカの哲学者・臨床心理学者E. T. Gendlin（ジェンドリン：1926～）が創始した臨床心理学の理論。ジェンドリンは，人が自らの体験過程に注意を向ける技法として「フォーカシング」を提唱したため，「フォーカシング指向心理療法」と呼ばれることもある。

訳注37）contingency reinforcementの訳語。ある行動と刺激との関係を「随伴性」と呼び，望ましい行動（たとえば断薬）の後に特定の刺激（たとえば報酬）を与えることで，その行動の頻度を増加させようとする方法。

訳注38）二つの変数の関係（効果）の強さを表す統計学用語。コーエン（1992年）によれば，効果の強さは"d"の値で表され，d=0.2は小さい効果を，d=0.5は中等度の効果，d=0.8は大きな効果を現す。本文の場合，動機づけ面接のd値が小さいということは，動機づけ面接と治療効果との関連性が相対的に弱いことを表している。

訳注39）上述したように，わが国ではメサドンの臨床使用は原則禁止されている。

訳注40）アメリカの国立アルコール症研究所（National Institute of Alcohol Abuse and Alcoholism: NIAAA）が1989年に立ち上げた，アルコール依存症の治療モデルに関する大規模な多施設臨床試験。"MATCH"とは「患者の多様性に適合させたアルコール依存治療」（Matching Alcoholism Treatments to Client Heterogeneity）の頭文字をとった略語。

訳注41）1992年に「コクラン共同計画」としてイギリスで始まり，全世界に広がっている治療・予防に関する医学データベース。テーマにもとづいて幅広く該当する無作為対照研究を収集し，メタ分析を行って医学的意志決定に役立つ情報提供を行っている。

訳注42）1,383名のアルコール依存患者を対象としたCOMBINE研究の結果は2006年に公表された（JAMA. 2006; 295: 2003-2017）。その結果，定期的な診察に①ナルトレキソンの処方を追加した群，②行動療法と偽薬の処方を追加した群，③ナルトレキソンの処方と行動療法の両者を追加した群の三つの群の方が，④偽薬の処方を追加しただけの群と比較して，調査期間中に断酒日が占める割合が有意に高かった。③群と①，②群との間には有意差がなく，ナルトレキソンの処方と行動療法を同時に行っても，相乗効果は認められなかった。また，アカンプロセートは単独でも，ナルトレキソンや行動療法との組み合わせでも，偽薬と比較して有意差がなく，治療の有効性は認められなかった。これらの実験群間の有意差は，1年後の追跡調査では消失していた。以上の結果から，定期的な診察でナルトレキソンの処方を行うことは，行動療法と同じ程度に断酒日数を増やす効果があること，アカンプロセートは有効性に乏しいこと，ナルトレキソンも行動療法も断酒効果は1年ともたず，アルコール依存には継続的な治療が必要であること，などが明らかになった。

訳注43）Baborらが提唱した分類で，Cloningerの2型アルコール症者に対応する概念。若年発症で遺伝負因が強く，依存も重症化しやすい。しばしば反社会的傾向を示す。Babor et al., Arch Gen Psychiatry, 49(8): 599-608, 1992を参照。

訳注44）"a priori"という語は，「実際の治療行為に先立って（研究のために採用された変数）」という意味をもっている。

第4章
症例提示

　第2章ですでに述べたように，患者の援助にあたる際には，その患者が抱えている多様な問題についてそれぞれ十分な分析を行うことが必須である。患者の問題行動の輪郭をつかみ，それに対する治療の効果を判定するためにも，分析は欠かせない手順である。患者の病態を評価する方法は何種類かに分類することができる。まず患者と直接面接することはもちろんであるが，自記式の評価尺度や，患者自身による行動日記，そして多くの場合，患者を取り巻く重要な他者（たとえば配偶者など）からの情報提供なども重要な評価方法としてあげられる。評価尺度は問題行動の概要を知る上でしばしば参考になる。物質使用障害の場合，時間軸に沿って過去へと振り返っていく方法が，過去数カ月のアルコール／薬物の使用量と頻度を大雑把に把握するだけでなく，物質使用パターンの詳細を掘り下げていく上でも有効である（Sobell & Sobell, 1992; Sobell, Toneatto, & Sobell, 1994）。物質使用障害以外の問題（たとえば不安障害やうつ病，パーソナリティ障害，婚姻関係の問題など）が併存する場合は，それぞれの問題に対応した評価尺度を用いることで，必要な情報を収集することができる。たとえば併存する問題がうつ病なら，セラピストは行動面でのうつ症状を評価するために開発された「ベック抑うつ評価尺度（BDI）」（Beck, Steer, & Brown, 1996）を利用することができる。うつ病の治療に役立つものとして，たとえば強化因子となりうるような楽しい活動をどれだけ患者が自発的に行うことができるか評価することが目的の「楽しい出来事一覧表 Pleasant Events Schedule」（MacPhillamy & Lewinsohn, 1982）[訳注45]を用いる場合もある。それ以外にも数多くの評価尺度が存在するが，その具体的な用い方は本章で提示される症例を検討していく際に触れていく。患者が対人関係の問題を抱えている場合は，面接や日記，評価尺度から得られた情報を補完するものとして，

ロール・プレイも貴重な情報源となりうる。たとえば以下のような具体例をみてほしい。

ビルは誰かとケンカをするたびに連続飲酒に陥るパターンをくり返していた患者である。ケンカや口論になると決まって不安を感じると彼は述べていたものの，そのような状況を避けたくはないし，むしろ自分はうまく切り抜けることができる，などと主張していた。セラピストは，実際にそのような状況で何が起こるのかをはっきりさせるためにロール・プレイをしてみることを提案した。セラピストがビルの上司になり，本当はビルのせいではなく，ビルの同僚の責任であるにも関わらず，ビルを批判する役を引き受けた。上司役のセラピストがビルを非難しだすと，ビルは明らかに表情が硬くなり，すぐに上司に向かって言い返した。そうすることでようやく緊張がほぐれたようであった。他の（妻や長男との口論などの）状況についてもロール・プレイしてみると，やはりビルは他人からの批判に冷静に対処できないことが明らかになっていった。たいてい誰かとぶつかるたびに，彼は連続飲酒に入りやすくなるのだった。

解毒

多くの症例では，解毒は本格的な治療に入るための入り口（場合によっては初診時の情報収集＆病状評価を行うための入り口）として不可欠な要素である。なぜなら解毒を経なければ物質使用状況を変えることは困難であり，場合によっては解毒治療をせずにいきなり物質乱用を止めることは危険ですらある。たとえば，医学的に管理されていない状況下で突然アルコールの使用をやめると，多くの場合，離脱けいれんやせん妄，不整脈などの重篤な精神・身体症状を引き起こしてしまう。「解毒」とは，身体依存を形成してしまっている薬物やアルコールから離脱する過程を指し，いきなり物質の摂取を中止する方法もあれば，物質の摂取を漸減していく方法もある。離脱症状を緩和するために薬物療法を併用する場合もある。解毒はそれ自体が物質依存の治療なのではなく，むしろ離脱症状に対する医学的介入に過ぎない。ただ，物質依存の専門病院では，断酒・断薬に向けて動機づけを強化したり，解毒後の物質依存治療施設へとつなげていくことを目的に，解毒プログラムに心理教育などのさまざまな治療的介入を組み込んでいることが多い。

臨床的な評価方法と治療計画の立案

　第3章で触れたほとんどの臨床研究では，マニュアル化された治療プロトコールが用いられていた。物質使用障害におけるマニュアルにもとづいた治療の有効性については，さまざまな研究成果から支持されていることではあるが，実際の臨床現場で役に立つかどうか，という点で疑問の声をあげる研究者もいる。マニュアルを使用することで患者一人一人の個別な対応が困難になり，セラピストの臨床的な創造性が剥奪されてしまう，という批判も存在することは事実である。もちろん治療マニュアルは四角四面に運用されるべきではなく，個々の患者の状態に合った形に微調整するべきであることは言うまでもない。今日，われわれが手にすることのできる物質使用障害に対するマニュアルは，実際の運用に際して必要に応じて柔軟に対応できるような幅をもたせてあるものがほとんどである。

　本章では認知行動療法における機能的行動分析について，実際の症例をいくつも提示しながら解説していくことになるが，その際，分析にもとづいて仮説を一つ一つ検証していく手法が重要な構成要素となっている（Emmelkamp, Bouman, & Scholing, 1993）。患者がそもそも治療を必要とするようになった原因となる問題や病理は何であるのか，そのような問題や病理を存続・維持させている中核的な対人関係のパターンや患者自身の特性はどのようなものなのか，それらを明らかにする方法がマクロ分析とミクロ分析なのである。

マクロ分析

　治療が成功する秘訣は，患者が抱えている問題点の入念な分析である。したがって，どの治療技法を用いるべきか，といった議論の前に，まずは初診時のインテークや評価尺度などの情報を収集し，中核となる問題行動と，それに付随して発生している他の問題について分析を行うべきである。それは精神医学的に正式な診断を下すことと同じではないことを指摘しておきたい。ある二人の患者が，たまたまアメリカ精神医学会の定めた「精神障害の診断と統計の手引き」第4版（DSM-Ⅳ）にもとづいて特定の診断基準を同じように満たすことはありうるが，操作的診断名が同じであるからといって治療法も同じでよいとは限らない。詳細な問題分析を行った結果，患者AはXという治療法が有効

だが，患者BはYという治療法の方が効果的であるということが明らかになることもあり得るのである。問題分析は治療計画を立案する上で不可欠である。患者の主訴はひとつとは限らず，しかもほとんどの場合，複数の主訴の間には互いに機能的な関係が存在している。物質乱用以外に物質乱用患者でよくみられる問題は，不安や抑うつ気分，対人関係上の悩み，経済的なトラブル，そして就労問題である。それらの患者を取り巻く問題を整理していき，まずどこから治療を開始すべきか判断するのがマクロ分析である。

　一般的に，他の問題も抱えている物質乱用の症例では，物質乱用の治療を最優先するのが原則である。しかし患者自身はときにそのような優先順位のつけ方に納得せず，たとえばうつ病や不安障害，あるいは配偶者との関係修復の方を優先したがることがある。そのような場合，マクロ分析はセラピストにとって単に便利な治療の道具であるだけでなく，患者に物質乱用とその他の問題との関係について情報提供し，まず物質乱用の治療を優先するよう患者を動機づけていくことにも利用できるのである。もちろん，物質乱用の治療を優先するからといって，他の問題を無視したり，物質乱用の治療が終了するまで併存障害の治療は先延ばししてよいというわけではない。むしろ物質乱用の治療と平行して他の併存する問題の推移についても観察を怠らず，一定期間，断酒・断薬あるいは節酒・減薬が維持できるにもかかわらず併存障害が残存している場合には，治療の対象として取り上げるべきである。そのような場合，他の専門治療機関に紹介する必要も出てくるであろう。

ミクロ分析／機能分析

　ミクロ分析あるいは機能分析とは，問題行動（たとえば飲酒など）に関してある作業モデルを仮説として立てることであり，そのような仮説から特定の治療的介入が導き出されることになる。機能分析においてセラピストが重要視する問いは以下のようなものである。

* 問題行動が発生するときの前後の状況はどのようなものか？
* 問題行動に伴ってどのような（情動的，生理学的，認知的，行動的な）反応が起こっているのか？
* 問題行動の結果として発生するさまざまな状況のうち，かえって問題行動を強化してしまいそうなものは何か？

セラピストと患者が，治療の対象とする問題行動（たとえば飲酒）について合意に達したならば，まず患者に自己観察日記を作成してきてもらい，問題行動がどのような状況で発生しているのか明らかにする必要がある。観察日記に記載されている内容を検討していくことで，問題行動とそれに関連した重要な出来事（問題行動の前後の状況）との結びつきを見出すことが可能となる。物質使用障害の治療では，患者が自ら，日々感じる使用欲求の程度や実際の使用状況などを観察することにより，セラピストとともに，使用欲求を引き起こしやすい典型的な状況や思考・感情のパターンに気づくことができる。さらに自己観察を通じて，問題行動に引き続いて生じる良い結果と悪い結果についても認識できるようになるのである。このようにして得られた情報は，次に機能分析を行う際に必要な構成要素となる。一般的に，自己観察日記の記載事項は次のような問いに対する答えになっているべきである。

* 問題行動が起こったのは何日の何時頃だったのか？（外的な刺激）
* 問題行動を起こしたときの状況はどのようなものだったのか？（外的な刺激）
* そのような状況にいたとき，あなたは何を考えていたのか？（内的な刺激）
* そのように考えていたとき，あなたはどんな気持ちになっていたのか？（内的な刺激）
* そのとき，何か体のどこかに異常な感覚が生じることはなかったのか？（内的な刺激）
* そのとき，使用欲求の強さは0～100の範囲で数値にするとどれくらいか？（内的な刺激）
* 問題行動の後，引き続いて何が起こり，それに対してどう対処したのか？
* そのような対処行動の結果はどのようなものだったのか？

　問題行動を強化してしまう状況にはさまざまなものがあるが，中でも最も自明なものは，たとえば自己評価の改善などといった正の報酬や，不安や抑うつ気分の軽減などといった負の強化があげられる。しかしセラピストは強化因子の中でも，より微妙なものを見出すことができなければならない。その一例が，いわゆる**イネーブリング行動**である。それは，患者を取り巻く重要な他者たちが何とか患者を助けようとして，物質使用がもたらす悪い結果から患者を守ってしまい，結果的に患者の問題行動を強化してしまうような一連の行動を指す。患者やその周囲の親族・友人たちは，イネーブリング行動が問題行動の発生に

結びついていることに気づいていないことが多いため，セラピストがその存在を認識し，治療計画の中に改善すべき課題の一つとして組み込んでいかねばならない。

宿題を出すこと

　物質使用欲求を記録に残してください，と主治医に言われて，患者は治療のために「宿題」をやらなくてはならない，という初めての体験をすることが多い。認知行動療法では，宿題の提出を定期的に求めるが，それは問題行動に関する詳細な情報を収集するだけでなく，セッションで学んだスキルを繰り返し練習してもらい，新たに習得した行動をセッションの外でも広げていくことが可能かどうか確認することを目的としている。ところが，患者はいつも指示通りに宿題をやってくるとは限らず，課題をこなすように患者を動機づけていくのは，ときに多大な労力を必要とすることがある。しかし，患者に何度も宿題の重要性を訴え続ける必要など本当にあるのだろうか？　訴え続けることと，治療成果には関連が認められるのだろうか？　答えは「関連あり」である。確かに宿題をこなしていくことは，行動変容の過程で重要な構成要素となっているのである。キャロルら Carroll, Nich, and Ball（2005）の研究によれば，コカイン依存患者の治療において，宿題を指示通りにこなしている患者は，治療結果も良好であるという正の相関がみられた。宿題達成率は治療継続性とも有意な関連が認められ，宿題として科せられた課題をすべて修了した患者は，宿題を全くしなかった者や宿題をやろうと試みただけの者と比較して，有意に行動面での対処能力が高く，再使用の誘惑が多い場面でもそれに抵抗できる自信の度合いも高かった。さらに，宿題をすべて修了した患者のほうが，宿題を全くしなかった患者と比べて，治療中および治療後1年間の断薬率が高かった。注目すべき点は，宿題をこなせるかどうかについては，患者の教育レベルや治療に対する動機づけのレベルとは有意な相関が認められなかったことである。むしろ宿題の重要さについてセラピストが患者に何度も説明したり，宿題の内容について患者と繰り返し復習したりする時間の長さが宿題達成率と有意に相関していた。臨床現場からみると，この研究結果は，毎回治療セッションで扱われる宿題を患者がきちんとこなし続けるように強く促すことが，ときには患者側に（そしてセラピスト側にも）不快感を与えることがあったとしても，非常に重要であることを示唆している。

日付と時間	状況 どこにいて、何をしてた？	考え 心の中で何を考えてた？	感情 そう考えてるうちに、どんな気持ちになった？	使用欲求 (0-100) 欲求はどれくらい強かった？	行動 その後、あなたは何をしたの？	結果 あなたの行動の結果、何が起こった？

図 4.1　観察日記の例

治療目標を設定する

　物質依存以外の精神障害，たとえば不安障害や気分障害などの場合，治療目標は初めから明白なことが多い。患者はパニック発作を治したい，あるいは落ち込んだ気持ちを治したいという。もっとも，患者が望む治療結果を生み出すために必要な治療法については，（たとえば暴露療法の具体的な実施方法など）しばしば患者とセラピストとの間で話し合いがもたれることになるが，治療目標それ自体は議論の対象とならないことがほとんどである。一方，物質使用障害の治療では，患者はそもそも問題行動を治す（つまりアルコールや薬物の摂取をやめる）希望などもたないまま治療にやってくることが多い。むしろ，患者側としては，物質の使用量や頻度を少しばかり減らすか，物質の使用をやめることなく何とか物質使用にともなう有害な結果だけは減らしたい，というのが本音である。治療を受けるために仕方なく，表面上はセラピストや病院側の言うとおりに断酒・断薬を目標とする治療方針に従おうとする者も多いであろうが，これは心の底から断酒・断薬を求める姿勢とは根本的に異なるものである。したがって，ほとんどの症例における初期介入とは，患者側の迷いをテーマにして話し合いを重ね，変化への動機づけを高めることが当面の目標となる。

　特にアルコール乱用のレベルであって，依存のレベルには達していないような症例の場合，節酒を現実的な治療目標として設定すべきことも多い。ただ，そのような目標設定が目の前にいる患者にとって現実的かつ可能か否かについては，実際にやってみないとわからない部分が大きい。もし患者が断酒・断薬よりも，節度ある物質使用のほうを希望するのであれば，まずはセラピスト側も患者の希望にそって，節度ある使用が本当に可能か否かを調べる「行動実験」的治療の開始を提案した方がよい。というのも，初めのうちは患者の同意が得られやすい「節度ある物質の使用」を試みてみることが，本当にそれが現実的な目標となり得るのか否かについて患者自身，身をもって知る上で一番の近道であるからである。もちろん実験を始める際には，前もって，そしてできれば書面で，「節度ある物質の使用」の定義や許容範囲について互いに明確な理解を交わしておくことが望ましい。その際，一日当たりの飲酒回数だけでなく，一週間当たりの断酒日数をあらかじめ決めておくことも重要である。参考までに，筆者が用いている治療開始時の契約では，一日に飲む量は最大3杯まで，一週間の間に全く飲まない日は最低3日以上，としている。さらに，たとえ節酒が目標であっても，大量飲酒につながりやすい危険な場所で飲むことはしな

いよう，患者に十分説明しておく必要がある。そのような場所で飲むことは，そもそも大量飲酒の再燃につながる可能性を高めるだけでなく，飲酒に代わる新しい対処スキルを学んでいく上でも妨げとなるからである。

　スーザンは37歳の独身女性で，広告代理店に勤務していた。お酒を飲み過ぎてしまうことを何とかしたい，と自ら希望して受診に至った。乱用の程度がさほど重度でなかったことから，スーザンとセラピストは話し合いの上，まずは4週間の節酒を試みてみることにした。4週後に今回の行動実験の結果を検討して，節酒を続けるか，それとも治療方針を転換して完全断酒を目指すのか決定することもスーザンは了承した。スーザンが決めた節酒条件とは，平日は1日だけ，週末は2日ともいずれも夜飲むこととし，それぞれ最大で一晩に2杯まで，そして飲む時間帯も午後6時から10時の間のみ，といったものである。さらに，セラピストと話し合いの上，仕事上の付き合い（たとえば夕食をとりながらの会合など）や親族の集まりなどでは一切飲まないことにした。いずれの場面もストレスが高まったり，不安になったりすることが多く，結果的に飲酒欲求を強める方向に作用するからである。

　もしセラピストとの合意内容を患者が実行することができなかったならば，「自分は節酒することができる」という患者側の主張は現実を前にして否定されることになる。つまり上記の症例のように，セラピストとの共同作業によって一旦は節酒を試みてみて，結果的に失敗という事態に直面したとしても，それはむしろ断酒への動機づけを強化するためには絶好のチャンスなのである。もちろん，（断酒であれ節酒であれ）治療目標が一度決まった後も，患者が治療の経過中，一貫して目標を守り続けることは難しいことが多い。治療中に何度も患者が迷うことはよくみられるパターンである。そのような場合，迷いについて話題にしないで単に最初の合意目標を患者にくり返し伝えるよりは，むしろ動機づけ面接の技法を用いて治療への積極的な参加を促し，治療意欲の低下を防ぐ方がよい治療結果をもたらすであろう。

使用欲求について患者にどのように説明するか？

　使用欲求の対処法について患者が学んでいく過程については，すでに第2章[訳注46]で実例をあげて説明した。しかし実際の症例をこれから検討していく前に，こ

こでもう一度，使用欲求について説明しておく方がよいであろう。古典的条件づけの主役ともいうべき使用欲求は，かの有名なパブロフの犬を例にして説明することができる。患者に対しては，たとえ使用欲求を感じ始めたとしても，飲酒や薬物の摂取を伴わない限りは，そう長く続くものではない，という事実をまず伝えておくべきである。使用欲求は永遠には続かない。それは現われ，高まり，頂点を迎え，やがて時間とともに消え去っていく。それだけでなく，たとえ使用欲求の引き金となる手がかり刺激が患者を襲ったとしても，その後，実際に物質を使用することで刺激が強化されなければ，刺激が引き金となる力もやがて減弱していき，それに伴って使用欲求の強さも頻度も低下していくのである。使用欲求は（単に「頭の中で起こっているだけ」なのではなく）生理学的なレベルで人を強く揺り動かす力をもっていることを強調するために，筆者はパブロフの条件づけと過量服薬[訳注47]の例を取り上げて，欲求がいかに強力で，かつ耐性の形成と関連しているかを説明することが多い。加えて，アルコールや薬物を大量に使用している患者の場合，パブロフの条件づけと過量服薬との関連について知っておくことは自分の命を救うことになるかもしれないのである。

　人間の身体はホメオスタシス（恒常性）を維持するように作られている。つまり，身体は各器官が最高の状態で機能することを目指して，諸機能が常に一定の範囲を超えないように維持しようとする。たとえばジョギングをしていて体温が上昇することで，個体のホメオスタシスが乱されると，身体は汗腺を活性化して体温を低下させようとする。そしてそのような身体の反応は，体温が正常な範囲に再び戻るまでの間，作動し続けるのである。ホメオスタシスの維持機能をさらに効率化するために，身体はホメオスタシスの攪乱を予測できる手がかり刺激を用いて，事前に反応を準備しておこうとするシステムももっている。

　アルコールや薬物を使用すると，ホメオスタシスは著しく攪乱されるため，やがて身体は物質使用を予測するありとあらゆる手がかり刺激を学習し，迫り来る攪乱に備えようとする。しかし，ホメオスタシスの攪乱を目前に控えた身体は，何をどう準備するというのであろうか？　身体は，アルコールや薬物の摂取によって影響を受ける生理学的機能を，それらの物質がもたらす影響とは逆向きにあらかじめ変えておこうとするのである。たとえば，アルコールを摂取すると体温は上昇する。アルコールの摂取がやがて起こることを示唆する手

がかり刺激を身体が認識すると，身体は前もって体温を下げておくことで，やがて到来するアルコールの影響を相殺しようとするのである．身体がこのように手がかり刺激の学習を通して前もって準備してしまっていると，まだ十分に準備されていなかったときと同じ酩酊効果を得るためには，より多くのアルコールを摂取しなければならなくなる．この現象が，状況特異的耐性 situation-specific tolerance と呼ばれるものである．そして，アルコールや薬物の使用がやがて起こるだろうと予測し，それに対応して身体が事前に生理学的な準備反応を起こしている状態が使用欲求である．このように古典的な条件づけを受けた予期反応が非常に強力な生理学的現象であることを理解するための一例として，状況特異的耐性と過量服薬との関係について述べておきたい．両者の関係性については，これまで数多くの詳細な動物実験や，ヒトを対象としたいくつかの症例報告がなされてきた．特定の生活環境下で薬物やアルコールの依存状態を形成された齧歯類は，従来とは異なる環境に移されてから，大量の薬物を投与されると，それまでと同じ環境のままで同じく大量の薬物を投与された群と比較して，大量服薬によって死亡する危険性が少なくとも 2 倍は増加するという．これは，たとえば薬物乱用を目的に海外旅行に出かける「ドラッグ・ツーリスト」たちの死亡率が高いことと同じメカニズムである．彼らが旅行先で死亡するのは，誤って普段の使用量をはるかに超えた量の薬物を摂取してしまったからではない．彼らが死亡してしまうのは，普段とは異なった状況で薬物を摂取した結果，身体が十分に事前の準備反応を起こすことができなかったからなのである．

　本章の残りのセクションでは，アルコールまたは薬物乱用患者の認知行動療法について，症例に即して解説していきたい．以下にあげた症例の内容はあくまで簡略化したものであり，治療期間中に実施されたすべての介入を含んでいるわけではない．本書の末尾にある付録には，優れた内容の治療プロトコールがいくつか列挙されており，それらの一部はインターネットを通じて無料でダウンロードすることもできる．ただ，それらのプロトコールはあくまで指針にすぎず，そのまま実際の治療プログラムの材料としてすぐに使えるものではないので注意が必要である．実際にそれらのプロトコールにもとづいて治療を行っていくには，本格的なトレーニングと経験豊富な指導者によるスーパーヴィジョンが不可欠である．

症例ピーター

背景と物質使用歴

　ピーターは21歳男性で，大麻の乱用のためわれわれのクリニックに紹介されてきた。ピーターは同胞2名の長子で，下に妹がいる。彼が育った家庭は愛情豊かな一方で，やや過保護な傾向が認められた。18歳のとき，歴史学を学ぶために大学に進学し，それを契機に家を出た。同じ高校出身の二人の男子学生と一緒に大学近くのアパートで共同生活を送るようになり，同時に小さな本屋でアルバイトも始めた。ピーターにとって，大学進学とともに訪れた生活環境の変化は大きく，厳しさを実感するものだったが何とか適応しようと頑張っていた。彼はルームシェアしている他の二人の男子学生以外の同級生とは，あまり交流がなかった。さらに歴史学の勉強も失望に変わりつつあった。授業の内容は，彼が期待していたようなものではなかったのである。大学2年時の大事な試験に落第した後，彼は歴史学を諦めて哲学に専攻を変更した。しかし数カ月もしないうちに，哲学の授業にも出なくなってしまった。彼はフルタイムで書店のアルバイトをこなすようになったが，それも何回か遅刻を重ねるうちに，解雇されてしまった。結局，生活費を賄うことができなくなった彼は，再び実家に戻って両親と暮らすようになったのである。

　ピーターは16歳頃から，主に週末を中心にアルコールや大麻を使うようになっていた。大学に進学後，両親の監督から離れたことで，大麻の使用頻度は増え，入学後数カ月もしないうちに毎日（主として夕食後）吸煙するようになっていた。大学2年になると，彼は昼間から吸うようになった。そして今回，両親と再び同居するようになって，彼は初めて大麻の使用を自分でコントロールできなくなっていることに気づいたのである。それまで，彼は両親の面前で大麻を吸ったり，吸煙後の恍惚状態を曝したりすることは一度もなかったため，両親は彼の大麻乱用について全く気づいていなかった。同居を再開した最初の週は何とか大麻の使用頻度を減らそうと試みたものの，いずれも数日以内に我慢できなくなって再使用に至っていた。数カ月の間，使用欲求と格闘した後，ついに両親の知るところとなり，両親の命令で断薬目的に治療を受けることとなった。

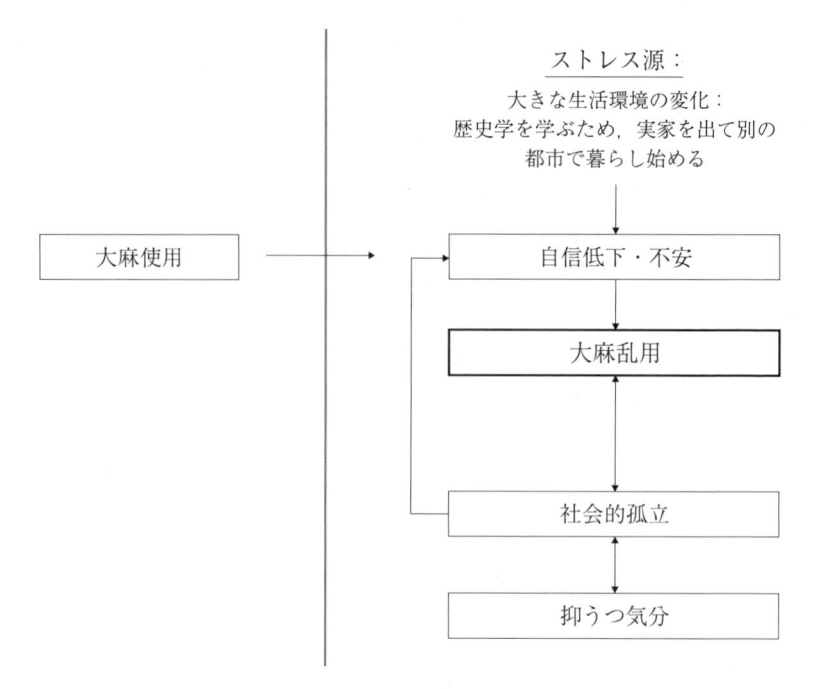

```
                                    ストレス源：
                                    大きな生活環境の変化：
                                    歴史学を学ぶため，実家を出て別の
                                    都市で暮らし始める

  ┌─────────┐         ┌──────────────┐
  │ 大麻使用 │ ──────→ │ 自信低下・不安 │
  └─────────┘    │    └──────────────┘
                 │            ↓
                 │    ┌──────────────┐
                 │    │   大麻乱用    │
                 │    └──────────────┘
                 │            ↓
                 │    ┌──────────────┐
                 └────│   社会的孤立  │
                      └──────────────┘
                              ↕
                      ┌──────────────┐
                      │  抑うつ気分   │
                      └──────────────┘
```

図 4.2　ピーターの問題に対するマクロ分析

初期評価とマクロ分析

　まず，薬物使用の分析目的に改変された時間軸遡及法 Time-Line Follow-Back method を用いて，最近3カ月間の大麻やその他物質の使用状況を評価した。ピーターの場合，大麻以外の薬物は全く使用しておらず，アルコールもほとんど飲んでいなかった。さらに DSM-IV のI軸障害のための精神科診断面接マニュアル Structured Clinical Interview for DSM-IV Axis I Disorders あるいは SCID-I（First, Spitzer, Gibbon, & Williams, 1995a）を用いてピーターの面接を行い，「304.30 大麻依存」という診断を確定した。依存以外の精神障害についてもスクリーニングを実施したが，どの診断基準にも当てはまることはなかった。

　以上の結果と，ピーター自身が大麻使用の増加について語ってくれた情報とを組み合わせて，われわれはマクロ分析を行った。大麻の使用以外に併存する重大な問題は存在しなかったから，当然のことながら治療の目標は彼の大麻使用を変えていくこと以外はありえなかった（図4.2を参照）。

薬物を使うことの利点	薬物を使うことの欠点
短期的： － よりリラックスできる － より良く眠ることができる － 自分の人生がうまくいってないことを考えずに済む － 気分の落ち込みをやわらげてくれる 長期的：	短期的： － 金がかかる － マリファナを吸うことについて両親と口論になる － いろいろなことがどうでもよくなる 長期的： － 両親との関係が悪化していく － 集中力が低下していく － 健康状態が悪化していく － 薬物に手を出さない友人と疎遠になっていく

薬物をやめることの利点	薬物をやめることの欠点
短期的： － お金を節約できる － 両親が喜ぶ 長期的： － 自分の健康にとって良い － 両親と普通の関係に戻ることができる － 人生をやり直すことができる	短期的： － 眠れなくなる － 嫌な気分から逃れられなくなる 長期的：

図4.3　バランスシート

動機づけと解毒

　今回，ピーターが治療につながった直接のきっかけは両親の圧力である。もちろん周囲の圧力であっても治療を開始する理由として問題はないものの，われわれの経験では，そのような外側からの動機づけだけでは，長く困難な回復への道のりを通じて患者を支え続けるのは難しいことが多い。最初の2回の面接では，両親の圧力以外に，何か彼自身の内面から回復を求める動機づけが出てこないものかどうか，長い時間をかけて探っていくことになった。回復に向けた動機づけに関して情報収集するために便利な道具の一つが，バランスシート（貸借対照表）である（**図4.3を参照**）。これは動機づけ面接でしばしば用いられるものだが，機能分析を行う上でも，情報収集の手段として利用可能である。なぜならバランスシートに記載される利点と欠点の内容は，問題行動の結果とほとんど一致しているからである。

治療開始時点で，治療目標に関するピーターの理解は明確であった。彼は少なくとも1年間は大麻の使用をやめていたいと述べていた。なぜそれが彼にとって重要なのか尋ねてみたところ，ピーターは周囲から圧力をかけられていることや，自分自身の断薬希望についてもうまくまとめて話してくれた。もちろん彼は大麻をやめなければならないと強く自覚していたものの，本当に自分の力でそれを成し遂げることができるのかという点（自己効力感）で強い不安も抱えていた。「もし薬をやめてみて，それで失敗したら，自分のことをますます嫌いになってしまう」，という気持ちをぬぐい去れない彼は断薬について迷っていた。そのような迷いに対して，われわれは薬物の使用をやめていく過程で，一度くらい再び手を出してしまったり，依存状態へと後戻りしてしまったりすることは，正常な回復過程の一部であることを彼に伝えた。そしてピーターの大麻使用状況が比較的重度で，過去に使用頻度を減らそうとして失敗していること，彼の自己評価が低いこと，何らかの解毒治療を受けることを彼自身が希望していることなどを総合的に判断した結果，われわれはピーターを外来解毒プログラムに紹介することにした。これは全部で7日間のプログラムで，朝9時から夕方5時まで毎日来院してもらい，医学的な管理下で心理教育を行ったり，断薬への動機づけを高めることを目的としたセッションを提供したりするものである。治療への導入がスムーズにいくように，この解毒プログラムに関する準備セッションを事前に1回もつことにした。そこでは，解毒プログラムに参加していない時間帯，特に夕方以降に薬物を使わないでいるためには何をすればよいのか，ピーターと話し合った。ピーターは，自分の所持金やクレジットカードなどを妹に管理してもらうことにした。さらに，ピーターの断薬を支援してくれる周囲の人々（父や妹，それに実家に戻ってきてから再び仲良くなった旧友）の同伴なしでは，彼は夕方以降外出しないことにして，家で夜をどのように過ごすのか具体的な計画を話し合った。

　このようにしてピーターの断薬生活が軌道に乗り始めてから，最初のセッションが行われた。そこでは，まず嗜癖行動の認知行動療法モデルについて説明した（図4.4を参照）。このモデルによれば，飲酒や薬物摂取行動は学習された行動なのであり，自分の周囲の環境や自分の心の中の感情などの刺激が引き金となって行動が引き起こされ，さらに物質の摂取行動の結果として何らかのよいことが本人にもたらされることにより，行動は強化されていく。以上のような図式的な説明によって，認知行動療法に関する予備知識をもってもらっ

認知行動療法モデル	具体例
状況 ↓ 考え ↓ 感情 ↓ 欲求 ↓ 行動 ↓ 結果	友達と電話で話をしている ↓ 「自分はなんてダメな奴なんだ」 ↓ 悲しい ↓ 全身の筋肉が緊張する ↓ マリファナを買いに出かけて吸う ↓ 悲しい感情が薄れていく（短期的） 自分が情けなく思えてきて， かえって悲しい感情が強まる（長期的）

図4.4 認知行動療法モデルの説明

た上で，さらにピーター自身の体験に近い実例をあげて，理解を深めてもらおうとした。

　セラピスト：認知行動療法のモデルをもっと良く理解してもらうために，具体例をあげてみましょう。確か，何度か大麻を吸う回数を減らしてみようとしてみた，とおっしゃっていましたよね。最後の試みは何カ月か前だとか。
　ピーター：ええ，ただ結局うまくいかなかったんです。最初の2日間はよかったんですが，3日目にまた使っちゃいました。
　セラピスト：一体，どうしてまた使うことになっちゃったんでしょう。何か使う前にあった出来事とか，思い出せることはありませんか？
　ピーター：ええっと……何だか馬鹿らしい言い訳かもしれないんですけど，大学にいたときの同級生か誰かが電話してきて，話しているうちに自分が惨めになってきちゃって，それでまた使い始めちゃったんだと思う。
　セラピスト：あなたはそれを言い訳，と言うけど，認知行動療法の言葉を使って説明すると，こんな感じでしょうか。要するにあなたに電話がかかってきて，大学時代の友達と話していたら，それが引き金になって，何かすごく嫌な気分になるような考えが頭に浮かんできた，ということですよね。そしてその嫌な

第4章 症例提示　165

気分というのが薬物使用欲求の引き金になった．人によっては，たとえば汗をかくようになるとか，欲求は主として生理学的な症状として現われてくることもあるし，あるいは「もう絶対吸うしかない」とか，ある特定の考えとして現われることもある．あなたは大麻を吸いたくなったとき，何かある特定の体の状態になったりとか，あるいは考えが現われてきたりすることがありますか？

　ピーター：そうだな，僕の場合は体の筋肉が何となく硬くなる感じかな．

　セラピスト：なるほど．で，そういうときって気分が落ち込み始めているときで，自分ではどうしていいかわからなくなるんですよね．さらに，自分の体まで大麻を欲しがるようになるから，全身の緊張感が高まって，最終的にあなたは出かけていって大麻を買うという反応をしてしまうんですね．そしてそのような行動の結果として，短期的には，気分の落ち込みから解放される，ということでよろしいですか？

　ピーター：そうですね．ただ，大麻を吸った後って，何となくまた悲しい気分にもなっていくんですよ．ああ折角，吸う回数を減らそうとしていたのに，また結局失敗しちゃったって．

　セラピスト：今，すごく重要なことをあなたは付け加えてくれましたよ．大麻を吸うことは，単に嫌な気分を減らしてくれるだけでなく，失敗したっていう考えの引き金にもなってしまい，その結果としてあなたはまた悲しい気分になる．そしてもしかすると，その悲しい気分が再び引き金になって，もっと大麻を吸いたくさせてしまうんじゃないでしょうか．

　ピーター：そう，何か自分って同じところをグルグル回ってる感じがするんですよね．嫌な気分を減らそうとして「クサ」を吸ってるのに，何かえって罪悪感を感じちゃって，吸ってる自分が恥ずかしくなってくる．そうすると，余計に吸いたくなるんですよ．

　セラピスト：その通り．あなたが大麻を吸うことは，いろんな副作用を伴うんですけど，それは認知行動療法の用語を使って言えば，薬物の使用に伴う負の結果なんですよね．そして負の結果が引き金になって，また薬物に手を出すことになったり，薬物を使い続けることになるのは，よくあることなんです．何か他に，大麻を吸った結果としてあなたに嫌なことが起こったことはありませんか？

ピーター：たとえば，自分が薬物をやってることで，父親と口論になるとか？確かに薬を使った結果として口論になってるのかもしれないけど，でも同時に，「クサ」を吸ったことで親とケンカすると，余計に吸いたくなっちゃうんですよね。

　セラピスト：そうですよね。あなたが言ったことは，まさに薬物使用の結果が新たに薬物使用へと人を駆り立てる刺激源あるいは引き金になってしまうことのいい例なんだと思います。

　ときには実際に紙の上や，ホワイトボードに図式を書き出してみることで，患者が（と同時にセラピストも）認知行動療法モデルをよりよく理解できるようになることがある。さらにピーターのケースでは，われわれは日記をつけることも始めてもらった。その際，彼に対して，ある行動を変えていくためには，その行動がなぜ，どのようにして起こっているのか理解する必要があり，日記をつけることで，重要な情報を集めることができる，と説明した。

　残念なことに，ピーターは日記に関しては助言にしたがってくれなかった。そのため，2回目のセッションでは，日記についてすぐに話しあうことにした。宿題をやってこない理由として一般的なものは，たとえば治療の成功のためにいかに宿題をこなすことが大事であるのか，本人が明確に理解できていない場合や，あるいは宿題をどうやったらいいのかわからない場合，「宿題」というもの自体に何か嫌な連想をしてしまう場合（たとえば過去の嫌な学校体験など），宿題をやった結果として何か嫌なことが起こるのではないかと本人が勝手に思い込んでいる場合などである。ピーターの場合，それは一番最後にあげた理由だった。彼は日記を書き始めると，かえって使用欲求を感じるようになってしまったので，宿題をやるとまた大麻の使用が止まらなくなるに違いない，と彼は勝手に確信してしまっていたのである。宿題をやっていると使用欲求を感じてしまうことは比較的よくみられる反応であり，治療セッション中にアルコールや薬物を使うことについて話したり考えたりするだけで，使用欲求の引き金になってしまうことさえある。どちらの場合も古典的条件づけのよい実例と言ってよい。薬物使用と関連した状況について話したり考えたりすることは，その状況に関連した体験，つまり薬物使用欲求をもう一度呼び起こす引き金となる。そのような反応はある程度は不可避なものであり，使用欲求が絶対に起きないようにと，宿題をやってこなかったり，治療セッション中，表面

的な話題しか話さなかったりすることは、長期的には治療効果に乏しい行動であると、必ず患者に説明しておかなければならない。日記を利用することで、われわれはピーターが宿題をやっていると使用欲求を感じ始める、という状況を確認することができた。ピーターが日記に書き込んでいた状況を振り返ってみると、それは夕食後、夜8時前後であることが分かった。日記をつけることが特に難しかった理由の一つとして、書き込んでいる時間帯が、過去の大麻の使用と密接な関係をもっていることが疑われた。薬物使用欲求に圧倒されることなく宿題をやるためにはどうすればよいのか、ピーターと話し合った結果、彼は日記を書く時間を夜ではなく、朝に移すことにした。さらに、日記を書き終わった後は、何となく残っている使用欲求をぬぐい去るために、必ずジョギングに出かけるようにした。

　解毒プログラムに参加中、ピーターには毎回尿検査を受けてもらった。初めは戸惑っていたものの、やがて検査には、それがあるからこそ、薬物をやめなければ、と思わせる動機づけの効果があることに彼は気づいていった。ピーター自身の求めに応じて、われわれは引き続き2カ月間、毎週1回尿検査を行うことにした。尿検査や呼気検査を用いたり、本人の家族や親友などから情報収集をすることで患者の断薬状況を何重にもチェックしていくことは利点もあれば欠点もある。そして最終的にはセラピストの個人的な好みと、セラピストが所属している治療施設のガイドラインを組み合わせて、実際にそのような厳密なチェックを実施するのか、するとしたらどの程度の期間、そしてどのような条件下で行うのか、などを決めていく他はないと思われる。諸検査や周囲からの情報を総合して断薬状況を確認する利点としては、患者によってはチェックを受けることで（ピーターのように）断薬に向けた動機づけが強まる場合があり、さらには将来、実際に再使用に至ったとき、正直に患者が語りやすくなること（「どうせわかってしまうんだから、自分から告白するよ」）などがあげられる。しかし一方で、このようなチェック態勢は、「私があなたに真実を言うとは信じてくれていないんでしょう」という思いを患者の心に生み出してしまう欠点もある。どのような場合に検査などの外部チェックを用いるべきかを判断する材料として、以下のような臨床上の注意点は役に立つかもしれない。

＊一般的に、患者の物質依存が重度であればあるほど、患者が物質を使ってしまったことや、再び連続使用状態に陥ってしまったことを正直に語るのが困

難になる，と考えた方がよい。認知行動療法の用語では，このような患者の行動は道徳的に解釈するのではなく，むしろ障害の進行過程で学習・強化されてきた行動であると説明される。つまり物質の使用によって何度も他者と衝突してきた患者は，今後の衝突を回避し，他者が患者の物質使用を阻害しようとする可能性を排除するため，患者は自分の物質使用を秘密にしたり，使用の結果生じた問題を小さく見せようとすることに慣れていくのである。物質使用について過去に嘘をついてきた回数が多ければ多いほど，それだけ将来も嘘をつく可能性が高く，それは治療の阻害因子となっていく。

* 患者が治療に入る際の状況は，患者の物質使用状況に関する報告の正直さに影響を与える。たとえば，自発的に治療を望んでいる場合と，司法機関からの指示で治療に入る場合とでは，患者が報告する姿勢にも差が出るであろう。
* 今後の（再）使用が，患者の治療継続にマイナスな影響を与える（たとえば2回再使用したら治療プログラムから一旦はずれてもらう等）ような治療契約を結ぶことも選択肢の一つとして検討すべきである。
* 厳密なチェックの必要性は，患者に提供される治療法の種類によっても異なる。たとえば，外来集団療法では治療開始前に呼気検査を行うことはごく標準的なものとして許容されるであろう。なぜなら集団療法の場合，呼気検査は単に患者個人に対する治療手段の一つであるだけでなく，参加者全体にとって治療の場を安全で，アルコール臭のないものに保つための方法でもあるからである。

　初診時に面接した際に収集した情報と，ピーターの日記に記載されている内容とを総合して，われわれはピーターの機能分析を行った。ピーターは臨床症状としてうつ状態を呈していたわけでも，社会恐怖の診断基準を満たしていたわけでもなかったが，機能分析（図4.5を参照）によれば，負の感情や，他者との人間関係，そして孤独感が彼にとって繰り返し使用欲求の引き金になっていた。

　われわれはピーターと機能分析の内容について話し合い，断薬の方向へと持続的に行動を変えていくために必要な介入について計画を立てていった。その際，とりあえず物質使用の危険性が高い状況を回避する，といった一時しのぎの対策と，比較的時間はかかるものの，本来，依存治療の根幹を成すもの，すなわち新たな対処スキルを学ぶこととを明確に区別するようにした。以下のような状況は，とりあえず比較的容易に避けることのできる部類に入るであろう。

外的な刺激

状況	・自分の部屋に座って何もしていない ・特にどこに行く当ても／何をする目的もなく，外に散歩に出かける ・（街角や映画館などで）他の人たちが楽しそうにしているのを見に行く ・友達と遊ぶ

具体的な日付や時間	特定の場所	特定の人	他の条件
・午後8時以降 ・週末の午後3時頃	・売人が住んでいる所	・売人と会う ・他人が大麻をやっている姿を見る	・手元に金を持っている

↓

内的な刺激

考え	感情	体の感覚
・大学を中退した ・自分は人生の落伍者だ ・自分は無価値だ ・自分は孤独だ ・周囲の人たちは自分のことをダメな奴と思ってる	・悲しい ・不安	・なし（今のところ）

↓

使用欲求

身体面	認知面	行動面
・筋肉が硬くなる ・胃に違和感が生じる	・今すぐ吸わなきゃ！ ・大麻を吸えば楽になる	・落ちつきがなくなる

↓

物質使用行動

物質の種類	物質の使用量	物質の使用方法
・大麻	・1日6本くらい	・吸煙

↓

結果

	良い結果	悪い結果
短期的	・リラックスできる ・悲しみが減る ・不安がまぎれる ・よく眠れる	・お金がかかる ・物事がどうでもよくなる ・両親とケンカになる
長期的	・何もない（今のところ）	・自己評価が下がる ・両親との関係が悪化する ・孤立する ・集中力や健康状態が悪化する

図4.5　ピーターの大麻使用に関する機能分析

＊夕食後に外出すること（3週間は外出を避ける）
＊明確な目的や行き先もないのに日中外出すること
＊高額な現金を自分の財布に入れておくこと
＊暇な時間があまりに多く，昼間に特にやることがないこと

　ピーターの対処スキルを強化することに関しては，まず使用欲求を抑えるスキルの習得に集中してもらうことにした（スキルの詳細については第2章を参照）。さらに，後ろ向きな考え方や気分の落ち込みに対する対処法も組み合わせていった。ピーターにとって使用欲求に対処する最も効果的な方法は，誰か（特に妹）と欲求について話をすることや，何か活動する（部屋を掃除する，ジムに行って運動する）ことで気を紛らわすことであった。
　落ち込んだ気分に対する最も効果的な介入は，何か活動を起こすことであった。ピーターは後ろ向きな考えや気分の落ち込みにはまってしまうと引きこもる傾向があり，それによって孤独感が強化され，さらに引きこもり状態を強めることにつながっていた。そして引きこもり状態は（再）使用につながりやすい危険な状況の一つであった。われわれは，昼間から引きこもり状態に陥らないよう，ピーターに何か行動を起こすように促した。

　セラピスト：つまり，他の人々との交流から身を引いてしまい，後ろ向きな考えが浮かんでくると，ますます活動的でなくなってしまうというパターンによって，あなたはますます気分が落ち込んでしまい，余計にまた薬物に手を出す危険性を高める結果になっていませんか？
　ピーター：そうですね。わかりますよ。でもそれは過去の話です。確かに大学では周囲から完全に引きこもって，脳みそを煙の中に突っ込んでた日々を送ってて，かえって余計に気分が落ち込んでしまったのは事実です。でも今はというと，活動的でないのは，何もやることがないからなんですよ！
　セラピスト：それは新たな問題ですよね。嫌な気分のときに引きこもることとは違う理由だけれども，今，あなたはあまり活動的でない日々を送っています。そのせいで，あなたはあまり毎日が楽しくないし，自己嫌悪が強まる結果になっているんじゃないでしょうか。だけど，どうしてあなたは今，自分を変えることができないんでしょう？　自分で仕事を探しに行ったり，ボランティアの仕事とか，とにかく何か昼間できることをみつけてみることはできませんか？

昼間やることを探すようピーターに促したことで，彼は新たに不安を抱えることになった（「誰が俺を雇ってくれるっていうんだ？」「もし仕事が長続きしなかったらどうしよう。両親や妹は俺のことを何て思うだろう？」）。しかし治療の最終段階で，ピーターはようやく仕事を探しに行く勇気をもつようになったのである。

認知的再構成

大学生活の失敗について考えることは，ピーターにとってしばしば使用欲求の引き金になっていた。われわれは何度かセッションの中で，そのような非機能的な信念をテーマにソクラテス的対話を重ね，現実と信念との関連性に疑いを挟むことを試みた。それと同時に，大麻を吸うことで後ろ向きな考えや感情にうまく対処することができる，というピーターの思い込み（「大麻を吸えば気分が良くなる」，「大麻がなければ自分の悲しみを乗り越えることなんかできない」）についても，われわれは話題にした。このように認知的な再構成を行った結果，ピーターは自分が落ち込んでいるときに思い出すことができるように，いくつかの健康な考え方をカードに書き込んで，いつも持ち歩くことにした。

* 大学を中退したからって，自分は悪い人間なんじゃない。なぜなら悪い人間とは，嘘をついたり，物を盗んだり，わざと人を傷つけたりする奴のことなんだから。自分はそんな人間じゃない。
* 気分の落ち込みは，ずっと続くわけじゃない。むしろ，薬物に対する欲求と同じように，すぐに過ぎ去っていくものだ。
* 明日には違った気分になってるさ。
* 何年も大麻を吸うことで自分の問題を解決しようとしてきたけど……それで実際に自分はちっともよくなってないじゃないか。

家族やパートナーの関与

ピーターは家族と同居しており，家族の憂慮が今回の受診の重要なきっかけになっていることから，セラピストは家族同席のもとでのセッションを提案した。しかしピーターはあまり乗り気でないようであった。両親を呼ぶことは強い情動とマイナス思考の引き金になっていた（「実家に戻ってくるだけでも両

親にとって迷惑だったろうに，自分の治療に同席してくれなんて頼むのは無理だ！」)。動機づけ面接や認知的再構成を実施したが，それでも彼の考えは変わらなかった。そのため，われわれは一旦この話題を保留にして，後でまた話し合うことにした。ただ，ピーターは自分の妹を呼ぶことには積極的だった。ここ数週間，ピーターの予想に反して彼女は兄を批判することなく，心の支えとなってくれていたのである。そこで，2週間以内に妹同席のもとでのセッションを開くことにした。一般的に，家族や親友など，本人を取り巻く重要な他者に治療に関与してもらうことは望ましいことである。ただ，実際にパートナーや，他の家族のメンバー，親友，親しい同僚などの中で，誰をキーパーソンとして呼ぶか決めるのは必ずしも容易なことではない。選択する際に重要なことは，その人が患者にとって親しい人であり，治療に協力的で，かつその人自身がアルコールや薬物を乱用していない，という点である。セッションを成功させるために，われわれは通常，患者自身と一緒にセッションの計画を練り上げ，具体的なセッションの達成目標を設定することにしている。原則として同席セッションを実施する際，われわれはキーパーソンを呼ぶのは患者自身にしてもらっている。もし患者が呼ぶことをためらうのなら，治療セッションで患者とロール・プレイをして，キーパーソンをセッションに誘う練習を行う。さらにわれわれは，キーパーソンが誤った希望を抱いたり，予期せぬ流れに戸惑ったりすることを防ぐため，患者を通して事前に同席セッションの具体的な目標についてキーパーソンに理解しておいてもらうようにしている。

再発に対する心の準備

再び薬物に手を出してしまう可能性について，患者に心の準備をしておいてもらうことは治療上，重要なことである。というのも再発は最終的な治療結果というよりは，むしろ学習過程の一部だからである。当然，そのような可能性を口にすることは，セラピストと患者（そして患者の家族など）との間にある種の抵抗感を生み出すことも稀ではない。ある人は，「再発を意識させることによって，かえって再発の可能性を高めているのではないか」と懸念し，またある人は，患者が断薬し続ける能力や決意を過小評価しているのではないか，と気色ばむこともある。

ピーターは再発について話し合うことを非常に嫌った。彼の心の抵抗感を少しでも減らすために，われわれは再使用について心の準備をしておくことを，

車のトランクに救急箱を常備しておくことと対比させて説明するようにした。救急箱を置いておくからといって，別に運転手は絶対交通事故が起こると思っているわけではなく，ただ万が一事故が起こったときに役立つから置いているのである。ピーターは再発の際に開封するよう自分宛に書いた手紙を用意するなど，いくつかの方法を組み合わせて対処しようとした。手紙の中で，ピーターはここ数カ月の断薬治療の努力と，大麻を止め始めてから彼の身に起こった良いことを書き綴っていた。

治療成果

ピーターの大麻依存に対する治療は順調に進んだ。治療期間中，一度再使用に陥ったが，その後ずるずると乱用が続くことなく回復の道へと戻っていった。治療終結時に，われわれは断薬中の患者を対象としたアサーティブ集団トレーニング・プログラムにピーターを紹介して，彼の対人関係スキルの向上に役立ててもらうようにした。治療後6カ月目においても，ピーターは依然としてクリーンを保っており，一度も再使用に至っていない。何度か就職活動に失敗した後，彼は町内の書店でパートの仕事をみつけることができ，来年にはもう一度大学に挑戦してみたい，とも述べていた。両親との同居も続いているという。

症例ジャン

背景と主訴

ジャンは46歳の独身男性で，建設作業員である。子どもはいない。彼はアルコール依存と不安症状のため，当院外来に紹介されてきた。ジャンは3人兄弟の末っ子だった。彼の語るところによれば，自分の子ども時代は暗かったという。彼の父もアルコール症で，母はどうやら恐怖症をもっていたようである。父はジャンが20歳のときに他界し，それから数年もたたない内に今度は母も亡くなった。母の死後，彼と兄姉は互いにほとんど交流がなくなってしまった。ジャンの初飲は17歳頃である。21歳の時点ですでに週数回は大量飲酒するようになっており，30歳以降はほぼ連日飲酒していた。34歳時，彼のもとをガールフレンドが去っていき，その直後，人員削減の対象となって職も失った。そのような最も辛い時期に，彼はパニック発作を起こすようになり，公共交通機関を避け始めた。その後，症状は広場恐怖のレベルにまで拡大していった。

過去の治療歴

25歳のとき，ジャンはとある依存症治療施設で外来治療を自ら希望して受けるようになった。当時，週末に飲む量の多さに自分自身危機感を覚えるようになり，もしかすると自分も父のように命を落としてしまうのではないかと恐れるようになったのである。彼は外来主治医から薬（ジスルフィラム）を処方され，何度かカウンセラーとセッションを重ねた。3カ月間，断酒できていたが，その後治療に通わなくなり，抗酒剤を飲むのもやめてしまった。以降，約一年間は節酒していたが，次第に飲酒量が増えていき，30歳の時点で連日大量飲酒する状態に戻っていた。最初のパニック発作を発症してから4年後の38歳のとき，ジャンはパニック障害と広場恐怖の治療を求めて自ら病院を受診した。そこでの治療はセラピストの指示にもとづく暴露療法だったという。病院での初診時，彼は自分にアルコールの問題があることを秘密にしていた。というのもアルコール乱用があるとパニックの治療が受けられなくなると友人から聞いていたからである。実際に治療が始まり，治療プログラムには熱意を感じていたジャンであったが，ほとんど効果を上げることはできなかった。彼は飲酒せずに宿題をすることができなかったからである。

評価

われわれがジャンに会ったとき，彼は連日，1日当たり10～16杯もの飲酒をくり返していた。われわれは，これまでの飲酒量と頻度を確認するとともに，直近の飲酒パターンを把握するために，自己モニタリング記録もつけてもらうようにした。さらに，われわれはSCID-Iを用いて「303.90 身体依存を伴うアルコール依存」，という診断を確定した。飲酒をコントロールする自信をジャンがどの程度もっているのか測定するためには，「状況に対する自信度質問票 Situational Confidence Questionnaire (SCQ)」を使用した（Annis & Graham, 1988）。すると彼は，（社会的なプレッシャーのかかる）飲酒を断りにくい状況や，何らかの身体症状を感じたときには，断酒を続ける自信がほとんどないようであった。

ジャンの不安や抑うつ症状に対する簡易スクリーニングは初診時に行い，SCID-Iや質問票を用いた正式な評価は断酒1カ月目に実施した。診断確定のためにはSCID-Iを使用し，「301.21 広場恐怖を伴うパニック障害」と「300.23 社会恐怖」の二つの診断がついた。初診の際にも，断酒1カ月目の時

点でも，うつ病の診断基準を満たす所見は得られなかった。パニックと関連した身体感覚や認知について，より詳細な情報を得るため，われわれは「身体感覚質問票Bodily Sensation Questionnaire (BSQ)」(Chambless, Caputo, Bright, & Gallagher, 1984) と「広場恐怖認知質問票Agoraphobic Cognitions Questionnaire (ACQ)」(Chambless et al., 1984) を実施した。BSQの結果，ジャンを最も不安にさせる身体感覚は，動悸，胸痛，手足や他の身体部分の感覚麻痺，息苦しさ，かすみ目，発汗，離人感，自己自身からの疎外感などであった。ACQによれば，ジャンのパニック発作と最も関連性が高い認知は，「自分は恐怖で体が麻痺してしまう。自分自身をコントロールすることなどできなくなる。心臓発作を起こすに違いない。気絶してしまう」といったものであった。われわれは更に，「社会恐怖および不安尺度Social Phobia and Anxiety Inventory (SPAI)」(Beidel, Turner, & Stanley, 1989) を用いて，彼の社会不安についてより詳細な情報を収集しようとした。彼の不安は，主として初対面の人や上司と接しなければいけない状況で発生していた。ジャンはいかなるうつ病性障害の診断基準も満たしていなかったものの，治療経過中，われわれはBDIを用いて彼の気分についてもチェックし続けた。治療開始後4週目のBDIは18で，6週目には26になっており，中等度の抑うつ気分の存在を示唆していた。われわれは「パーソナリティ診断質問票Personality Diagnostic 〔訳注48〕 Questionnaire-4 (PDQ-4+)」(Hyler, 1994) も使用して，パーソナリティ障害の有無についても確認した。その結果，ジャンは「301.6回避性パーソナリティ障害」の診断基準をすべて満たしていた。

マクロ分析

症例ジャンの場合，四つの問題が同時進行で互いに影響を与え合っていた。最初の問題はジャンの飲酒である。加えて彼のパニック発作とそれに関連した広場恐怖による回避行動，そして社会恐怖，抑うつ気分があった（図4.6参照）。われわれは，ジャンが飲酒によってかえってパニックや社会恐怖の症状を悪化させており，さらにはパニック発作や社会不安に対してより効果的な対処行動を学ぶ機会を飲酒が奪っている，という仮説を立てた。また，ジャンの飲酒やパニック発作，回避行動，社会恐怖などがすべて彼の抑うつ気分の原因となっている，とも考えた。そしてもしジャンが断酒し，パニック発作や回避行動，社会恐怖などが（断酒による直接的な効果か，あるいは他の追加的な治

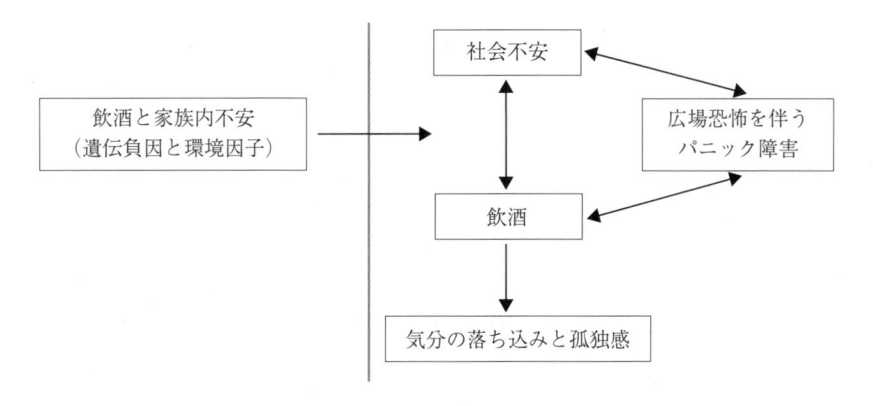

```
        ┌──────────┐
    ┌──→│ 社会不安 │←─┐
    │   └──────────┘  │
    │        ↕        │
┌────────────┐   ┌──────────────┐
│ 飲酒と家族内不安 │   │ 広場恐怖を伴う │
│(遺伝負因と環境因子)│──→│ パニック障害  │
└────────────┘   └──────────────┘
    │        ↕        │
    │   ┌──────────┐  │
    └──→│   飲酒   │←─┘
        └──────────┘
             ↕
     ┌────────────────┐
     │ 気分の落ち込みと孤独感 │
     └────────────────┘
```

図4.6　ジャンのマクロ分析

療によって）消失すれば，抑うつ気分もまた改善するであろうと予想した。このような問題分析にもとづいて，われわれはまず断酒を最初の治療目標に設定した。次に，われわれはパニック発作と回避行動，社会不安という問題群の中で，前者二つを第二の治療目標として選び出した。なぜならそれら二つがジャンにとって最も普段の生活に影響を与えている障害だったからである。ジャンの抑うつ気分については治療対象にするのではなく，あくまで治療経過中のモニタリングのみ行った。もし抑うつ気分がより重症化したならば，われわれは仮説を変更し，それに対する治療も導入する方針であった。

変化への動機づけと解毒

評価と平行して，われわれはジャンに対してアルコール使用と不安症状は互いに関係があるということを教育し始めていた。そしてこのような情報提供を行いながら，われわれは1カ月の断酒期間を提案した。断酒後に彼の不安症状を再評価し，それが残存している場合には，直接彼の不安症状や回避行動を対象とした治療的介入をアルコールの治療に組み合わせる必要があったからである。数回にわたる面接の中で，われわれはこのような治療方針について話し合った。ジャンは，自分の不安が未だ「完全に治っていない」にもかかわらず，先に断酒することに非常に抵抗感を示していた。彼は，最初に不安に対する治療を行い，その後にアルコールの治療に入ることを主張しつづけた。それに対してわれわれは，パニック発作の原因となっているのがアルコールなのか，それともアルコールの使用とは関係なくパニック発作が起こっているのか，現段階

では未だ分からない、と繰り返し説明した。そしてこれまでの経験上，不安に対する対処行動として飲酒し続けている患者に対していくらパニック発作の治療を提供しても，あまり効果がないということもジャンに伝えた。やがてジャンは，これまでアルコール問題を隠してパニック障害の治療をしてきても効果が上がっていなかったことを認めざるを得なくなっていった。

そして3回目の面接が終わった後，ジャンはようやくアルコール乱用をまず治療対象として，断酒を試みてみることに同意した。われわれは2週間入院して解毒プログラムを受けるという選択肢もあることを彼に伝えたが，社会不安の強いジャンにとってそれは論外であった。こうしてジャンは自宅近くのかかりつけ医のところで，最初の数日間はベンゾジアゼピン系の精神安定剤を処方してもらい，さらに抗酒剤を継続的に処方してもらいながら外来での断酒と解毒を行うことになった。

ジャンの飲酒行動に対する機能分析

初診時の問診で得られた情報と，ジャンの日記記録の内容とを総合して，われわれは機能分析を行った（図4.7を参照）。ジャンのアルコール使用はいくつかの外的な刺激（仕事を終えた後，特定の時間に帰宅すること）や内的な刺激（ある種の身体の感覚や不安を呼び起こすような考え）が引き金になって生じていた。そして彼の飲酒は，アルコール摂酒後の（短期的な）不安の軽減によって強化されていたのである。

使用欲求への対処と実生活内の暴露

治療が始まって最初の2週間，ジャンには使用欲求を感じたときの対処法として，これまで彼が経験してきたアルコールの使用による害を思い出すとともに，何らかの気分転換を図るやり方を学んでもらった。断酒期間が4週間を過ぎても不安症状は軽減していないことから，パニック障害や広場恐怖，社会恐怖はアルコール使用と関係のない独立した障害であることが明らかになってきた。この結果を受けて，事前に話し合っていた通りに，われわれはジャンのパニック発作と回避行動に注目した。そしてジャンの回避行動に対処するため，実際の生活で実施する標準的な暴露療法と反応妨害を組み合わせて提供することにした。まずジャンには暴露を実施する際の指標として，不安を引き起こす状況の一覧表である不安階層表を作成してもらった（Emmelkamp, Bouman,

外的な刺激

状況	・仕事を終えて帰宅する ・一杯お酒を勧められる ・自宅に一人きりで過ごしている ・見知らぬ人と接する		
具体的な日付や時間	特定の場所	特定の人	他の条件
・平日 18 時頃 ・週末の 13 時頃	・バー ・スーパー	・ウィリアムとスティーブ（友人）が酒を飲んでいる姿を見てしまう	・なし（今のところ）

↓

内的な刺激

考え	感情	体の感覚
・発作が起きそうだ ・自分のことをコントロールできなくなってしまう ・周囲の人は自分のことを変な奴だと思うだろう ・人生には夢も希望もない	・不安 ・悲しい	・動悸 ・胸痛 ・息苦しさ

↓

使用欲求

身体面	認知面	行動面
・発汗 ・口渇	・とにかく一杯飲まなければいけない	・爪を噛む

↓

物質使用行動

物質の種類	物質の使用量	物質の使用方法
・アルコール	・10～16 杯くらい	・

↓

結果

	良い結果	悪い結果
短期的	・不安が軽減する ・抑うつ気分が軽減する	・なし（今のところ）
長期的	・何もない	・不安症状が悪化する ・抑うつ症状が悪化する ・孤立 ・自己嫌悪が強くなる ・健康状態が悪化する

図 4.7　ジャンのアルコール使用に関する機能分析

& Scholing, 1993)。パニック発作に対する暴露療法を行っている間，抗酒剤の内服は継続してもらった。というのも，彼は回避したくなるような状況に暴露された際，不安に対処しようとしてアルコールに手を出す恐れがあったからである。まずジャンは，最も人混みの少ない午前中に近所のスーパーに出かける練習から暴露を始めた。やがて同じスーパーでも混雑の度合いが強い夕方に出かけるようにして，徐々に暴露のレベルを上げていった。ジャンにとって実際に暴露療法を行うことは辛そうだったが，治療を始めてすぐに，自分自身にとって役に立っていることが実感できているようでもあった。一人でスーパーに買い物に出かける恐怖心を克服すると，ジャンは毎週土曜日の午前中，新鮮な果物や野菜を買いにスーパーに出かけるようになった。このような暴露療法の実施後，ジャンのパニック発作は頻度も強さも軽減していった。

再発予防プラン

　断酒期間が7週間に達したとき，ジャンは今後も抗酒剤を続けるべきかどうか疑問を呈するようになった。それに対してわれわれは，暴露療法を行っている間は服用し続けるよう助言した。しかしジャンは使用欲求に対する自分の抵抗力を試してみたい，と主張して譲らなかった。動機づけ面接をくり返しても彼は主張を曲げようとせず，結局，抗酒剤の服用をやめてしまい，最初の数週間の間に何回か再飲酒するに至った。再飲酒の引き金となったのは，酒を勧められる場所に出かけてしまったことであり，彼は断ることができなかったのである。ジャンが今回の再使用から学んだ最も大事なことは，アルコールの再使用によって彼のパニック発作の頻度と強度が直ちに増悪し，その後，回避行動も強まってしまったことである。ジャンは再使用から完全な連続飲酒状態へと落ち込んでいかないように，さまざまな方法を学ぶようになった。一つは，彼の断酒を支えてくれる親友たちと連絡を取り合うことである。もう一つは，一晩中大量飲酒した後に日中ベッドに閉じこもるのではなく，朝からしっかり起きて家事をこなすことである。家事は彼の最も苦手な分野だったが，一度やってしまえば彼の自己評価を高める効果があった。

アルコールを断るスキルの練習

　ジャンがアルコールの再使用に陥った状況を分析してみると，そのほとんどが誰かにお酒を勧められる場であることが明らかとなった。そのため，われわ

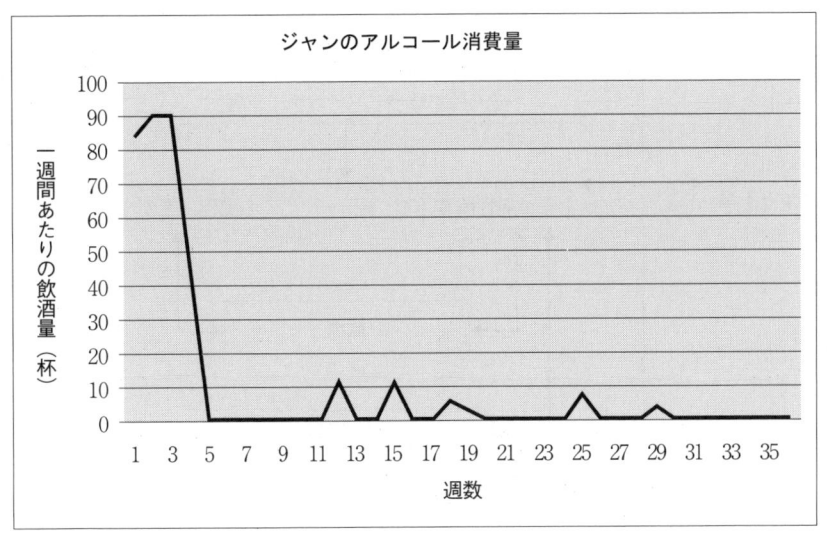

図 4.8　治療中のジャンのアルコール再使用

れはロール・プレイを用いてそのような状況を再現し，ジャンに酒を勧められても断る練習をしてもらった。「いりません」とはっきり答え，一度そう言ったらそれを言い続けること，そしてそれでも周囲がアルコールを勧めるなら，その場を立ち去ることをジャンは学んでいった。

治療成果

ジャンは飲酒行動を変えていくことに成功した。治療中，数回の再使用は認められたものの，完全な連続飲酒状態に陥ることを回避することは可能であった（図4.8を参照）。治療期間の最後の2カ月では，彼はほとんどの店に出入りできるようになり，公共交通機関やエレベーターを利用し，混雑する場所にも出かけられるようになっていた。初診時19点あった彼のBDIは，やがて正常範囲内である4～7点の間で安定的に推移するようになった。やがて彼は社会恐怖の治療を継続する必要はない，と決断した。治療終結後，6カ月の時点で，ジャンは3回アルコールを使用していたが，時々抗酒剤を服用しつつ，再発予防プランで学んだ方法を用いることで，連続飲酒に陥ることを防ぐことができた。彼のパニック発作や回避行動はほぼ消失したままで推移し，抑うつ気分の増悪も認められなかった。彼の対人緊張は残っていたが，日常生活を大きく妨げるものではなかった。

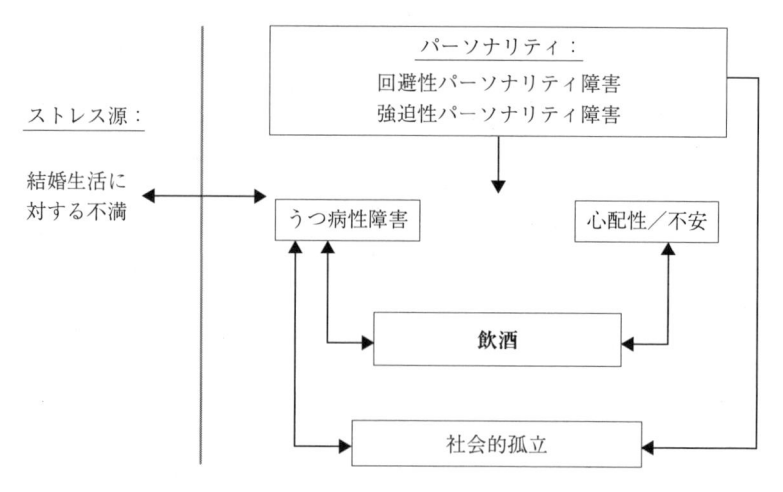

図 4.9　ダイアンの主訴に関するマクロ分析

症例ダイアン

主訴

　ダイアンは52歳の既婚女性で，子どもはいない。最近では夫のミックを日に数回，仕事中でも呼び出し，寂しさと飲酒欲求を訴えていた。ミックは仕方なく，ときには仕事を中断して帰宅し，彼女の側についてあげていた。これまでは夫が側にいてくれると彼女は飲まずにいられたが，今やミックが家にいるときにも酒に手をだすようになっていた。

　この4年間，ダイアンの飲酒量は非常に多く，1日平均12〜14杯（そのほとんどがビールかワイン）で推移し，それも数日間の連続飲酒になることが多かった（図4.9を参照）。数日間飲み続けると，彼女は疲れ果てて丸2日間飲まず食わずの寝たきりになり，また体が回復すると飲み出す，という山型飲酒パターンであった。アルコール問題以外にも彼女は，気分が落ち込んでしまう，1日をどう過ごしたらよいか分からない，夜眠れない，食欲がない，筋肉が痛む，寂しい，生きていても仕方がない，いつもイライラする，心配し出すと止まらない，時々パニック発作が起きる，などと訴えていた。6年前まで，ダイアンは地域で看護師として働いており，それほどお酒を飲むほうではなかった。それが勤務先の組織改編で労働量が増え，彼女は燃え尽きてしまったのである。退職した彼女を待っていたのは，飲酒頻度と量の増加であった。連日自宅で飲

酒するようになり,精神安定剤（オキサゼパム）も飲むようになった。2年前,ダイアンは解毒治療（一週間の入院）を受け,退院後は依存症治療施設のデイケアにも通っていた。しかしアルコールは止まらず,彼女の抑うつ気分と不安症状は増悪し,夫との関係も悪化し続けていた。

われわれがダイアンとミックに初めて会ったとき,彼女はすでに近所のクリニックで処方されたアカンプロセート（渇望抑制剤）の治療を始めていた。彼女は抑うつ症状や,制御不能な不安,特定の状況でのパニック症状なども訴えていた。ダイアンのBDIは31点で,比較的重度の抑うつ状態が示唆された。しかし物質使用に伴う二次性の障害である可能性を考えて,われわれは大うつ病性障害と全般性不安障害の診断は差し控えることにした。彼女はパニック障害の診断基準は満たさなかった。ダイアンが飲酒を始めた理由の一つは不安と抑うつ気分を軽減させるためであったが,一方でアルコールの摂取は彼女の不安と抑うつ気分を増悪させていた。半構造化面接法の一つである「国際パーソナリティ障害検査International Personality Disorder Examination (IPDE)」（Loranger, 1999）を用いたところ,ダイアンは回避性および強迫性パーソナリティ障害であると診断された。

ミックとダイアンは,ミックの職場が遠かったため,互いに別々のアパートで暮らしていた。週末と休日だけ,ミックは妻のアパートで過ごしていた。退職の日が近づいているのを見込んで,ミックは近日中にダイアンのアパートで同居生活を始める予定であった。

夫婦間の調整

「モーズリー夫婦関係質問票Maudsley Marital Questionnaire (MMQ)」（Arrindell, Emmelkamp, & Bast, 1983）を使用した結果,ミックの方がダイアンと比べて互いの関係について悪い印象をもっていた。夫婦間の不満足度では,ダイアンが20だったのに対し,ミックは42点であった。「感情表出度Level of Expressed Emotion (LEE)」（Cole & Kazarian, 1988）では,ミックが妻から感情面での支援をほとんど受けていないと感じていることが明らかになった。ダイアンのほうはミックよりは肯定的な評価が多く,いくつかの領域でミックが自分を支えてくれていると答えていた。夫婦間で言語的暴力や身体的暴力など何らかの暴力や,暴力に対する恐怖が存在していないかを確かめるために,われわれは「葛藤戦術尺度Conflict Tactics Scale (CTS)」（Straus, Hamby, Boney-McCoy, &

Sugarman, 1996）を用いて二人に面接を行った。その結果，過去1年間にダイアンは酩酊状態で夫を殴ったことが二度あった。そのうち一回はミックも彼女の背中を殴っていた。両者ともに暴力はきわめて稀であることを主張し，今後は絶対に行わないと述べていた。

マクロ分析

ダイアンの場合，主として四つの問題が互いに絡み合っていた。それら四つとは彼女の飲酒問題，抑うつ気分，不安症状，そして夫婦間の問題である。加えて，彼女は回避性パーソナリティ障害と強迫性パーソナリティ障害の診断基準も満たしていた。

多くのダイアンの症状（たとえば不眠や筋肉痛，集中困難，そして低い自己評価など）は，上述した四つの問題から派生したもの，と考えられた。そしてまずわれわれは，ダイアンの飲酒問題に取り組むことにした。一般的には，たとえ併存障害が重篤であったとしても，まず飲酒問題を治療目標とすべきである。なぜならアルコール使用をコントロールできていない患者に対して，アルコール依存に併発する他の精神障害のほうを先に治療することが有効であるとするエビデンスは存在していないからである。

治療戦略の優先づけ

行動的カップルセラピーは，アルコール乱用だけでなくうつ病や不安性障害に対しても個人精神療法と同程度に有効である（Emmelkamp & Vedel, 2002）。ミックが近いうちに退職してダイアンと同居する予定であること，そして夫婦間の相手に対する満足度が全般的に低いことなどを総合的に検討した結果，われわれはダイアンとミックに行動的カップルセラピーを提供して，飲酒問題と夫婦間の問題を同時に扱っていくことにした。アルコール乱用に対するカップルセラピーだけで不十分な場合は，うつ病や不安に対するカップルセラピーも追加することにした。ダイアンはすでにアカンプロセートの内服治療を始めていたので，われわれの治療を行っている間も，内服は継続してもらった。

治療経過と効果測定

治療初期では，ダイアンとミックの治療はオランダの行動的カップルセラ

ピーマニュアルにもとづいて行われた。このマニュアルはオファレル(1993)やノエルとマクレディ（1993）によるプロトコールを基にして作られたものである。

心理教育と断酒信頼契約

最初の2回のセッションでは心理教育を行って，治療の必要性を説明するとともに断酒信頼契約 sobriety trust contract を導入した。われわれは今回の治療では節酒ではなく，断酒を目標にすることで患者と合意した。断酒信頼契約とは，ダイアンの飲酒行動をめぐって一日中夫婦ケンカにならないよう，毎日決まった時間に夫婦が話し合う場を設けて，そこでダイアンが二度と飲まないと宣言することを指す。ダイアンは自分の決意を表明すると，ミックに対して何か質問がないかどうか尋ね，その日また飲んでしまうのではないかと相手が心配している場合は，安心させるように答えていく。ミックは話し合いの場で過去や将来の飲酒について話題にしてはならない。

行動分析（ミクロ分析）

ダイアンの飲酒パターンに関してより詳細な情報を得るために，われわれは彼女に日記をつけるよう依頼した。飲酒欲求を感じるたびに，そのとき彼女はどこにいたのか（状況），どんな気持ちだったのか（感情），何を考えたり見たりしていたのか（認知またはイメージ），あるいは何らかの身体感覚を経験していたのかを日記に書き留めてもらった（図 4.10 参照）。さらに自分の飲酒欲求の程度を（1～10 の範囲で）記録することも求めた。なぜなら飲酒欲求の程度と抑うつ気分の波とが互いに相関しているように思われたからである。日記を利用することで，再飲酒の危険性が高い状況を同定したり，一見飲酒と関係のない判断（たとえば朝，決まった時間に起床しないことや，スーパーに行こうと思っていたが止めてしまう等）が積み重なって危険性の高い状況へとつながっていく流れを把握したりすることが可能となった。

上述した日記の記録を用いながら，われわれは行動分析を行い，（飲酒）行動の前に何が起こっていて，その後に引き続いて何が起こるのかについて仮説を立てていった。この第一段階で重要なことは，ダイアンとミックの両者にダイアンが陥っていた悪循環を提示することである。つまり彼女の飲酒によって引き起こされること（たとえば自己嫌悪に陥ること）が，再び彼女が飲酒を始

特定の刺激:
家に(一人で)いて,何もやることがない状態

条件づけられた情動反応
(そしてその生理学的反応)
・悲しくなる
・不安になる
・飲酒したくなる

潜在的な認知:
世の中むなしいことばかり

私なんか誰にとってもお荷物でしかない

もう何も感じたくない

やらなくちゃいけないことがたくさんあるのに,どうしても体が動かない

息抜きが必要

条件づけられた回避的応答:
飲酒

結果:

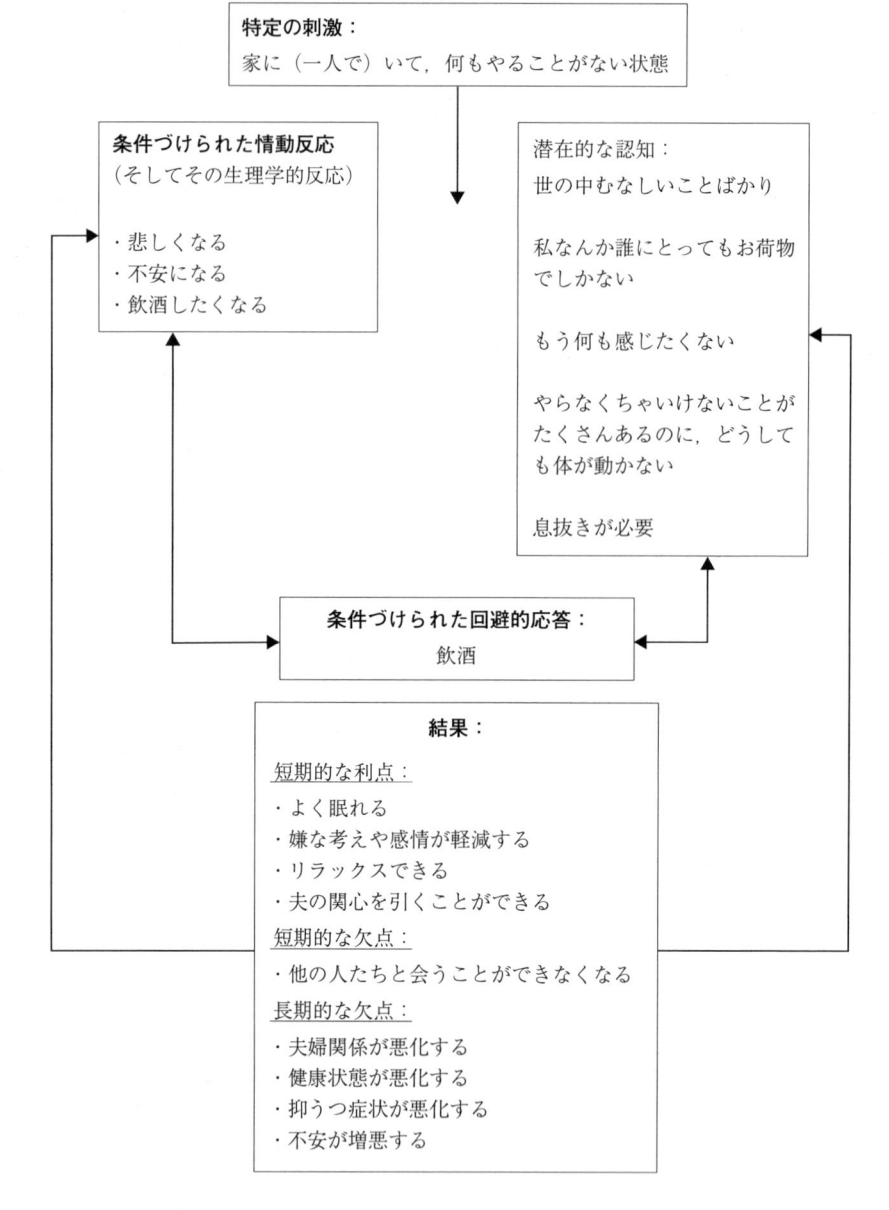

<u>短期的な利点</u>:
・よく眠れる
・嫌な考えや感情が軽減する
・リラックスできる
・夫の関心を引くことができる

<u>短期的な欠点</u>:
・他の人たちと会うことができなくなる

<u>長期的な欠点</u>:
・夫婦関係が悪化する
・健康状態が悪化する
・抑うつ症状が悪化する
・不安が増悪する

図 4.10 ダイアンの飲酒に関するミクロ分析

める理由にもなっている，というパターンである。この時期，われわれはミックの存在が妻の飲酒行動にどのように関与しているかについても話題にした。われわれはダイアンの飲酒行動の引き金になったり，飲酒を強化してしまうようなミックの行動を減らし，ダイアンの断酒の引き金になったり，断酒を強化するような行動を増やすようミックに働きかけていった。具体的には，妻のことが心配だからとはいえ，ダイアンが孤独を訴えるたびに仕事を中断して帰宅していたミックの行動は，かえってダイアンがミックを電話で呼び出す行動を増やし，ミックに対する依存度を高める結果になっていることを夫妻に説明したのである。

前向きな夫婦関係の促進

2回目のセッション以降，われわれは夫婦の関係が互いに肯定的になるような働きかけも行っていった。具体的には，まずダイアンとミック両者の関心がどうしても相手の好ましくない行動のほうに向きがちなこと（注意バイアス）を指摘し，互いの好ましい行動についても認めあうように助言した。さらに宿題として，相手の行動の中で嬉しかったものや好ましかったもの（たとえば，「今日はどうだった？」と尋ねてくれたことや，朝食のときにコーヒーを淹れてくれたことなど）を互いに書き出してくるよう指示した。それだけでなく，われわれは相手に対する前向きな行動の量も実際に増えるように働きかけた。どんな行動が互いにとって好ましいものなのか見つけ出す作業として，われわれは夫妻に結婚前の頃を思い出してもらい，互いにデートをしていたとき，楽しかったことを語り合ってもらうようにした。二人とも，食事に出かけた後，映画を観るのが楽しみだった，と答えた。そこで似たような楽しい活動を二人で順番に計画するように，われわれは促した。

再飲酒の危険性が高い状況を認識する

ダイアンの日記を検討した結果，われわれは彼女にとって一番危険な状況が，一人で家に居て悲しい気分になったり，家事のことをあれこれ心配することであることを突き止めた。それに対して，われわれは飲酒欲求を感じたときに実際にアルコールを飲むこと以外の対処方法を彼女にみつけるよう促した。その候補の一つは何らかの娯楽や趣味をもつことであり，もう一つは飲酒欲求について誰か家族や親友と話し合うことだった。

そのような試みを始めて数週間，ダイアンは比較的上手に断酒生活を送っていた。ときには1日だけ飲酒してしまうこともあったが，次の日には連続飲酒にならないよう自制することができていた。そのような「失敗」に関する彼女の認識を修正することに，われわれは多くの時間を費やすようにした。失敗した，という思いに囚われるよりも，むしろダイアンがアルコールに手を出してしまった直前の状況のほうに注意を向けること（そしてそれを行動分析表に書き加えること）のほうが重要であり，さらに彼女が翌日再びアルコールに手を出さずに済んだのは，どのような考えや行動が助けになったからなのか，という点についても彼女が気づくように促していった。

抑うつ気分の治療

ダイアンの睡眠と食欲はある程度改善し，心配事も減ってパニック発作は全くみられなくなっていった。しかし悲しい気分と気力が湧かない状態にはあまり変わりがなかった。このような経過から，全般性不安障害の診断は否定され，逆にうつ病性障害はアルコールの問題とは独立して存在することが確認された。そこでアルコールに関する7回の治療面接を終えた後，ダイアンとミックの治療プログラムに**うつ病性障害の夫婦療法**（Emanuels-Zuurveen & Emmelkamp, 1997）のマニュアルを追加した。ダイアンにとって，暇な時間は最も再飲酒の危険性が高い状況の一つであったため，まずわれわれは彼女の抑うつ気分と飲酒問題の両者に対する効果を狙って活動トレーニングを導入した。これはうつ病の治療では比較的よく用いられる行動療法であり，ルウィンソン Lewinson（1975）のうつ病理論が基礎になっている。われわれはダイアンが一週間の行動スケジュールを作る際，ミックも彼女を援助するように依頼した。彼女の行動スケジュールの内容は，基本的な日常動作（たとえば朝起きて着替えるなど）に，これまであまり顧みてこなかった活動（たとえば寝室の掃除）を組み合わせたり，彼女にとって楽しい活動（たとえば音楽を聴いたり，友人とコーヒーを飲みに出かけるなど）の回数を増やすなどである。ダイアンは対人不安も伴っていたために，外出訓練は急がず，緩やかに導入していく方針とした。

コミュニケーショントレーニング

9回目のセッション以降では，コミュニケーショントレーニングを導入し

た。このトレーニング中は，夫婦同士，互いの性格の違いが如実に出るようになった。その一つの要因は，彼女の飲酒と抑うつ症状が軽減しつつあるからかもしれなかった。加えてわれわれはアサーション（自己表現）も扱うようにした。その理由は，ダイアンが対人不安をもっているから，ということだけではない。互いに不満を表現したり，相手に何かをお願いしたりすることに，ダイアンとミックが困難感を抱えていたからでもあった。このセッション中，ダイアンが細かいことに過度にこだわること，そして何か物事を頼むときには，絶対に自分の言う通りにさせようとする傾向に，ミックは苦痛を感じていることが明らかになった。それに対し，われわれは夫婦が互いに将来のことや，相手との（新たな）関係作りについて思っていることを語り合うよう促した。ダイアンはミックがアパートを引き払って自分と同居してくれることに対して強い期待を寄せていたため，できるだけ早期に現実的な目標を設定することが非常に重要であるとわれわれは感じていた。ミック以外の社会的な支援ネットワークを充実させるため，われわれはダイアンに対して数年来音信不通だった旧友と連絡を取り合うことも勧めた。それだけでなく，もう一度働いてみることも選択肢の一つとして考えるよう助言した。その後，彼女はあるボランティア団体に登録し，病院の案内係として働いてみることになった。

再発予防

　治療が終わりに近づくにつれ，徐々にセッションでは，緊急事態や将来の再飲酒時にどう対処するか，というテーマに多くの時間を割くようになっていった。ダイアンとミックは，問題解決法を使ってオリジナルの再発予防マニュアルを作成した。具体的な内容としては，ダイアンが飲酒欲求を感じたときには必ずミックにその話をすること，話を聞いたミックはダイアンに危険性の高い行動（たとえば朝ベッドから起きてこないなど）のせいではないかと直接伝え，再び彼女が飲み出すのではないかという彼の心配もはっきりと言葉にして伝えること，そして断酒信頼契約を改めて交わすことなど，アルコールに手をださずに危機を回避するための対処行動が盛り込まれている。それらはいずれも彼らがともに相談しあって作り上げたものだった。

治療成果

　治療（7カ月で計19回のセッション）終了時点で，ダイアンは約2カ月半

断酒しており，もはや大うつ病性障害の診断基準を満たさない病状になっていた。BDIの点数も10点と正常範囲にまで下がっていた。SCQ（状況に対する自信度尺度）を実施したところ，飲酒コントロールに対する彼女の自信が増していることが確認された。たとえ気分が落ち込んで悲しいときでもしらふでいることには自信を示す一方で，実際に口をつけてしまったら1～2杯で飲酒を自制することはまだ無理だと彼女は確信していた。治療の経過中，MMQ（モーズリー夫婦間質問票）の点数の推移を見てみると，ミックの夫婦関係に対する不満度は41点から22点にまで低下していた。ダイアンの点数はほとんど変わらなかった。治療後に再評価したところ，ダイアンとミックの両者ともにMMQの不満度は，夫婦間に問題を抱えている群と抱えていない群を判別するカットオフ値に近い低い数値にまで下がっていた。LEE（感情表出度）を見てみると，治療前と比べてミックは妻から情動面でより強い支援を受けている，と感じるようになっていた。逆にダイアンは，ミックが以前と比べてあまり支援してくれなくなったと感じているようであった（Vedel & Emmelkamp, 2004）。

症例ガドラン

　パーソナリティ障害が併存している症例の場合，治療目標をまず物質乱用に置くべきか，それとも根底に存在しているパーソナリティの病理に先に焦点を当てるべきか，しばしば迷うことが多い。そのような場合，心理検査を利用することで治療計画が立てやすくなるものである。本症例を通してそのような治療の流れを理解していただけると幸いである。

背景と主訴

　ガドランはアルコールと薬物乱用に対する治療を希望して自ら当院を受診した。彼女の場合，物質乱用と平行して，突然の感情爆発と深い空虚感も伴っていた。初診時の問診の際，参考のため彼女に生い立ちと病気の経過について書き留めてもらったので，それを以下に提示する。

　私は1972年2月12日にミュンヘンで生れました。幼い頃，私は父の側にばかりいて，母は私と父の仲が良すぎることをいつも嫉妬していました。母はと

ても感情の起伏が激しく，お酒ばかり飲んでは，暗い顔をしていました。いつ感情が爆発するかわからないので，私はいつもピクピクしていました。朝は特に母の側には近寄りませんでした。なぜと言われても私もわからないのですが，とにかく朝の母はだめなのです。大人になってようやく，私は痩せ薬やアルコール，抗うつ薬などの作用が関係していることを知りました。

　10歳頃，急に家庭の状況が悪化していきました。母のお酒の量はどんどん増えていきました。もし何か母に用があったとしても，実際に話しかけていいのは昼間だけでした。朝は最悪で，いつも母は側に寄る人が誰であれ叫び声を上げていました。夕食後は，いつも酔いつぶれていました。私が成長するにつれ，母とのケンカも増えていきました。互いに相手のことが嫌いだと怒鳴り合い，叫び合い，仕舞いに母は冷たい水をバケツ一杯くんできて，私の頭にかけるのです。「こうでもしないと，あなたのヒステリーが静まらないからよ」と言いながら。私は小さい頃から強迫的な行動をとるようになっていました。そして時間とともにそれは一日の大部分を占めるようになってきました。当時は五つの「お気に入りの」奇妙な儀式があって，人前ではちょっと恥ずかしいものだったのですが，自分で抑えることはできませんでした。母の状態が悪化していけばいくほど，父は自分の世界にますます閉じこもるようになりました。私の父との関係も，突然言い渡される家のルールや門限に対して私が反抗するだけのものになっていきました。私はやがて酒やタバコをやり始め，そして摂食障害にもなっていきました。それまでは強迫的行動が占めていた部分を，物質乱用がとって代わるようになったのです。酒やタバコをやり始めると，私は自分の奇妙な儀式や食べ物をコントロールできるようになった気がしました。痩せ薬を飲むことで極限まで体重を減らそうとしましたが，気がついたら過食に陥っていました。私の母と同じパターンでした。

　14歳のときから私は酒とマリファナを始めました。同級生の中で一番乗りでした。年上の男友達も大勢できました。高校を卒業すると，私はヨーロッパ中を放浪して回りました。痩せ薬とワイン，マリファナのせいで，私の心は荒れ野のようでした。旅を終えて実家に戻ると，私は新たに年上の男性ユルゲンと知り合いました。4カ月ほどつきあった後，彼は突然いなくなりました。彼はそういう形でしか女と別れられない人だったようです。しばらくして，彼が私との交際中，ずっと二股をかけていたことを知りました。そのとき以来，誰とつきあっても相手を信じることなどできなくなりました。私はいつも相手に何

か目に見える形で証明するよう要求するようになりました。

　15歳から今まで，1カ月以上恋人なしで過ごしたことなんてありません。アルコールや薬物をやってきたことと合わせて，私はまともな成長をしてこなかったんだろうとは思います。19歳のとき，私はチュービンゲン大学に入学し，英文学の勉強を始めました。そこで知り合った彼氏にLSDとエクスタシーを教えてもらいました。彼はとても頭が良くて知的だったので，憧れでした。私に対する言葉の暴力はひどかったし，過去にどんなに悪いことをしてきたか，私に話してくれることもありましたが，彼が悪いことをできる人だなんて，私は絶対に信じられませんでした。やがてケンカと言い争いが長い間続くようになり，周囲にも馬鹿にされ，ようやく私は彼と別れました。同じ頃，私は英文学からジャーナリズムに専攻を変えました。

　2年後，母が死にました。痩せ薬とアルコール，マリファナが続き，私の神経は完全にダメになりました。そして大学を中退しました。その後数年間，私は完全に世界に対して無感覚でした。あの当時，唯一いいことがあったとすれば，それは今の彼氏と出会ったことです。彼が私を痩せ薬から救い出してくれました。

　1年前，私はコカイン，特にクラック・コカインにも手を出すようになりました。クラックにだけは手を出さないように気をつけていたのですが，一度目の前に出されると抵抗できませんでした。そして3週間で立て続けに3回使用しました。ある友達が私の彼氏にオランダで仕事をしないか，と声をかけてくれたときには，私は飛び上がるくらい嬉しかったです。ドイツから出られるんですから。実際，ドイツから逃げ出したようなものでした。ここ半年くらいは彼氏と二人でアムステルダムにいます。まだ私は仕事をみつけられないので，彼が働いている間は一人で家にいます。抗うつ薬も飲んでますけど，気分はやっぱり不安定です。毎日アルコールは欠かせません。週に3日くらいは完全に自分を抑えられなくなり，3杯だけでは満足できずに一晩でボトル1本空けてしまいます。そして泥酔状態になると，他の薬物にも手を出しやすくなります。

　アルコールや薬物に手を出し，隣の居酒屋に出入りして浴びるように酒を飲んでは知らない人と盛り上がり，それでかろうじて自分を慰めている。こんな行動で，結局自分をどんどん壊してしまっていること，それが私の一番の問題なんだと思います。それに，彼氏と口論しているとき，ふと母親と同じことをやっている自分に気づいて怖くなるんです。こんなことしているうちに，彼を失っ

てしまうんじゃないかと怖くなるんです。

物質乱用と併存Ⅰ軸障害の評価

　ガドランの手記を一読すれば，まず物質乱用が評価の対象となることは明らかである。加えて，手記の中でガドランは境界性パーソナリティを思わせる行動についても述べている。彼女はこれまで一切治療歴がなく，もちろん病状に関して評価を受けたこともない。初診時のスクリーニングでガドランに「ミシガン・アルコール症スクリーニングテスト（MAST）」を実施したところ，22項目中9項目に当てはまり，問題飲酒を示唆する点数であった。さらに，われわれは時間軸遡及法を用いて過去90日間のアルコールと薬物の使用状況を評価した。過去3カ月間，ガドランはアルコールを連日使用しており，1日当たりの平均飲酒量は4単位[訳注49]であった。週3回は飲酒コントロールを失い，ワインボトルを1本空けていた。加えてほぼ連日マリファナを吸煙し，これまでコカインを2度鼻腔から吸引していた。続いて，併存するⅠ軸精神障害[訳注50]を評価するため，われわれはSCID-Ⅰ[訳注51]を実施した。ガドランはもはや幼少期にあったような強迫性障害を示唆する症状は呈していなかった。摂食障害も寛解状態にあった。体重は正常範囲であったし，3度の食事も規則正しく摂っていた。かつてのように過食することもなく，下剤や過度の運動などによって過食を打ち消そうとする行動もみられなくなっていた。初診の時点では，うつ病や気分変調症の診断基準にも当てはまらなかった。ただし，彼女はすでにエフェキソール[訳注52]（抗うつ薬）を内服しており，それがある程度気分を安定させることに効果を発揮している可能性があった。

境界性パーソナリティ障害の評価

　当初われわれはスクリーニング目的に，10項目からなる「マクリーン・境界性パーソナリティ障害スクリーニング尺度McLean Screening Instrument for Borderline Personality Disorder (MSI-BPD)」を用いた。ガドランは7項目に当てはまり，これはやっとカットオフ値を超える程度の値であったため，さらに詳細な評価が必要となった。そのため，われわれはパーソナリティ障害の評価を目的とした構造化面接法の一つ，SCID-Ⅱを実施し，診断の確定に至った。しかしDSM-Ⅳの診断基準を満たす境界性パーソナリティ障害の患者たちは，実際に

はかなり不均一な病態の一群である。臨床に携わる者であれば誰しもその多様性を強く感じており，臨床的な判断の際，境界性パーソナリティ障害という診断自体はさして大きな意義をもたないことが多い。ガドランの行動は確かに正常範囲から逸脱したものかもしれないが，たとえば自殺企図や自傷行為の既往はなく，必ずしも重度の病的な水準に達しているとはいえなかった。そのためわれわれは彼女に境界性パーソナリティ障害というレッテルを貼り付けることを躊躇せざるを得なかった。彼女のパーソナリティをより詳細に把握するため，われわれは「ミネソタ多軸人格調査票改訂版 Minnesota Multiphasic Personality-2 test」（Butcher et al., 2001）を実施した。その主な結果は，ガドラン自身の記録と初診時にわれわれが集めた情報を裏書きするものであった。彼女の自己評価は低く，根本的に他者への不信感を抱えていた。そしてその不信感を，表面的にはほとんど無邪気といってよいほどの過剰な社交性で打ち消そうとしていた。しかし心の中は空虚で落ち着きがなく，退屈感を常に抱えていた。

マクロ分析と治療計画

　ガドランは一見衝動的で，怒りのコントロールに問題を抱えていると自ら述べていたものの，極端な気分変動や自殺企図，自傷行為を呈することはなかった。それまでわれわれが得ていた情報を総合的に検討した結果，彼女は境界性パーソナリティの特徴を示す一群の中でも，自己制御能力というスペクトラムでみた場合，高機能群に属していることがうかがわれた（図4.11を参照）。したがって，彼女には境界性パーソナリティと物質乱用の両者に対する統合的な治療を提供する必要性はないと判断し，まず物質乱用を先に治療することとした。当院を受診した時点では，彼女は未だ物質の使用に対して完全にコントロールを失っているわけではなかったが，今後彼女が孤独感から売人などとの接触を深めていくうちに，クラック・コカインの使用頻度が増えていく恐れがあった。そのため物質乱用の治療としては，危険性の高い状況に対処するためのスキルの獲得に力点を置いて，信頼できる人と一緒でなければパブに出入りしないよう助言したり，売人に誘われても拒否できるようになるためのトレーニングを行ったりした。その後，彼女の根底にある低い自己評価や他者に対する不信感といったスキーマを治療の対象とするために，われわれは認知療法の専門家に彼女を紹介した。

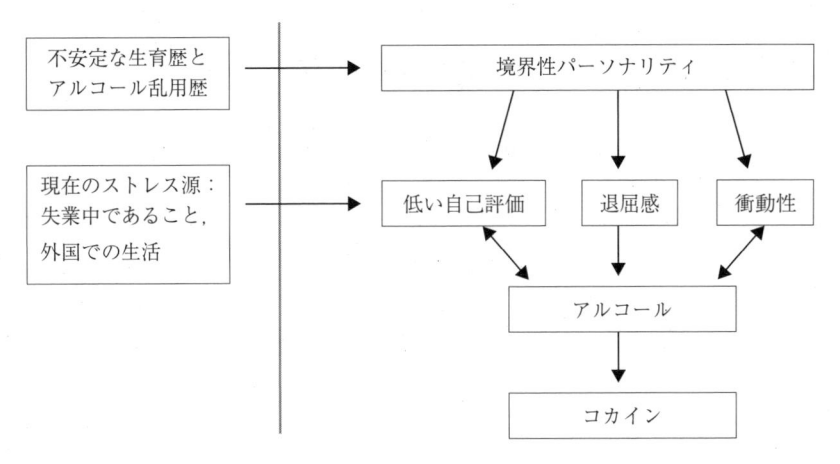

図 4.11 ガドランのマクロ分析

訳注

訳注45) 日本語訳はない。
訳注46) 「対処スキルトレーニング」の節を参照。
訳注47) 「耐性形成の学習モデル」によれば，普段，習慣的に薬物を摂取している環境下で薬物を摂取していれば，やがて薬効は減弱していくが，急に薬物摂取との条件づけが成立していない異なった環境下で同じ量の薬物を摂取すると，耐性が生じないため，過量摂取したのと同じような結果が生じるという。事実，それまでと使用量に変わりがないにも関わらず，普段とは違った環境でヘロインを使用したことにより，死亡した例が1970年代以降多数報告されている。(参考文献：Siegel, S. Drug Anticipation and the Treatment of Dependence. NIDA Research Monograph 84, pp1-24, 1988.)
訳注48) 原著では"Disorder"だが"Diagnostic"が正しい。
訳注49) 1単位はワイン125ml，ビール284ml程度に相当する。
訳注50) アメリカ精神医学会の多軸診断基準で用いられる用語。パーソナリティ障害（Ⅱ軸）を除く，統合失調症，気分障害，適応障害，摂食障害などの主要な精神障害を指す。
訳注51) Ⅰ軸精神障害を診断するための構造化面接法。本書第1章「診断について」の構造化面接のセクションを参照。
訳注52) 一般名はVenlafaxine。セロトニン・ノルエピネフリン再取り込み阻害作用のある抗うつ薬の一つ。日本では未だ承認されていない。

第5章

複雑化の要因

　これまでの章では，治療とはそうそうマニュアル通りに運ぶものではない，という事実にはあまり拘泥することなく，理想的な条件における治療のあり方について述べてきた。しかし残念なことに，治療計画はしばしばさまざまな厄介事によって妨害されるのが現実である。本章では，それに適切に対処しないと治療が頓挫してしまうような，さまざまな複雑化の要因について論じたい。そうした要因の一つとして，まず取り上げておきたい問題は，暴力である。暴力は，ドメスティック・バイオレンスのように他者に向けられる場合もあるが，自傷行為や自殺のように，自分自身に向けられることもある。

対人暴力

　双極性障害や精神病性障害とともに，物質使用障害は対人暴力を呈する頻度が高いことで知られている（Corrigan & Watson, 2005）。こうした暴力を引き起こす原因は，乱用されている物質の種類によっても，多少違いがある。たとえば，アルコール依存患者の場合，暴力の多くは，その行動に先立ってアルコールを摂取したことの影響で生じたものである。しかしながら，若年のマリファナ依存患者の場合には，暴力犯罪に影響を及ぼしている要因は，マリファナの薬理作用であるよりも，少年期における行為障害の既往であることが多い（Arseneault, Moffitt, Caspi, Taylor, & Silva, 2000）。こうした知見が明らかにしているのは，以下のことである。すなわち，物質乱用治療サービスを受けている患者の暴力は，物質使用によって引き起こされるだけでなく，双極性障害，行為障害，反社会的パーソナリティ障害といった，併存障害の影響によって引き起こされる可能性もある，ということである。

症例

　カールは34歳の電気工である。彼は，最近飲み屋で起こしたケンカのことで，司法システムから紹介されて来院した。そのケンカ騒ぎの際，彼は，アルコールとコカインに酩酊した状態で，飲み屋の客の一人をナイフで脅したのである。過去の暴力行動に関する評価を進めていく中で，カールは10代と20代の半ば頃に器物損壊や飲み屋でのケンカによる数回の逮捕歴があると語った。しかし彼は，最後に起こした飲み屋でのケンカは運が悪く，相手からかなりひどい挑発を受けたことによるものだと強調した。カールによれば，最近2，3年は一切トラブルを起こしておらず，自分に合った仕事をみつけ，かわいい恋人もいるという。

　インテーク面接の間，カールは，今回の司法システムからの治療要請に対して，あからさまに不服そうな態度を示していた。彼は，かつて自分がアルコールや薬物のせいでトラブルを起こしたことは認めたものの，自分にアルコールや薬物の問題があるとは全く考えていなかった。それらを使うことの弊害として彼が唯一認識していたのは，アルコール，コカイン，マリファナなどにお金をつぎ込みすぎると，恋人からあれこれ口うるさく責められるということであった。面接者は，その点についてさらにつっこんだ質問をし，詳細を明らかにしようとしたが，その試みは失敗に終わった。カールは，次回の面接の際に恋人を連れてくることを拒んだのであった。

パートナーに対する暴力

　親密な関係にあるパートナーへの暴力が発生する頻度は，カップルのいずれか一方，もしくは両方がアルコールや薬物を乱用している場合には，そうした問題がない場合に比べると，はるかに高いものとなる。アルコール依存の治療を受けている男性のなかで，過去一年間のうちにパートナーに対して暴力をふるった経験のある者は全体の50〜70％，傷害を負わせるような深刻な暴力にかぎっても20〜30％という高い割合であることが明らかにされている。これらの割合は，同じ地域に住むアルコール依存ではない男性に比べると，4〜8倍高い数字である（O'Farrel, Fals-Stewart, Murphy, & Murphy, 2003; O'Farrel & Murphy, 1995）。ファル・スチュワート（Fals-Stewart, 2003）は，アルコール依存の男性が妻に暴力をふるうリスクは，その男性が飲酒している日では，飲酒していない日に比べて10倍高くなり，その飲酒量がきわめて多

い場合には，なんと18倍も高くなることを明らかにしている。

　では，物質乱用の治療の中で，どのようにしてパートナーに対する暴力の問題を取り上げたらよいのであろうか？　この問題を取り上げた研究はほとんどみあたらないが，そうしたなかで，ファル・スチュアートら（Fale-Stewart, Kashdan, O'Farrel, & Birchler, 2002）による研究は実に興味深いものである。パートナーと同棲もしくは結婚している男性の物質乱用者を対象とした研究において，彼らは，行動的カップルセラピーが，治療1年後の男性から女性への身体的攻撃行動を有意に減少させたことを明らかにしている。しかしその一方で，男性のみを対象とする個人行動療法では，身体的攻撃行動を減少させることはできなかったという。この研究結果は（飲酒行動の転機やカップル間の相互満足度にも影響を受けているが），治療に暴力被害者となっているパートナーを参加させることで，暴力のリスクを低減させることができる可能性を示唆している。次に提示する症例は，親密な関係において行われる暴力の機能分析をどのようにして行えばよいのかを示したものである。

症例

　チャールズは43歳のコンピューター技師である。彼は，問題飲酒を主訴として自ら依存治療施設を受診した。インテーク面接には，チャールズとともに，彼の妻であるリンダも同席した。この最初の受診の2週間前，夫婦間で口論があり，やがてそれはエスカレートしてケンカへと発展し，その際，チャールズがリンダの顔面を何度も平手打ちするという行為におよんでしまったのである。チャールズがリンダに対して身体的な暴力をふるうのは今回で3回目であり，二人とも今回の出来事にひどく動揺していた。ケンカになるとき，たいていチャールズはアルコールの影響下にあり，したがって二人とも，チャールズが暴力をふるう最大の理由はアルコールにあると確信していた。われわれは，二人にこれまでしてきた口論について問診を行い，その中で彼らの仮説を検証していった（図5.1）。すると確かにチャールズとリンダがケンカをするのは，いつもチャールズが飲酒しているときであり，彼が飲み出すと，リンダはそのことでイライラした気分になっていたのである。

　患者の物質使用に関して問診を進める際，暴力は聞き漏らしてはならない話題である。一般に，患者はそういった話題について話したがらず，ときに羞恥心を覚えたり，あるいは，迂闊にも話してしまうことで自分に不利益を招くの

```
┌─────────────────────────────────────────────────────────────┐
│         リンダがチャールズの飲酒について嫌みを言う          │
│                          ⇩                                  │
│  チャールズも負けじと，背を向けている彼女に対して文句や嫌みを言い始める  │
│                          ⇩                                  │
│  リンダが激しく怒り出し（「よくもまあ，ずうずうしく私に向かってそんなこと言えるわ  │
│  ね」），チャールズがこれまで彼女にどんなにひどいことをしてきたかを延々と話し始める │
│                          ⇩                                  │
│   チャールズは，悪いことは何でも自分の責任と言われた感じがして頭にきて，  │
│      言葉が乱暴になり，「黙れ！」と言ったきり罵声を浴びせたりする        │
│                          ⇩                                  │
│      リンダは，いったん押し黙った後，泣きながら部屋から飛び出ていく      │
└─────────────────────────────────────────────────────────────┘
```

図 5.1　出来事の連鎖

を危惧したりするものである。しかしセラピストは，決めつけない態度で暴力に関する具体的な質問を行い，治療方針を決定する上で必要な情報を集めなければならない。その結果にもとづいて，その物質乱用患者に対して物質乱用の治療を行うことを基本としながら，そこにアンガー・マネージメントの専門プログラムを組み合わせていくのか，あるいは物質乱用の治療を開始する前に，まずはアンガー・マネージメントのプログラムを受けさせることを優先するのかを判断しなければならないのである。

　パートナーへの暴力を扱う際には，以下に述べるガイドラインを参考にするとよい。

* 暴力とは，それがいかなる種類のものであっても，変えなければならない問題行動であることを認識するべきである。患者を理不尽な攻撃をする者と決めつけてしまう（例：「あなたは悪い人だ！」）のは避けるべきであるが，といって，問題の深刻さを矮小化（「たいしたことはしてない。ほんの擦り傷じゃないか」）してはならない。
* 暴力の問題を扱う際には，仮に被害者であるパートナーが怒りを引き起こしたとしても，暴力的行動の責任は加害者に帰せられる，ということを強調する必要がある。
* 暴力がアルコールや薬物の影響下でのみ生じるものであり，その頻度は低く，

その暴力がさして深刻なものではないのであれば，再使用に際しての暴力を防ぐにはどうしたらよいのかについて具体的な計画を立てさせ，同時に，物質乱用の治療を受けさせるべきである。そして，毎回のセッションでは暴力の問題を必ず取り上げるべきであるし，治療計画のなかにアサーティブ・トレーニングとアンガー・マネージメントを追加する必要がある。

＊暴力がアルコールや薬物の影響下でのみ生じるものであり，その頻度は高く，その程度が中等度から高度なものであるならば，物質乱用に対する治療に加えて，攻撃性のコントロールに特化した治療が必要である。

＊暴力がアルコールや薬物の影響にかかわらず生じるものであれば，攻撃性コントロールに特化した治療が必要である。さらに，物質乱用の治療を始めるのに先立って，セラピストは，セッション中に強い感情がこみ上げてきても攻撃的な行動は抑えなければならず，もしも抑えられないときには，患者の方から（もしくはセラピストの方から）「タイムアウト」のサインを出すことについて，患者からきちんとした同意を得ておかなければならない。

＊一般に，怒りの制御に関して重篤な障害を抱えている患者を，（長期間の）入院治療の中で扱うのは難しく，感情状態に焦点づけされたグループ療法の適応ともなりにくい。そういった患者に対しては，スキルの習得に的を絞った外来治療のほうが適しているように思われる。

自己に対する直接的な暴力――自殺

自殺行動と物質乱用のあいだには密接な関連があり，物質依存の治療に携わっていると，セラピストは，まれならず自殺念慮を抱える患者に遭遇する。そして，そのような患者の中には自殺しようとして行動を起こす者もいるし，さらにそのように行動を起こした患者の中には自殺既遂に至ってしまう者もいる。インスキップら（Inskip, Harris, & Barraclough, 1998）は，アルコール依存患者の自殺に関する研究をレビューする中で，物質乱用を呈する者は，そうでない者に比べて，自殺するリスクが7倍高いことを明らかにした。ヘロインやその他の薬物を静脈注射で用いている者の場合には，自殺のリスクはさらに高いものとなる（Wilcox, Conner, & Caine, 2003）。このように物質使用障害患者において高頻度に自殺行動が発生する理由の一つには，うつ病，あるいは境界性パーソナリティ障害や反社会性パーソナリティ障害といった，自殺と密接に関係する精神医学的障害を併発している者が多いことがあげられるであろ

う。しかし，自殺のリスクが高い理由を，精神医学的併存症だけで説明することには無理がある。たとえば，アルコールを乱用するうつ病患者は，アルコール乱用のみられないうつ病患者に比べると，はるかに自殺におよぶ可能性が高い（Dumais et al., 2005）。物質乱用者における自殺のリスク要因としては，他には，性的虐待，社会的孤立，刑務所服役，長期間におよぶ失業状態などが知られている（Darke & Ross, 2002; Darke, Williamson, Ross, & Teesson, 2005）。

　実際の臨床では，最近の自殺念慮に関する評価は，治療開始時のアセスメントとして欠かすことのできないものである。また，暴力と（物質乱用以外の）自分の健康を害する行動の既往について聴取することも大切である。自傷行為は物質使用障害と密接に関係している場合も多く（Evren & Evren, 2005），それは自殺のリスクを有意に高める要因ということができる。臨床家は，うつ病患者だけでなく，衝動制御に問題を抱える患者（しばしば境界性もしくは反社会性パーソナリティ傾向を伴っている）に関しても，自殺のリスクに注意を払う必要がある。物質乱用者にみられる衝動的な攻撃性は他害的暴力（例：配偶者に対する暴力など）だけに関係があるわけではない。実際には，物質摂取による中毒状態で衝動的になされる自殺は少なくないのである。

　確かに，治療経過中の自殺念慮や自殺の意図に関して慎重にモニタリングしていく必要のある，物質乱用患者の一群は存在する。なかでも，精神医学的併存症（うつ病，不安障害，反社会性／境界性パーソナリティ障害）が複数認められる患者の場合は，そういったリスクが高い（Driessen et al, 1998）。また，ヘロイン乱用者も自殺におよぶリスクが高い。ヘロイン乱用者の死因の3〜10％は自殺によるものである（Darke & Ross, 2002）。しかし，最近の自殺未遂歴があり，近しい友人がおらず，広範な種類の薬物を同時並行的に乱用する多剤乱用者の場合には，それをはるかに凌ぐ高い自殺のリスクがある。さらに，臨床家は，中枢神経刺激薬の離脱期には気分障害が発症しやすく，自傷や自殺のリスクが高まるということにも注意を払う必要がある。

パーソナリティ障害をどう扱うか

　近年，パーソナリティ障害と物質乱用，ならびに自他を傷つける行動との関係に注目した研究がさかんになされている。そうした研究の関心の多くは，境界性パーソナリティ障害と反社会性パーソナリティ障害に向けられている。というのも，この両者はいずれも物質乱用ときわめて密接な関係にあるからであ

る。疫学的研究によれば，これらのパーソナリティ障害には高頻度に重複が認められるという。すなわち，境界性パーソナリティ障害患者の約30％は反社会性パーソナリティ障害の診断基準も満たし，反社会性パーソナリティ障害患者の約70％は境界性パーソナリティ障害患者の診断基準を満たすというのである（Widiger & Corbitt, 1997）。境界性パーソナリティ障害は女性に多くみられ，反社会性パーソナリティ障害は男性に多いという性差がある。これら二つのパーソナリティ障害は同じ一つのパーソナリティ障害の異なる表現型であり，それは，女性においては境界性パーソナリティ障害という表現型をとり，男性においては反社会性パーソナリティ障害という表現型をとるとする意見もある（たとえばWidiger & Corbitt, 1997を参照）。依存治療施設には，反社会性もしくは境界性パーソナリティ障害，あるいはその両方の診断基準を満たす物質乱用患者が実に数多く存在する。こういったパーソナリティ障害が併存することは，物質乱用の治療を妨げる可能性がある。

境界性パーソナリティ障害

　境界性パーソナリティ障害は広くみられる精神医学的障害であるが，依存治療の現場ではしばしば看過されている。物質乱用者における境界性パーソナリティ障害の併存率は11〜65％という幅で認められ，中でもヘロイン乱用者で最も高い併存率が報告されている。境界性パーソナリティ障害には，著明な衝動性，慢性的な虚無感，同一性障害，怒りのコントロールができないこと，強烈でめまぐるしい気分の変動，生命を危険に曝す行動（例：自傷行為，自殺のそぶり），対人機能の障害（混乱した人間関係），見捨てられるのを避けるための尋常でない努力といった特徴が認められる。このような患者は，挑発されると攻撃的な反応を呈してしまい，ただちに行動のコントロールを失って，怒りや暴力が爆発してしまうか，さもなければ，自殺や自殺のそぶり・脅し，あるいは自傷行為のような自分の身体を傷つける行動をとることが少なくない。自殺のリスクはきわめて高く，境界性パーソナリティ障害をもつ人の自殺による死亡率は8〜10％と推測されている。

　一般に境界性パーソナリティ障害をもつ物質乱用患者は，パーソナリティ障害のない物質乱用患者に比べて，治療が困難をきわめることが多い。境界性パーソナリティ障害が併存する物質乱用患者は，境界性パーソナリティ障害の併存がない者よりも，精神医学的な（ならびに心理学的な）障害が重篤であり，自

己破壊的行動を呈したり自殺念慮を抱いたりすることが多く，さまざまな種類の物質を乱用している者も多い（Linehan et al., 1999）。また，境界性パーソナリティ障害の診断は，重度の薬物乱用や過量服薬などの問題行動とも関連している。すなわち，境界性パーソナリティ障害の併存は，物質使用障害の治療を複雑化させる要因が存在していることを意味するわけである（Dimeff, Rizvi, Brown, & Linehan, 2000; Ross, Dermatis, Levounis, & Galanter, 2003; Van den Bosch, Verheul, Schippers, & Van den Brink, 2002）。

　物質乱用患者において，境界性パーソナリティ障害のスクリーニング検査を日常的に行っていくことは，臨床的に有用である。というのも，それによって連続飲酒や過量服薬，自殺の脅しや注射針の共有といった，危険かつ潜在的な致死性をもつ行動をくり返す可能性のある患者を同定できるからである。そういった目的で使うならば，境界性パーソナリティ障害をスクリーニングするために作られた10項目の自記式尺度「マクリーン・境界性パーソナリティ障害スクリーニング尺度McLean Screening Instrument for Borderline Personality Disorder (MSI-BPD)」は非常に有用である。このMSI-BPDの10項目中7項目以上該当をカットオフとすると，最も適切にスクリーニングすることができる。構造化面接によって境界性パーソナリティ障害の診断が確定された場合には，治療はその患者の個別的な必要性に応じてアレンジされることが多い。境界性パーソナリティの病理が重篤なものであればあるほど，その患者がマニュアル化されたグループ療法（対処スキルトレーニングや12ステップ・アプローチ）だけの治療から得るところは乏しくなってしまう可能性が高い。もちろん，それでも重篤な境界性パーソナリティ障害の患者を通常の物質乱用患者と一緒のグループ療法に参加させる場合もあるが，治療効果が上がらなかったり，早期に治療から離脱してしまったりする可能性がある。

症例

　キャサリンは，現在児童相談所に保護されている二人の子どもをもつ，若い女性の入院患者である。彼女は多剤乱用により入院していた。さらに彼女は境界性パーソナリティ障害の診断基準も満たしていた。キャサリンは他の患者や特定の病院職員を性的に挑発しており，彼女自身，グループ・セッションのあいだ，自分の衝動や怒りの行動を制御することができないと感じていた。彼女の怒りに満ちた言葉（「みんな，大嫌い」）や感情の爆発（「私を助けてくれな

いなら，今週末，自殺してやるからね」）にグループのメンバーは震え上がり，彼女の発言や自殺のそぶりのせいで，多くの患者が彼女に対してあからさまな敵意を抱くようになっていた。そしてそのことがますますキャサリンの言動を破壊的なものにしていった。結局，キャサリンには，このままグループ療法に参加し続けるよりも，個人精神療法を受けさせた方がよいと判断された。

　物質乱用と重篤な境界性パーソナリティ障害を併発する患者に対しては，個人療法を選択する方が賢明である。可能ならば，こうした治療に加えて，弁証法的行動療法（Linehan, 1993）の専門家に紹介することが望ましい。弁証法的行動療法は，認知行動療法と，禅の教えとその実践（マインドフルネス・トレーニング）を修正したアクセプタンスの技法との両者を包括する治療技法である。弁証法的行動療法は，機能不全的な行動の連鎖について系統的に行動分析をするのに加えて，行動スキルの修得や認知の再構成，さらには回避行動を止めさせることで不適切な感情を減少させようとする一種の暴露療法的なアプローチなど，さまざまなコンポーネントから構成されている。この治療法は，患者が自分のパーソナリティに由来する問題に対処できるようにするものであるが，それに比べると，物質乱用の問題に関してはやや効果が乏しい。ファン・デン・ボッシュら（Van den Bosch et al., 2002）は，標準的な弁証法的行動療法は，物質乱用を併発する境界性パーソナリティ障害患者の自殺関連行動と衝動的行動を低減させるうえで有効な治療であったと報告している。しかしその一方で，物質使用に関連する問題に関しては，「従来通りの治療法」と比べて特に効果が優れていたわけではなかった。もっとも，6カ月後のフォローアップ時点では，弁証法的行動療法の治療効果の方が従来通りのケアよりも少しだけ勝っている状態が維持されていた。また，これら二つの治療法のあいだで薬物の使用状況に関して有意な差は認められなかったが，アルコールの飲酒量については，弁証法的行動療法の方が従来通りの治療法よりも減少していた（Verheul et al., 2005）。

　最近の数年間のうちに，境界性パーソナリティ障害と物質乱用を併発している患者の治療・介入の方法はめざましく進歩した。なかでも，最も重要な進歩といえるのが，弁証法的行動療法の修正である。リネハンら（Linehan et al., 1999）は，薬物依存を併発する境界性パーソナリティ障害のために，弁証法的行動療法の修正を行った。これは，標準型の弁証法的行動療法にいくつかの改

良が加えられたものであり，そのなかには，患者に完全な断薬を求める薬物乱用の治療とは異なる，弁証法的観点にもとづく独自の対応も含まれている。すなわち，物質の再使用に際しては，認知行動療法において修得したスキルを駆使して，その再使用がさらに深刻な状況に進展するのを防ぐようにする。そうすれば，当初の治療目標であった完全な断酒・断薬に速やかに戻ることができるのだという。同時にまた，薬物漸減による維持療法も行い，治療プログラムの後半に「対処スキルでこれらの薬を置き換え」て，薬物を漸減していくという方法をとることもある。

なお，無作為化比較対照試験によれば，修正型弁証法的行動療法による治療を受けた者は，従来通りの治療を受けた対照群に比べて，16カ月後のフォローアップ時点における薬物使用が有意に減少していたという。さらに弁証法的行動療法は，対照群に比べて治療からの脱落率が低く，社会適応の改善において優れているという結果も得ている（Linehan et al., 1999）。

反社会性パーソナリティ障害

物質乱用者においては，反社会性パーソナリティ障害，行為障害，ならびに成人期における反社会的行動は非常によくみられる問題である（Compton et al., 2005）。DSM-IV-TR（アメリカ精神医学会，2000）によれば，反社会性パーソナリティ障害の特徴は，社会的規範を遵守しない，自己および他者の安全を顧みない，一貫して無責任である，人を傷つけたり侮辱したり，他人の財産を盗んだりしたことへの罪悪感がない，衝動性，将来の計画が立てられない，すぐにカッとなってしまう，攻撃性，無謀な行動が多い，人をだます傾向がある，操作的な行動がみられる，などとされている。注意しなければならないのは，形式上，その診断基準を満たしているからといって，違法薬物乱用者の多くの者において，反社会性パーソナリティ障害の診断は必ずしも正当なものとはいえないということである。多くの場合，そうした反社会的行動は，基底にある反社会的性格傾向の結果というよりも，違法薬物に依存していることの結果である。

残念なことに，反社会性パーソナリティを評価するのに適したスクリーニング尺度は存在しない。ヒマーリッヒら（Himmerich et al., 2004）は，ミシガン・アルコール依存スクリーニングテストの下位尺度が反社会的パーソナリティの予測に有効であることを明らかにしている。けれども，その下位尺度は特異度が低く，妄想性ならびに境界性パーソナリティ障害である可能性を除外するこ

とはできない。

　臨床家の多くは，反社会性パーソナリティ障害が併存する物質乱用患者は，そのような併存障害がない患者と比較すると，治療転帰が不良であると考えている。初期の研究はこうした考えを支持する知見を明らかにしていたが，治療転帰の悪さや治療反応性の乏しさは，治療開始前の重症度の影響を受けたものであった可能性がある。反社会性パーソナリティ障害が併存する物質乱用患者は，そのような併存症のない患者に比べて，より多くのアルコールや薬物を用いる傾向があり，治療開始時点より法的および精神医学的な問題を抱えている者も多い（Verheul, Van den Brink, & Hartgers, 1998）。反社会性パーソナリティ障害が併存する物質乱用患者を対象とした研究（Cacciola, Alterman, Rutherford, & Snider, 1995; McKay, Alterman, Cacciola, Mulvaney, & O'Brien, 2000）が明らかにしたところによれば，反社会性パーソナリティ障害が併存する患者の場合，そうでない患者に比べて，治療開始時点においてもフォローアップ時点においても，その障害の程度は重篤であるが，改善の度合いについていえば，両者に差はないという。反社会性パーソナリティ障害の診断基準を満たすヘロイン依存者の治療転帰に関する，最近のレビュー（Havens & Strathdee, 2005）によれば，反社会性パーソナリティ障害の有無によって，治療残留率，HIV感染の危険が高い行動の減少率，および薬物使用頻度に関する違いはほとんどないことが明らかにされている。しかし，反社会性パーソナリティ障害が併存するヘロイン乱用者のなかでも，メサドン療法を受けているにもかかわらず，コカインやベンゾジアゼピンを使い続けている者の場合，心理療法や薬物療法に対する反応性が乏しいという。

　反社会性パーソナリティ傾向をもつ患者の多くは，愛着することに対する脅えともいうべき対人関係の形式をもっている（Timmerman & Emmelkamp, 2006）。この愛着形式は親密な関係の回避という特徴をもっており，その背景には，拒絶されることへの恐れ，安全保障感の欠如，他者に対する不信感が存在する。こうした患者のほとんどは，幼少期に心的外傷体験の既往をもっており（Zanarini & Gunderson, 1997），親によって彼らの信頼が踏みにじられる体験が原因となっていることも多い。さらに，さまざまな物質依存の問題と犯罪に囲まれた環境にあっては，人を信頼しないことは「生き残る」うえで重要かつ正当な戦略であった可能性もある。実際，犯罪歴をもつ患者のなかには，刑事司法システムのなかで不当な扱いを受けたと感じている者も少なくない。反

社会性パーソナリティ傾向をもつ者の治療が難しいのは，セラピストを信頼することに対する恐れ，あるいは弱さを見せることへの恐れをどう扱うのかが問題となることが多いからである。一般に，反社会性パーソナリティ傾向をもつ者は，自分の感情や自分が抱えている問題について，正直に話したがらない傾向がある。残忍かつ操作的にふるまうこと，そして嫌なことからは目を背けること。これが，他者に情緒的に巻き込まれないですむ，他者との安全な距離を保ち続けるために必要とされる方法なのである。だからこそ，臨床場面において，良好な治療関係，さらには，反社会性パーソナリティ傾向をもつ者が，自分が直面している困難について正直に話してみようと思えるような，安全な環境を作り上げる努力を惜しんではならないのである。たとえ，セラピストに対してほんのわずかでも疑いの念が芽生えたら，それまで築いてきた信頼関係はたちまち壊れ，振り出しにもどってしまう可能性がある（Timmerman & Emmelkamp, 2006）。こうした患者のなかには，セラピストとの信頼関係でさえも，自己の安全保障感を脅かすものと感じる者もいる。そのような場合には，何か別の実効的な治療関係のあり方を検討することを求めるほうが，理に適っているかもしれない。

　以上をまとめると，本節で紹介した調査からわかるのは，反社会性パーソナリティ障害患者にしばしば抱かれる治療的ニヒリズムは正当なものではない，ということである。しかし，反社会性パーソナリティ障害の患者には，どんな治療モジュールでも等しく適合するとは必ずしもいえない。すなわち，感情に焦点を当てた治療モジュールや洞察志向的な治療モジュールよりも，スキル志向的な治療モジュールの方が好ましいといえる。最後に，「クライエントの多様性に合わせたアルコール症治療研究（Matching Alcoholism Treatments to Client Heterogeneity study; MATCH study）」において明らかにされた，「治療開始に際しては，12ステップ・アプローチよりも動機づけ面接によるアプローチの方が有効である」という知見を忘れてはならない。この知見が示唆しているのは，たとえ反社会性パーソナリティ障害の患者には敵意に満ちた者が多いとしても，直面化を多用する対決的なアプローチよりも，動機づけ面接によるアプローチのほうが効果的であるということである。

症例
　　ロナルドは，刑事司法システムから紹介されて来院した患者である。はじめ

てセラピストと会ったとき,彼は,「俺は昔から誰かと気持ちを分かち合ったり,過去の『くそ食らえ』なことについてあれこれ話し合ったりするのは,まっぴらごめんだ」と表明していた。セラピストは彼と議論するのは止めようと心に決め,その代わりに,「どんなことをすればあなたの助けになるのか」という質問をした。

セラピスト「わかりました。あなたは分かち合ったり話し合ったりしなくていいことにしましょう。あなたにもうこれ以上『くそ食らえ』なことが続かないようにするために,私たちに何かできることはないですか?」

ロナルド「そうだな。俺はもうずっと警察のご厄介になりっ放しなんだよ。なにしろ,すぐにぶち切れてケンカになっちまうからね」

セラピスト「なるほど。それじゃあ,あなたがぶち切れないように自分をコントロールできるようになれば,もう警察のご厄介にならないですむし,人生もずいぶんとうまくいくわけですね」

ロナルド「ああ。ただ,それで俺の問題がすべて解決ってわけじゃない。それとはちょっと違うんだよ」

セラピスト「オーケー。じゃあまず,あなたの切れやすさをコントロールできるようになるために,あなたが切れるときにはどんなことが起こり,その結果としてどのようにして暴力をふるってしまうのかについて整理してみましょう。あなたがぶち切れて,そのせいで厄介事を起こした最近の例を教えてくれませんか?」

以上のような作業を進めていくなかで,治療関係は構築され,最終的には治療がロナルドにとってかなり役立つものと感じられるようになった。彼は,セラピストを問題解決スキルに関する専門家として受け入れるようになり,そうしたスキルを用いることが彼自身の生活をよい方向に向かわせるようになった。

併存するⅠ軸障害をどう扱うか

併存することの多い,物質乱用以外の精神医学的障害については,すでに第1章で論じた。通常,重複障害 dual diagnosis という用語は,物質使用障害とそれ以外の精神医学的障害の両方に罹患している患者を示すために用いる。しか

し，これはあまりに単純化しすぎた表現である。ある患者が物質使用障害だけでなく，DSM-Ⅳ-TRで別の障害の診断基準を満たすことがわかっただけでは，治療計画を立てる上であまり役に立たないからである。実際，ひとくちに重複障害の患者といっても，さまざまな精神医学的障害とさまざまに重症度が異なる不均質な集団から成り立っているものである。精神医学的併存症の診断をつけることの最も重要な意義は，その診断が治療方法を選択する上での指標となるという点にある。しかし，ある患者が重複障害に罹患しているという事実だけでは，その患者に適した具体的な治療方法が何であるかはわからない。というのも，以下に述べるように，重複障害に罹患する患者にはどのような治療方法が有効なのかを検証した研究は，きわめて少ないからである。

　患者が精神医学的併存症を呈している場合，臨床家は，物質乱用の発症時期とパターンに関する情報だけでなく，併存する精神障害と物質使用障害それぞれの発症と経過がどのような関係にあるのかについても情報を収集する必要がある。一般に，複数の精神医学的障害に罹患する患者を治療する際には，次に述べるように3種類のストラテジーが考えられる。逐次的な治療の場合には，まず一つの問題を最初に治療し，その後，もう一つの障害の治療を行うというものである。この方法は，それぞれの問題を独立したものとして治療できると考えた場合に適応がある。それとは別に，患者に対して並行して複数の治療を提供する方法もある。すなわち，双方の精神医学的障害の治療を同時に行うわけである。第三の方法は，双方の精神医学的障害に対して統合的な治療アプローチを行うというものであり，精神病性障害のような重篤な精神疾患が併存している場合には，特に広く行われるようになっている。物質使用障害と精神医学的併存症に対してそれぞれ別々に心理療法や薬物療法が行われることもあるものの，多くの場合，両者を組み合わせて同時に治療が提供されることが多くなっている。

精神病性障害

　物質使用障害と精神病性障害（特に統合失調症）の併発は，最近の数十年における精神保健領域の重要な問題の一つである。伝統的な精神医療とアディクション治療のいずれにおいても，こうしたタイプの重複障害の患者に必ずしも適切に対応できていたとは言い難い。その理由は何よりもまず，一般の精神医療センターと依存治療センターとの関係が縦割りの構造となっていることにあ

る。こうした構造にもとづく治療的アプローチでは，重複障害に罹患する患者一人一人のニーズに対して，十分に対応することができない。一般精神医療現場の臨床家のほとんどは，物質使用障害の治療で用いられるエビデンスにもとづいた主要な心理療法（動機づけ面接，物質乱用に対する認知行動療法，12ステップにもとづくグループ療法の実際）について十分な技術をもっていない。他方，依存治療センターの臨床家やカウンセラーは，統合失調症の患者への対応の面で弱いことが少なくない。

　このような患者群の治療に関する研究はほとんどなく，それゆえ統合失調症と物質依存という重複障害の対応について，実証的な知見を探すことも難しい状況にある。最近，大学や研究所などの学術機関や州の精神保健システムに勤務する専門家を集めて開催された会議では，こうした臨床現場の実情を改善する必要性が確認されている（Ziedonis et al., 2005）。物質使用障害を併存する統合失調症の患者に対しては，**統合的な治療**が提供されることが好ましく，物質依存と精神疾患双方に対する統合的な薬物療法を提供するだけでなく，認知行動療法と動機づけ面接によって，精神疾患と物質依存双方に対する理解を獲得させる必要がある。具体的には，統合失調症患者に対して物質使用障害のスクリーニングをきちんと行い，重複障害患者には，最大限の安全性が確保され，薬剤の相互作用による危険性が最小限である治療薬を投与し，変化することへの動機づけを評価し，そうした患者で見られやすい医学的問題に対処することが必要なのである。

　ニガムら（Nigam, Schottenfeld, & Kosten, 1992）は，主要な精神病性障害（統合失調症，失調感情障害，精神病性うつ病，非定型精神病）が併存する物質乱用患者にグループ療法を実施し，良好な成果を得たことを報告した最初の研究チームである。そのグループ療法は，物質乱用の要因とその弊害，回復の原則，再発予防のためのストラテジーに焦点を置いた心理教育的アプローチによるものである。そのような治療によって，ほとんどの患者は一定期間の断薬を達成し，社会的機能の改善をみたのである。こうしたグループ療法の治療効果については，最近行われた研究でも確認されている（James et al., 2004）。バロークロー（Barrowclough et al., 2001）は，別の統合的治療プログラムに関する評価を行っている。そのプログラムは，動機づけ面接，認知行動療法，家族介入を組み合わせたものであった。その統合的治療プログラムは，標準的な外来治療と比べて再使用率が低く，断薬期間が長いだけでなく，社会的機能の点で

も優れた治療成績を示していた。

　残念なことに，統合失調症と物質使用障害に罹患している患者は，彼らの病態に特化した統合的治療プログラムになかなか参加しようという気にならないことが多い。また，重篤な精神障害に罹患する患者は，併存する物質乱用が悪化すると，精神病性障害の治療薬も服用しなくなってしまうことが多い。こういった状況では，動機づけ面接が役に立つかもしれない。ただしベックドルフら（Bechdolf et al., 2005）は，このタイプの重複障害患者に対する動機づけ面接の経験的な有効性についてレビューを行った結果，現時点でははっきりとした結論は出せないことを明らかにしている。動機づけ面接が統合的治療プログラムへの参加を促す，もしくは物質使用を減少させると報告した研究もあるが，そうした効果を否定する研究もある。

　最後に，精神病性障害を併存する物質乱用患者の統合的治療プログラムは，物質乱用単独患者の治療に比べて，多領域におよぶプログラムから構成されたものでなければならない。たとえば，それは学習プログラムや職業訓練，家族介入，さらにはソーシャルスキルトレーニング（SST）などである。治療課題とされるべき問題が多いだけに，通常，集中的かつ長期間の治療が必要とされることが多いといえよう。

不安障害

　不安障害が併存している場合，臨床家がすべき仕事は，第一に，その不安症状はどれか特定の不安障害に該当するものなのかどうかを明確にすることであり，第二に，同定された不安症状と物質使用障害とのあいだに，何からの継時的関係があるのかどうかを判断することである。不安障害のなかには，通常は，これら二つの障害の継時的関係を確認する必要のないものもある（例：特定の恐怖症）。というのも，そのような不安障害が併存する物質乱用患者の場合，二つの障害はそれぞれ全く独立して推移していることがほとんどだからである。しかしながらその一方で，物質使用障害との関係を明確にすることが重要な不安障害もある（例：パニック障害，社会恐怖，外傷後ストレス障害）。たとえば，パニック発作はしばしば離脱症状と関係している。あるいは，社会恐怖の場合では，大量のアルコールが，社会的接触をなんとか維持する目的から摂取されていることがある。トーマスら（Thomas, Randall, & Carrigan, 2003）は，こうした問題を扱った唯一の症例対照研究において，社会恐怖の患

者は不安に対処するためにアルコールを用いるという仮説が支持されることを明らかにし，強い社会不安を抱える者は，社会に対する恐怖に対処するために，自ら進んでアルコールを摂取していると結論した。彼らのデータは，社会不安を抱える患者は不安を減じる目的からアルコールを摂取する，という自己治療仮説を支持するものといえる。

　広場恐怖や社会恐怖の患者の場合，不安障害はしばしばアルコール使用障害に先立って存在している（Brady & Lydiard, 1993; Kushner, Abrams, & Brochardt, 2000）。これら二つの障害の経過や継時的関係については，時間軸遡及法（Time-line Follow Back interview）のような方法によって，後方視的に明らかにすることができる場合が多い。不安障害と物質使用障害の関係は必ずしも一方通行的なものとはかぎらず，ときには両者の間には相互作用による悪循環が生じている場合もある。この領域に関する研究は乏しい現状にあり，臨床的なガイドラインのなかでもほとんど言及がなされていない。アルコール使用障害では高頻度に不安障害を併存すること，また併存する精神医学的障害がアルコール依存の治療転帰に負の影響を与えることなどの知見を踏まえて，果たして不安障害の併存が物質使用障害の予後を悪化させるのか否かに関する研究がいくつかなされてきた。それらの研究によれば，不安障害の併存はアルコール依存の不良な治療転帰を予測する要因であることを指摘している（Kushner et al., 2000; Driessen et al., 2001）。しかし，ほとんどの研究には，さまざまな方法論上の問題があり，決定的な知見と結論づけることはできない（Schadé et al., 2003）。

症例

　メラニーは32歳の看護師である。彼女は，物心がついたときから人前に出るのが不安でならなかった。何年か前より彼女は，自分の対人恐怖的なところを抑えるために飲酒するようになっていた。最初は社交的なイベントに参加しなければならないときだけ飲酒していたが，次第にその量が増えてきて，ついには家で自分ひとりのときにも飲むようになってしまった。彼女の不安症状が悪化するにつれ，飲酒量も増加したのである。あるとき彼女は飲酒するのを止めようと試みたところ，アルコールの離脱症状によって，不安症状もいっそう激しくなってしまった。その結果，彼女はさらにアルコールに溺れる状況に陥ってしまった。

物質乱用に先行して不安障害が発症している場合には，患者の多くは，精神医学的症状に対処するための自己治療としてアルコールや薬物を摂取している可能性がある。とすれば，不安障害に標的を据えた認知行動療法を追加すれば，物質乱用の再発は防ぐことができるのであろうか？　残念ながら，不安障害とアルコール依存の双方に焦点を置いた治療を同時に提供した方が，アルコール依存だけに焦点を置いた治療よりも有効であるのかどうかを検証した研究はほとんどなく，存在するごく少数の研究は，その有効性に否定的な結果を出している。ボーウェンら（Bowen, D'Arcy, Keegan, & Van Senthilsel, 2000）は，パニック障害が併存する入院中のアルコール依存患者に対して，パニック障害と広場恐怖に対する認知行動療法を行うことで，アルコール依存だけを対象とした通常のプログラムだけの場合よりも，より高い治療効果が得られるかどうかを検証している。その結果は，パニック障害と広場恐怖にターゲットを置いた12時間の認知行動療法を追加しても，飲酒量の減少や抑うつ・不安症状の改善といった点に関して治療効果が増強されることはない，というものであった。シャデーら（Schadé et al., 2005）は，不安障害が併存するアルコール依存患者に対して，不安障害の治療を加えた場合，患者の再飲酒率を減少させることができるのかどうかを調査している。この研究では，主診断がアルコール依存であり，副診断として不安障害の併存が認められた患者をランダムに，集中的な再飲酒防止プログラム単独群と，これに認知行動療法と，必要に応じて選択的セロトニン再取り込み阻害薬による薬物療法を追加した群とに振り分けるという研究デザインを採用している。その結果は，不安にターゲットを置いた治療を追加しても，断酒期間や1日飲酒量の減少，さらには再飲酒の減少のいずれに関しても，治療効果の増強はみられないというものであった。こうした治療を追加することは不安症状の減少には有効であったが，アルコール依存の治療転帰に関しては有意な影響をもたらさなかったわけである。最後に，対人恐怖症を伴うアルコール乱用者に統合的治療を行うことに関して，かなり否定的な結果を出している研究（Randall, Thomas, & Thevos, 2001）を紹介しておきたい。その研究では，アルコール問題と社会恐怖の双方を扱った統合的治療は，アルコール問題だけを扱った行動療法に比べて，アルコール問題に関する転帰が悪いという結果であった（例：飲酒頻度が増えたり，大酒する日が増加したりする）。

以上の結果を踏まえると，不安障害が併存する物質依存患者には，この二つの障害に対して同時に治療を提供する必要はないように思われる。おそらく，軽症の物質乱用患者の場合ならば，潜在する不安障害に対して，エビデンスの確立された認知行動療法や薬物療法を実施すれば，不安障害はもちろん，物質乱用に対しても良好な効果が得られるのではないだろうか。もっとも，この点についてはいまのところ検証はなされていない。

　物質乱用が不安障害の症状を遷延させる，もしくは悪化させるということについては，いまさらいうまでもなく，すでに明確なエビデンスがある。したがって，物質摂取が止まったり，実質的な摂取量が減少したりした場合，不安障害についてはそのまま状態を観察するにとどめておくというのが，賢明な治療方法であろう。一般に，物質使用障害を標的とする認知行動療法は，物質使用量を減少させるだけでなく，同じように不安症状の低減ももたらすといわれている。したがって，不安障害が併発するほとんどの症例で，まずは物質使用障害に対する治療を優先的に行うという段階的なアプローチが有効であるといえよう。断酒・断薬後4週間以上経過した後にもなお不安症状が残っていたならば，その時点ではじめて，併存する不安障害の詳細な評価を行い，それを標的とした治療を検討する。すなわち，物質摂取量が減少した後にも不安が改善しないことが，不安障害を念頭に置いた治療コンポーネントを追加する根拠となるわけである。物質使用障害に対する認知行動療法は，パニック障害，広場恐怖，社会恐怖，全般性不安障害，強迫性障害などの不安障害にも有効な方法であるが（Emmelkamp, 2004），その詳細について論じるのは本書の目的ではない。認知行動療法の詳細とその適応に関しては，エンメルカンプら（Emmelkamp, Bouman, Scholing, 1993）の研究を参照して欲しい。

外傷後ストレス障害

　トラウマ的な出来事によって被害を受けた者のなかには，心的外傷後のストレスによって心身に不調を来すだけでなく，物質乱用に陥る者も少なくない。事実，外傷後ストレス障害（post-traumatic stress disorder; PTSD）と物質使用障害の重複診断が高率にみられることが報告されている。これらのうちのいずれか一方に罹患する患者と比べると，この二つの障害双方に罹患する患者は，より重篤な行動障害や症状を呈しやすく，治療転帰も不良である。PTSDと物質使用障害の発症順序を検討した研究の大多数が，PTSDが原発性の障害であ

ることを明らかにしている（第1章参照）。

　臨床場面においては，ある症状が物質使用によってもたらされているのか，PTSDによるものか，あるいは両者が重なったものなのか，という鑑別診断は，ときとして困難をきわめる作業となる。一部のトラウマ被害者たちは，まずトラウマの結果としてPTSD症状を体験し，その後，アルコールや薬物を使用するようになる中で不安が増強され，時間の経過とともにPTSD症状が悪化していくという経過をたどる。PTSDに物質使用障害が併存したベトナム帰還兵の例をあげれば，コカインが彼らのPTSD症状（特に過覚醒症状）を悪化させたことが指摘されている（Bremner, Southwick, Darnell, & Charney, 1996）。

　物質使用障害とPTSDのいずれの障害を先に治療した方がよいのか，という点に関しては，さまざまな議論がある。一般精神医療機関を受診した患者は，物質乱用の問題があれば，まずは依存治療センターに紹介されることが多い。その一方で，依存治療センターでは，しばしばPTSD患者を一般精神医療機関に戻すという事態が起こっている。というのも，そういった患者はトラウマの記憶や再体験による精神的苦痛をアルコールや薬物によって抑えていることもあって，なかなかアルコールや薬物を止める気持ちになれないからである。さらに，多くの臨床家が，早すぎるPTSD治療は「パンドラの箱を開いて」（Hien, Cohen, Miele, Litt, & Capstick, 2004）しまい，断酒・断薬の達成やしらふの生活の維持を困難にさせてしまう，と信じているという事情もある。

　ナジャヴィッツ（Najavits, 2002a）は，147名の臨床家を対象として，PTSDと物質使用障害のいずれかに罹患した患者，あるいはその両方が併存する患者に対応する際の困難と満足度について調査している。その結果，臨床家の多くは，重複診断をもつ患者の場合は，いずれか一方の患者の場合よりも治療が困難であると感じていることが明らかになった。しかし注目すべきことに，そうした困難にもかかわらず，臨床家としての満足度は高かったのである。最も困難を感じた部分は，患者の自己破壊的行動とケースマネージメント，そして依存性の高さであった。満足度が高かった部分は，新しい対処スキルを教えること，専門性が洗練されること，断酒・断薬の達成を援助することがあげられていた。意外なことに，自分自身が外傷体験や物質使用障害に罹患した既往のある臨床家は，そうした体験のない臨床家よりも，こうした重複診断をもつ患者に対して積極的な治療観をもっている傾向がみられたのである。重複診断の治療を困難と捉える臨床家は，一般精神医療機関に勤務している者，あるいは，

自分自身が外傷体験をもっていない者が多い傾向もみられた。もっとも、ここで注意しなければならないのは、こうしたセラピスト特性が治療転帰にどのような影響を与えるのか、ということに関するエビデンスはないという点である。

物質使用障害とPTSDが併存する者の治療法として、最もよい治療がどのような方法であるのかについては、ほとんど何も知られていない。発症した順序による治療アプローチの違いが明らかになれば、治療反応性の異なる者を同定することで、治療しやすさが向上する可能性はある。ニスビスら（Nisbith, Mueser, Srcic, & Beck, 1997）の研究によれば、PTSDから二次的に物質使用障害を発症した患者の場合には、物質使用障害に標的を置いた認知行動療法を行うことで、物質使用を有意に減少させることができたという。この研究では、物質使用障害が原発である患者に対しては、同じ治療で物質使用に関して有意な改善はみられなかった。コカイン依存の患者の場合、薬物乱用に対する薬物療法によって、PTSD症状が有意に減少するという結果が得られている。この治療はPTSDを直接の標的としたものではなかったにもかかわらず、重複診断がなされていた患者の60%は、治療終了後にはもはやPTSDの診断基準を満たさなくなっていたのである（Dansky, Brady, & Saladin, 1998）。同じように、バックら（Back, Jackson, Sonne, & Brady, 2005）の研究においても、アルコール乱用のみを対象とする認知行動療法を実施したところ、その治療はPTSDを想定したものではなかったにもかかわらず、PTSD症状の程度が軽減するとともに、飲酒量も減少したことが確認されている。しかも、最終的にこれらの患者の3分の2がもはやPTSDの診断基準を満たさなくなっていたという。しかしその一方で、PTSD症状の有意な減少がみられなかった患者の場合には、治療期間中の飲酒量はむしろ増加していた。一般に、PTSDを原発とするアルコール乱用患者は、PTSDに先立ってアルコール乱用を発症していた患者と比べて、アルコール乱用を標的とする治療によって広範な領域（たとえば、身体的健康、飲酒行動、社会的機能）の改善が得られるようである。以上のことをまとめれば、物質使用障害とPTSDが併存する重複障害患者は、特に物質乱用に先立ってトラウマ体験が存在する場合には、物質乱用を標的とした治療が有効である可能性があるといえるであろう。

PTSDに対する心理社会的治療のなかでも、暴露療法はそれに関する研究も多く、ほとんどの不安障害の治療において選択されている治療法である（Emmelkamp, 2004）。PTSD患者に対して暴露療法による治療を行った場合、

PTSD症状およびそれに関連する他の症状（例：抑うつや社会適応）の有意な改善が認められることが明らかにされている（Hembree & Foa, 2000）。このように暴露療法の治療効果にはエビデンスが確立されているにもかかわらず、臨床家は，物質乱用が併存するPTSD患者に対してこの治療法を用いたがらない傾向があるように思われる。暴露療法は物質使用障害患者には情動的な負荷が強すぎる，と主張する臨床家は少なくない。こうした情動的負荷は，そのストレスへの対処として物質乱用を悪化させる可能性があると考えているようである。

　ブラディら（Brady, Dansky, Back, Foa, & Carroll, 2001）は，コカイン依存患者に対して，物質乱用に対する治療に加え，PTSDに対する暴露療法を実施することの可能性について検討している。その治療は，PTSD治療を目的としたイメージ暴露と実生活上の暴露，ならびにコカイン依存に対する認知行動療法というコンポーネントから構成されたものであった。暴露は，全体の治療計画の中間地点に位置する7回目のセッションから開始された。その結果はというと，6カ月後のフォローアップ時点で有意な改善が認められ，その改善の程度は，通常のPTSD患者に暴露療法を実施した場合と同等のものであった（Van Etten & Taylor, 1998）。これらの知見は，PTSDとコカイン依存が併存する患者のなかにも，暴露療法による治療が奏効する一群がおり，暴露療法をしたからといって，必ずしも薬物を再使用してしまうリスクが高まるわけではないことを示している。さらにこの研究では，治療期間およびフォローアップ期間における物質使用の重症度が有意に減少するという結果も明らかにされた。特に注目すべきは，ほとんどの臨床家の予想とは反対に，暴露療法の実施期間中に患者のコカイン使用量が増加することはなかったという点である。要するに，一部の患者では，コカイン使用障害に対する直接的な治療に加えて，PTSD症状に対する暴露療法を実施することで，これら二つの障害が改善する可能性があるわけである。物質乱用とPTSDを同時に扱うことに特化した治療プログラムは，ほとんど存在しない。トリフルマンら（Triffleman, Carroll, & Kellogg, 1999）は，物質使用障害とPTSDを併存する患者に特化した週2回計5カ月間にわたる治療を提唱している。その内容は，（1）物質乱用に対する再発予防と対処スキルトレーニング，（2）PTSDに対する心理教育，ストレス免疫訓練，実生活におけるストレス暴露という二つの治療フェーズから構成されるものである。彼らの研究は，この治療プログラムがPTSDの重症度と物質乱用の程度

を軽減させる上で有効なものであることを明らかにしている。ただし，この研究は対照群を置いたものではない。

「安全希求」療法（"seeking safety" therapy）は，ナジャヴィッツ（2002b）によって開発されたものであり，物質使用障害とPTSDに対する統合的な認知行動療法から構成されている。それは物質乱用に対する認知行動療法や，PTSDの治療論，そして疾患教育に関する研究など，さまざまな成果を統合して作り出された，マニュアルにもとづく治療プログラムである。治療において第一義的な目標としているのは，物質使用を止めることと自分の安全を守れるようになることである。この安全希求とは，トラウマと物質乱用の双方を同時に取り扱うものであり，生活の安定化と対処スキルの獲得，そして自己破壊的行動の減少を意味し，それ自体が治療の目的である。それゆえ患者は，物質使用障害とPTSDに罹患した者の認知，行動，対人関係，支援ニーズを扱った25のトピック（どうやって援助を求めるか，引き金にどう対処するか）に取り組むことが求められる。この治療プログラムは，PTSDと物質乱用が併存する女性に対する有効性が明らかにされている。たとえば，対照群を置いていないが，地域サンプルから抽出した，物質使用障害とPTSDの双方に罹患している女性に対して安全希求療法を提供し，その効果を測定した研究がある。それによれば，治療終了時点でトラウマ関連症状や物質使用，さらには社会適応や自殺のリスク，あるいは抑うつといったさまざまな臨床的変数に有意な改善が認められている（Najavits, Weiss, & Liese, 1996）。しかし対照群を置いた研究では，安全希求療法は，物質使用の渇望や再使用の引き金を同定し，それらに対する対処計画を立てるという，再使用防止を目的とした従来の認知行動療法と比べて特に優れているとはいえない，という結果であった（Hien et al., 2004）。なお，この研究では，安全希求療法や再発予防プログラムは，いずれも地域で提供されている通常の治療より有効であることも示されている。

　上述したような臨床実践にもとづくこれらの研究の成果が意味しているのは，どのようなことであろうか？

- ＊これまで広く信じられてきたこととは反対に，PTSDが併存している物質乱用患者を，物質乱用治療から除外しなければならないという根拠はない。
- ＊PTSDと物質乱用が併存する重複障害には，現実的に実施可能な治療法が数多く存在する。たとえば，再発予防プログラム，安全希求療法，物質依存と

PTSDの双方を標的とした治療，再発予防プログラムと暴露療法の組み合わせ，などである。こうした経験的に有効性が支持されている行動療法を日々の臨床に組み入れる必要があることは，もはや議論の余地がないであろう。
＊トラウマを扱うことがPTSDの症状や物質乱用を悪化させる，というエビデンスはない。
＊まだ決定的なデータはないが，以上の流れで治療を行うことは，PTSDに対して二次的に発症した物質乱用の患者には最も効果的であると考えられる。このような症例の場合，物質乱用は回避的行動の一つとして捉えるのが，おそらくは最も妥当なのであろう。
＊これらの介入を提供できるようにトレーニングを受けたスタッフは，まだかなり少ないのが現状である。物質使用障害とPTSDの重複診断の患者を扱うセラピストに対しては，さらなるトレーニングとスーパーヴィジョンが必要である。こうしたトレーニングの対象となるのは，症例との遭遇が避けがたい，依存治療施設もしくは一般精神医療現場で働く臨床家ということになるであろう。

大うつ病と気分変調症

うつ病は，アルコール依存患者に多く併発する精神障害である。アルコール・薬物依存患者にうつ病が併存する場合，そのような精神医学的障害がない場合と比べて，より困難な臨床経過（Pettinati, Pierce, Wolf, Rukstalis, & O' Brien, 1997）と不良な予後（Alterman, Allen, Litten, Fertig, & Barbor, 2000; Charney, Paraherakis, Negrete, & Gill, 1998; Greenfield et al., 1998; Hasin, Nunes, & Meyden, 2004）を予測させる要因となることが知られている。しかし，この点に関してはいくらか議論の余地がある。というのも，うつ病に罹患している者は，罹患していない者に比べて，物質使用におよぶリスクが低いことを指摘する研究もあるからである（Charney et al., 1998; Rounsaville et al., 1998）。ローンザヴィル（Rounsaville, 2004）は，治療転帰が悪くなりがちなのは，エネルギーの低下や悲観的な気分，より重篤になりやすい離脱症状などといったうつ病の特徴のためであることを指摘している。反対に，辛いうつ病の症状を抱えているということは，治療契約の遵守と積極的な治療への参加を促進する可能性もある。マッケイ（McKay, 2005b）によれば，うつ状態を呈している患者は，気分の苦しさが治療セッションへの参加の強い動機となりうることから，短期的な治療転帰はむしろよいという。しかしその一方で，うつ

病が遷延し，寛解に至らない状況が続けば，患者は治療意欲を失い，その結果として長期的な転帰は不良なものとなってしまう可能性があるともいう。マッケイラ（2002）は，コカインおよびアルコール使用障害患者の研究から興味深い結果を報告している。すなわち，うつ状態にある患者はそうでない患者に比べると治療参加率が高く，それゆえ，コカイン使用も有意に減少する傾向にある。しかし，治療終了から数カ月を経た時点では，うつ状態にあった患者のアルコールとコカイン使用の量・頻度は，そうでない患者に比べて急激に増加してしまうというのである。

　物質使用障害と気分障害が併存する患者に対する動機づけ面接，認知行動療法，ならびに随伴性マネージメントの有効性に関する最近の総説（Carroll, 2004）では，これらの介入が物質使用を減少させるというエビデンスは存在する，という結論が出されている。しかしながら，これらの介入が気分障害も改善するかどうかという点については，現状ではまだそこまで明確なエビデンスはないという。また，併存する気分障害に対する治療を行うことで，うつ病の症状や物質使用障害のさらなる改善が得られるか否かという点についても，まだ不明な点が多い。

　もっとも，物質使用障害患者の治療を専門とする臨床家のなかには，抗うつ剤による薬物療法に対して消極的な人が少なくない。少し前まで，アルコール依存患者（Liskow & Goodwin, 1987）やヘロイン依存患者（Nunes, Quitkin, Brady, & Post-Koenig, 1994）に併存するうつ病の治療に関しては，抗うつ剤による薬物療法に対する悲観論が優勢を占めていたほどである。しかし最近になって，薬物療法によってうつ病や気分変調症の治療を行うことが，物質使用障害の治療という観点でもよい影響があることを示唆する研究が報告されてきている。こうした研究の結果については，最近刊行された二つのメタ分析論文（Nunes & Levin, 2004; Torrens, Fonseca, Mateu, & Farre, 2005）のなかで言及されており，そのいずれの論文も，抗うつ薬による薬物療法は，アルコール・薬物依存患者のうつ病症状の治療に有効であると結論づけている。要するに，抗うつ薬による薬物療法は，適切な用量を投与し，物質乱用による一過性のうつ状態を呈する患者には投与しないようにすれば，重複診断の患者の治療に有効であることが明らかにされている。ただし，その効果はあくまで限定的なものであり，それだけではうつ症状の減少にとどまり，物質乱用に対する治療なしで抗うつ薬を投与しただけでは，物質乱用の有意な改善をみることはない

というのが通常である（Nunes & Levin, 2004）。したがって，多くの患者の場合，しばしば信じられていること，すなわち根底にある精神病理（たとえばうつ病）の治療をすれば，それは物質乱用にもよい影響を与えるであろう，という考えは正しくないと言える。たとえば，うつ病が併存するコカイン依存患者の場合，デシプラミンによるうつ病を標的とする治療は，その患者のうつ病を改善させるが，コカイン使用には影響しないという報告がある（Carroll, Nich, & Rounsaville, 1995）。最近，マクダウェルら（McDowell et al., 2005）は，うつ病とコカイン依存の併存患者に対して，薬物療法と認知行動療法を組み合わせた治療の有効性に関する研究を行っているが，これは非常に興味深い結果を明らかにしている。その研究の主な目的は，うつ病に対する薬物療法（デシプラミンという抗うつ薬を使用）を標準的な心理社会的治療に追加することの効果を明らかにすることにあった。したがって，患者は全員，毎週マニュアルに準拠した認知行動療法（再発予防プログラム）が提供され，これに加えて，抗うつ薬もしくはプラセボの投与がなされた。その結果，コカイン依存と大うつ病性障害／気分変調症の診断を満たす患者に対して，物質乱用に対する認知行動療法に加えてデシプラミンの投与を行った治療は，プラセボを投与した治療よりも，はるかに効果的であることが明らかにされたのである。確かに，その治療効果は抑うつ気分の改善に限られたものであり，コカインに対する渇望が減少したわけではなかったが，うつ病の改善とコカイン使用の減少との間には有意な関連が認められた。

　認知行動療法は，うつ病の治療研究において，他の心理療法と同程度，もしくは最もよく用いられる治療法である（Emmelkamp, 2004）。したがって，アプローチの理論的支柱が共通し，治療技法にも重複した部分があると考えれば，物質乱用に対する認知行動療法は，たとえそれがうつ病よりも物質乱用に焦点を当てたものであったとしても，うつ病を併存する物質乱用患者にも適合するのではないかと考えたくなるところである。うつ病を併存する物質使用障害患者の治療に際して，薬物療法と認知行動療法のいずれが有効であるのかを直接に検証した研究は，今のところ存在しない。それゆえ，うつ病を併発した物質乱用者の治療において，いかなる治療法（薬物療法もしくは認知行動療法）を追加するのがよいのか，という点に関する明確なガイドラインも存在しない。

　うつ病が併存する物質乱用患者に対応する場合，そうした患者のうつ病は，物質乱用とは何ら機能的な関係をもたない独立した障害とみなすべきであろ

う。つまり，うつ病治療がうまくいったからといって，物質乱用の改善を期待しないことが肝要である。DSM-IV-TRに準拠して考えれば，最初のうつ病エピソードが物質使用障害に先行して発症していたり，持続的な断酒・断薬期間中に発症していたりする場合には，そのうつ病は「独立した障害」とみなされることとなる。多くの場合，抑うつ気分は乱用物質の直接的な薬理作用の結果であるか，さもなければ慢性的な物質乱用に関係した離脱症状の結果である。こうした症例では，物質使用が減少すれば，うつ病を標的とする治療を行わなくとも，うつ病症状は改善すると考えてよい。それ以外の場合には，物質乱用の開始に先だって，あるいは断酒・断薬期間中にうつ病を発症し，これが物質乱用の誘因となっていることが多い。こうした症例では，うつ病と物質乱用とのあいだに何らかの因果関係が想定される。たとえば，患者はうつ病エピソードの期間中はいつもよりもストレスに対して脆弱となり，物質使用のコントロールが困難となることがありえるであろうし，あるいは，不快気分に対する自己治療としてアルコールや薬物を使用する可能性もあるであろう。

　気分障害の原因・経過と物質使用障害との間には上述したような複雑な関係があるがゆえに，気分障害が併存する患者に対しては，抑うつ気分と物質乱用との継時的関係を確認し，もし関係がありそうなのであれば，両者の因果関係を明らかにするために，注意深くアセスメントを行っていく必要がある。やもすると気分障害は過剰に診断される傾向があることから，気分障害のアセスメントに際して，診断を確定するためには構造化面接を実施することが望ましい。アルコール使用障害患者の80％以上は一つ以上のうつ病症状を訴えるものであるが，大うつ病性障害の診断基準を満たすのはわずか30％でしかないと言われている（Kessler et al., 1996）。

　とりわけコカイン乱用者の場合，うつ病の診断には熟練を要する。というのも，コカイン乱用に起因する一過性の症状と持続的なうつ病の症状を鑑別するには困難がつきまとうものだからである。ローンザヴィル（2004）が指摘しているように，持続的な不機嫌，睡眠障害，食欲の異常，エネルギー低下，失感情症，認知の異常などをはじめとする，大うつ病性障害の症状の多くは，コカインによる中毒症状や離脱症状として説明することが可能なものばかりである。

　臨床家は，後方視的に気分障害と物質使用障害がどのような特徴をもっており，どのような経過で消長し，その症状はいかなる内容をもっていたのかを評価するだけでなく，同じことを前方視的にもモニタリングしつづける必要があ

る。物質使用障害と気分障害との間に潜在する因果関係を調べるためには，時間軸遡及法（Time-Line-Follow Back interview）が有用である。あるいは，「物質使用と精神障害のための精神医学的調査面接 the Psychiatric Research Interview for Substance and Mental Disorders」（Hasin et al., 1996）をこの目的に使ってもよいであろう。もしもうつ病が物質乱用とは独立した障害であるなら，うつ病は，患者が物質乱用をはじめる前か，もしくは断酒・断薬期間中や物質使用が減少している時期に発症しているはずである。こうした分析を行うことによって，これら二つの問題が同じストレスイベント（例：失業や結婚生活の破綻）が原因となって生じている可能性についても明らかにされる場合がある。

症例

キャサリンは40歳の独身女性である。精神保健センターで治療を受けるようにと助言されて当院に紹介されて来たとき，彼女はひどい抑うつ気分のために6週もの間，仕事ができない状態にあった。いろいろと聞いてみると，彼女は過去4年間にわたって何度か大うつ病性エピソードを経験しており，さらに毎日続けざまにワインを8杯飲み，これと一緒にマリファナを用いることも少なくないことが明らかになった。時間軸遡及法による面接を実施すると，彼女の抑うつ気分と物質乱用との間にははっきりとした関係があることがわかった。気分が落ち込んでいないとき，彼女は飲酒をきちんとコントロールできていたし，マリファナを吸うこともほとんどなかった。いずれのエピソードも人間関係の破綻と関係していた。彼女は長年，自分の子どもをもち，安定した家族関係を築くことを望んでいたが，もうあまりにも年をとりすぎてしまい，子どもをもつチャンスはほとんどないと考えていた。

一般的な臨床ガイドラインとしては，物質乱用と気分障害（大うつ病性障害と気分変調症）が併存する症例においても，不安障害が併存する症例に関して論じたときと同じポリシーで対応することをお勧めしたい。もしもうつ病の程度がさほど重篤ではなく，患者が自殺傾向を呈していないのであれば，ただちに治療を始めるのではなく，少なくとも4週間は患者が物質の使用を止めている状況の中で，抑うつ気分がどのように推移するのかを観察するべきである。コカイン依存者とヘロイン依存者のほとんどは，入院治療か，あるいは毎日日中をクリニックで過ごすような外来治療が必要となる。というのも，ほとんどの患者は通常の外来治療のセッティングでは4週間の断薬を維持することがで

きないからである。多くの症例の場合,物質乱用の改善とともに気分の落ち込みも改善していくであろう。アルコール依存で入院する患者のうち,大うつ病性障害が併存している者の場合,4週間の断酒を続けた後に,まだ臨床的にうつ病の状態を呈しているのは15％であり,大うつ病性障害の診断基準を厳密に満たす者はわずかに6％に過ぎないといわれている（Brown & Schuckit, 1988）。

　しかし,うつ状態を呈する患者の治療において,物質乱用の問題を取り上げるにはどのようにしたらよいのであろうか？　不安障害とは異なり,うつ病患者は意欲を失い,自己効力感が低下しているという特徴があり,動機づけ面接から得られるものも乏しい。実際,うつ病と物質乱用が併存する患者に動機づけ面接を実施した研究は,わずかしか存在しない。そうした少数の研究で用いられた動機づけ面接は,厳密には正式な方法とは異なる点があるが,たいていの場合,物質使用によってもたらされる否定的な転帰や医療を受けることの大切さ,さらには,入院中や退院後にも治療を続けることの大切さに関する気づきを育てていくことを目的としている。その研究の結果,動機づけ面接は治療契約の遵守性が向上し,物質乱用についても若干の軽減が認められた。しかしその一方で,動機づけ面接は抑うつ気分に対しては芳しい効果がみられなかった（Daley, Salloum, Zuckoff, Kirisci, & Thase, 1998; Martino, Caroll, Kostas, Perkins, & Rounsaville, 2002; Swanson, Pantalon, & Cohen, 1999）。

　多くの認知行動療法的アプローチは,すでに抑うつ気分への対処法としての有効性が証明されており,こうした手法は,気分障害が併存する物質乱用患者にも適用することが可能である。認知療法的アプローチと行動療法的なアプローチは,うつ病の病因と機能にどのような意味づけをするかという点に関して異なっている。こうした意味づけが異なれば,当然,それぞれの治療モデルにもとづいたさまざまな治療技法のなかで,患者に対して強調すべき点も違ってくることになる。認知療法は,患者のうつ病的な認知を変化させることに治療の目標を置いており,それによって抑うつ的な感情と行動の変化をもたらそうとする技法である。認知療法の目的は,患者が自らのステレオタイプな否定的思考を支えている,思いこみや思考スキーマに気づき,誤った思考パターンを変えていくのを援助することにある（Hollon & Beck, 2004）。このアプローチは,上で紹介したキャサリンという患者に対しても用いられた。認知療法を実施する上でのデメリットは,それがかなり集中的なトレーニングとスーパー

ヴィジョンを要する治療技法であるということであり，依存治療施設では実施困難なことが少なくないという点である。

　行動療法は，非適応的な行動を変化させるために，正の強化を増やすという方法を用いている。こうした正の強化は活動性を増加させ，社会的および対人的なスキルを改善し，問題解決能力を高めてくれる。うつ病を併発する物質乱用者の治療においては，まず宿題をこなすことを通じてうれしい気持ちを体験することが第一ステップとなる。宿題の典型例としては，本人が「楽しい」と評価しているものの，ここ数週間は行っていなかった活動を「宿題」として実際にやってもらう。もちろん初めは比較的容易と思われる活動から選んでもらうが，後半のセッションになると，徐々に難しい宿題を課すようにしていく。うつ病を併発したアルコール依存患者を対象とするデイ・プログラムに，このような抑うつ気分への対処に焦点を当てた行動療法を 8 セッション追加することで，飲酒量の減少と抑うつ気分の改善が認められたという報告がある(Brown & Lewinsohn, 1984)。

　ごく少数ではあるが，物質乱用と抑うつ気分の双方を同時に治療の対象とする統合的認知行動療法を評価した研究もある。そのような統合的なアプローチでは，患者は抑うつ気分の悪化と物質乱用の再発との関係を認識できるようにトレーニングを受ける。ブラウンら (Brown, Evans, Miller, Burgess, & Mueller, 1997) は，うつ病を対象とする認知行動療法が，通常のアルコール依存治療の効果を高め，再飲酒を防止するかどうかについて検討している。治療終了 6 カ月後の追跡調査では，アルコール問題に加えてうつ病に対する治療も受けた患者の 47％が完全な断酒を続けていた。この数値は，標準的なアルコール依存治療とリラクゼーション法の組み合わせを提供された患者の完全断酒率 13％と比較すると，明らかに優れた成績であった。

　ジェレルとリジリー (Jerrell & Ridgely, 1995) は，重篤な精神疾患と物質使用障害の双方に罹患する者を，12 ステップミーティング，行動療法的スキルトレーニング，集中的なケースマネージメントという三つの介入モデルで治療し，それぞれの有効性を比較している。行動療法的スキルトレーニングによる治療を受けた患者はもっとも治療に前向きな態度を示し，心理社会的機能と症候学的評価に関しては，12 ステップ・アプローチと比べて有意に優れていた。ケースマネージメントによる介入は，行動療法的スキルトレーニングほど効果的ではなかったが，12 ステップ・アプローチよりは効果的であった。治療終

了18カ月後のフォローアップ時点でも，こうした結果は変わらなかった。モード・グリフィンら（Maude-Griffin et al., 1998）もまた，コカイン依存患者を対象とした研究で同様の結果を報告している。大うつ病性障害の既往をもつ患者を対象とした彼らの研究では，気分をコントロールすることに重点を置いた認知行動療法を提供する治療の方が，12ステップ・アプローチに比べて有意に効果的であったという。

　重複障害患者に対する随伴性マネージメントの有効性については，これまでほとんど研究がなされていない状況にある。しかし，物質乱用者に対する随伴性マネージメントの方法に関する研究が明らかにしたところによれば，うつ病が併存する物質乱用者も，そのような併存障害がない者と同じように，随伴性マネージメントに反応するという（Gonzales, Feingold, Oliveto, Gonsai, & Kosten, 2003; McNamara, Schumacher, Milby, Wallace, & Usdan, 2001）。

　以下のガイドラインは，うつ病が併存する症例に対応する際に参考になるであろう。

* 中等度のうつ病を合併した物質乱用患者の場合，まずは物質乱用を対象に治療を行い，抑うつ気分については慎重にモニタリングしていく。
* 物質使用障害を対象とする認知行動療法は，物質乱用の減少には中等度の有効性があるが，抑うつ気分に対する有効性はそれと比較するといくらか劣る。
* うつ病や気分変調症を合併した物質乱用患者に対しては，12ステップ・アプローチの有効性は認知行動療法より劣っている。
* コカイン依存患者とヘロイン依存患者の場合には，抑うつ気分の有無に関係なく，随伴性マネージメントは有効である。
* 物質乱用が改善した後にも抑うつ気分が改善しない場合には，抑うつ気分を直接の対象とする治療も追加して実施する必要がある（例：抑うつ気分への対処法など）。
* 動機づけ面接は，治療への導入を促進し，治療中あるいはアフターケア・プログラムの継続参加率を高める。
* 気分変調症や大うつ病性障害を合併する患者に対しては，認知行動療法と薬物療法（選択的セロトニン再取り込み阻害薬）のいずれも有効である。
* 薬物療法は，抑うつ気分を中程度改善するが，物質乱用それ自体に対しては，通常，何らの効果も認められない。

双極性障害

　双極性障害の患者がアルコール依存を併発すると，急速交代型の病型をとりやすく，自殺企図のリスクが高まり，うつ病相・躁病相のいずれのエピソードからの回復も遅くなってしまうことについては，すでにいくつかのエビデンスが存在する。一般に，アルコール依存を併存することで双極性障害の治療転帰は不良となるが，その理由の一つは飲酒によって精神科の薬を飲まなくなることに関係しているものと思われる（Strakowski et al., 2005; Tohen, Waternaux, & Tsuang, 1990）。双極性障害のエピソードが寛解すると，症状は一見何もなくなってしまうわけであるが，このことも薬物療法がなかなか遵守されない理由となりうる。

　双極性障害の患者に併存する物質乱用を対象とした治療について，その効果を検証した研究はきわめて少ない。その中で，双極性障害の患者に対しても，動機づけ面接が有効であると言われている。ケアリーら（Carey, Purnine, Maisto, & Carey, 2001; 2002）は，双極性障害患者の小グループを対象として，個別的に動機づけ面接を実施し，その有効性を検証した。その結果，患者は以前よりも物質を使うことがもたらす弊害を認識し，変化に対する動機づけが高まったという。

　物質乱用と双極性障害が併存する患者は，たいていの場合，依存治療施設と一般精神科医療機関という二つの治療機関において，順次もしくは同時に，それぞれの問題に対する治療を提供されている。そうしたなかで，ワイスら（Weiss, Najavits, & Greenfield, 1999）は，双極性障害と物質使用障害が併存する患者に特化したグループ治療を開発している。その治療が目標とするのは，物質使用と双極性障害との関係について理解を深めること，グループ内の相互交流を通じて自助的な支援を得ること，物質使用を止めること，そして，処方された薬物療法を遵守することである。その治療は統合的なアプローチを採用している。具体的には，二つの障害に関連のあるトピックについて話し合い，それぞれの障害からの回復や再発に共通した特徴を積極的に取り上げ，理解を深めるという方法を採用している。治療マニュアルの一部は，再発予防プログラムで用いられる対処スキルトレーニングの手法にもとづいている。そこでは，物質使用障害と双極性障害が併存する患者がしばしば直面する問題，たとえば治療を受けることに関する両価的感情や，渇望，気分，思考パターンのセルフモニタリング，危険な状況への対処方法，さらには，よりよい対人関係を築く

にはどうしたらよいのかという問題などが取り上げられ，議論される（Weiss et al., 1999）。このグループ療法は，計20回，1回1時間のセッションから構成されており，毎回違うトピックを取り上げるように設定されている。また，マニュアルは可能なかぎり，毎回のセッションのなかで二つの障害の関係について言及されるように作られている。全セッションを通じて，患者は，ある種の薬物には躁病相やうつ病相の引き金となる可能性があること，薬物療法を受けた状態のまま物質を使うことは思いがけない副作用が出現する可能性を高めること，再発を防ぐには十分な睡眠をとることが重要であること，といった心理教育を受けるわけである。治療を構成する要素は，対処スキルトレーニングから取り入れたものが少なくない。たとえば，「破禁自棄効果」（再使用に反応して生じる罪悪感）について議論し，一日だけ使ってしまうことと，完全に再乱用状態に戻ってしまうこととの違いを理解することを促し，物質使用だけでなくうつ病相や躁病相の誘因ともなる危険な状況や引き金に関する認識を深めることなどが含まれている。加えて，患者に，気分変動にどう対処するかを学ばせるセッションもあり，患者が早い段階で警告サインに気づけるように，自分の気分や物質への欲求をセルフモニタリングすることも教える。この治療のもう一つの目的として忘れてはならないのは，物質を使うことは，気分障害再発のトリガーとなり，規則的な服薬を乱してしまう行動であることに気づかせるというものである。特に重要なのは，双極性障害の治療薬（例：気分安定剤）や物質使用障害の治療薬（例：ナルトレキソンやジスルフィラム）を服用することの功罪について，十分に取り上げることである。

　このグループ療法は，双極性障害と物質依存が併存する45名の患者を対象とした無作為化比較対照試験において，その有効性の評価が行われている（Weiss et al., 2000）。ワイスらは，このグループ療法に参加した患者は，従来の治療を提供された患者に比べて，物質乱用の点で有意な改善が認められたことを報告している。この治療はグループ治療として開発されているが，同じ内容の治療を，双極性障害と物質使用障害が併存する患者に対して個人療法として実施しても有効かもしれない。

注意欠陥・多動性障害

　注意欠陥・多動性障害（Attention Deficit Hyperactivity Disorder; ADHD）は，脱制止，衝動性，注意欠陥のような中核的障害を呈する神経生物学的な障

害である。ADHDが物質乱用の病因および病態生成に無視できない役割を果たしている可能性を示唆する報告は、現在のところ年々その数を増している状況にある。依存治療施設でも、多くのスタッフが、物質乱用者の相当な割合の者にADHDの併存が認められること、そしてADHDに罹患している者は、そうでない者に比べて物質乱用に対して脆弱であることに気づきはじめている。ADHDが併存する割合は、中枢神経刺激薬の乱用者だけでなく、アルコールやヘロインをはじめとするさまざまな物質の乱用者においても多く認められる（Clure et al., 1999; King, Brooner, Kidorf, Stoller, & Mirsky, 1999; Molina, Bukstein, & Lynch, 2002）。ビーダーマンら（Biederman, Wilens, & Mick, 1995）は、ADHDに罹患している成人は、そうでない成人に比べて物質乱用の生涯罹患率がはるかに高いことを明らかにしている（52% VS. 27%）。若年者の場合、ADHD罹患者における高率な物質乱用の併存は、行為障害や双極性障害が併存することから説明される可能性があるが、成人の場合には、精神医学的併存障害が何ら存在しなくても、ADHD罹患者に高率な物質乱用が認められるのである（Schubiner, 2005）。一般に、ADHDが併存する者においては、物質乱用はより重篤な病態を呈し、頻回の再使用がみられる傾向にある（Ercan, Cojunol, Varan, Toksözet, 2003: Wilens, Biederman, & Mick, 1998）。

　なぜADHDに罹患する成人は、物質乱用を呈するリスクが高いのであろうか？　この疑問に答える明確なデータは存在しないが、アルコールや薬物を使う理由として自己治療のためと申告するADHD患者は少なくない。

症例

　フランクは34歳の男性で、コカインとアルコールの依存のため入院していた。治療が始まって最初の数週間、スタッフは彼の治療意欲のなさに徐々にいらだちを募らせていた。フランクは面接の約束を守らず、グループ・セッションに遅刻することも多く、挙げ句に、これといった理由もなくセッションを途中退席した。朝食の際も彼は落ち着きがなく、じっと座っていることができず、やたらと他の患者に話しかけて、病棟内のさまざまなゴタゴタの火種となっていた。さらに、フランクは治療から何事も学んでいないかのごとく、コカインやアルコールの使用を繰り返していた。彼は再使用のリスクが高い危険な状況を避けることの重要性を理解しているように見えたが、それでも衝動的かつ無計画にそうした状況に近づいてしまうことがたびたびあった。このような状況が

続くなかで，フランクが3週間の断酒・断薬を達成したときに，彼がADHDかどうかを調べることとなった。その結果，フランクはADHDと診断され，メチルフェニデートによる薬物療法が開始された。それは，彼の落ち着きのなさや衝動的行動を減少させるのに有効であった。これを契機として，彼は従順に治療を受け入れるようになり，コカインやアルコールを用いて自己治療をする必要性も減り，使用頻度も少なくなった。他の患者やスタッフとの人間関係も改善された。

　一般に，ADHDに罹患する成人は，ADHDに対して何らの注意も払われなければ，物質乱用治療の転帰は不良である。したがって，治療の計画を立てる際には，ADHDに関する慎重な評価が求められる。ADHDの症状と物質乱用による影響とを鑑別することは，しばしば困難である (Sullivan & Rudnik-Levin, 2001)。幼少期よりADHD症状がみられていた患者の場合，臨床的に認められる状態像は，一部は遷延したADHDによるものであり，一部は物質による影響であると考えられる。しかし，習慣的な飲酒や薬物使用をするようになるまではADHD症状がみられなかったという患者の場合には，その症状はすべて物質使用によると考えられるであろう。したがって，鑑別診断には，生育歴におけるADHDと物質乱用それぞれに関する情報が必要となる。断酒・断薬期間中のADHD症状に関する情報を収集することも重要となるが，これはしばしば現実的に困難であり，収集された情報も信頼性に乏しいことが少なくない。

　正式にADHDの診断を行うには，十分に長い期間の断酒・断薬期間（使用していた物質に依存していたのと同じくらいの長い期間）が必要である。そうでなければ，「もしも物質乱用がなかったら」という条件にはならない。DSM-IV-TRに準拠した構造化面接に加え，客観的な尺度を用いた評価を実施することを推奨したい。コナーズら (Conners, Erhardt, & Sparrow, 1998) は，成人における現在のADHD症状を測定するための自記式および他者評価による評価尺度，「コナーズ成人ADHD評価尺度 Conners Adult ADHD Rating Scale (CAARS)」を開発している。この尺度は，一般成人とADHDに罹患する成人とをスクリーニングするためのもので，以下の四つの下位尺度から構成されている。すなわち，(1) 不注意／記憶の問題，(2) 過活動，(3) 衝動性，および (4) 自己概念の問題である。このCAARSは，一般成人，外来通院中の成人ADHD

患者，DSM-Ⅳ-TRにおけるADHDの診断基準を満たす成人を対象とした調査において，優れた内的一貫性，再テスト信頼性，ならびに併存的妥当性が証明されている（Cleland, Magura, Foote, Rosenblum, & Kosanke, 2006）。CAARSの結果をもってADHDの診断を下すことはできないものの，ADHDの症状を定量的に測定するのに有用な尺度であり，症状に応じた治療計画を立てることができるだけでなく，治療の有効性を評価するのに利用することもできるであろう。

ではADHDの正式な診断が得られた場合，それに対してどのような治療を提供したらよいのであろうか？ 物質使用障害に併存するADHDの場合，物質乱用の治療終了後にADHDの治療をするという方法は現実的ではなく，この二つの障害は同時に治療がなされなければならない。中枢神経刺激薬によるADHDの薬物療法は，今やその有効性が十分に確立されている。もっとも，多くの比較対照研究によってその有効性が証明されているにもかかわらず，年余にわたって治療薬を処方されることでかえって物質乱用を悪化させはしないかという懸念から，こうした薬物療法を行うことの是非については，さまざまな意見がある。しかし長期間にわたる追跡研究のメタ分析が明らかにしたところによれば，ADHDに対する中枢神経刺激薬の投与は，将来における物質使用障害に罹患するリスクを50％も低下させるという（Faraone & Wilens, 2003; Wilens, Faraone, Biederman, & Gunawardene, 2003）。

行動療法的アプローチはADHDに対しても同じように有効である可能性がある。しかし最近ADHDに対する薬物療法と行動療法を比較した研究をメタ分析した論文が発表され，その中で，中枢神経刺激薬は行動療法よりも有効であり，行動療法が中枢神経刺激薬の治療効果を増強するというエビデンスはないことが明らかにされている（Van der Oord, Prins, Oosterlaan, & Emmelkamp, 2006）。この分析の結果から，ADHDに罹患する者に対しては，それが提供できる状況にあるのならば，薬物療法こそが第一に選択すべき治療であることが示唆される。しかしこうした結論は，子どもや若年者を対象とする研究にもとづいたものである。最近になってサフレンら（Safren et al., 2005）は，ADHD症状を対象とした認知行動療法に関する研究を行い，薬物療法に対して十分に反応しなかった成人のADHD患者に認知行動療法が有効であったと報告している。この結果は，成人のADHD患者の一部には，認知行動療法を追加して実施する価値があることを示唆している。

いまや中枢神経刺激薬は成人のADHD患者にも広く処方されるようになっているが，実は，成人のADHDに対する中枢神経刺激薬の有効性に関する研究はさほど多くない。メチルフェニデートが成人のADHDに対してよい効果があることを報告する比較対照試験はいくつか存在するが，子どもに用いた場合と比べると，その効果ははっきりしたものとは言えない（Kooij et al., 2004; Spencer et al., 1995）。これらの研究では，患者の大半は物質使用障害を併発していないことから，成人の物質乱用者のADHD症状に対して薬物療法を行うことが，果たして物質乱用の経過にどのような影響を与えるのかについては，不明な点が多い。現時点では，ADHDを併発する成人の物質乱用者に対する中枢神経刺激薬の有効性に関しては，わずか二つのプラセボ対照試験があるだけである。シュビナーら（Schubiner et al., 2002）によれば，ADHDが併存するコカイン依存患者に対して，中枢神経刺激薬による薬物療法は，患者のADHD症状に対してはプラセボよりも効果的だったものの，コカイン使用自体には何ら影響も与えなかったという。また，もう一つの二重盲見プラセボ対照試験（Carpentier, De Jong, Dijkstra, Verbrugge, & Krabbe, 2005）では，さまざまな物質乱用を呈するADHD患者に対してメチルフェニデートの治療を行っても，結局その有効性を証明することはできないという結果であった。メチルフェニデート治療に良好な反応を示した患者（9名，36%）は，プラセボ（5名，20%）に比べて有意に高率とはいえなかったのである。この研究では，中枢神経刺激薬による薬物療法の効果は限定されたものにとどまった。おそらくは，投与されたメチルフェニデートの用量が，臨床的に有効な用量を下回る水準であったことによるのであろう。

　ともあれ，たとえ患者のADHD症状の治療がうまくいったとしても，それとは別に物質乱用に照準した治療が必要とされるのは，間違いないといってよいであろう。したがって，物質乱用を伴うADHD患者に推奨される治療は，ADHDを標的とする薬物療法と物質乱用を標的とする認知行動療法（第4章参照）を組み合わせて実施することになるだろう。ADHDに対するエビデンスにもとづいた最善の治療法は中枢神経刺激薬による薬物療法であるが，他方で，患者による治療薬乱用のリスクも存在する。もちろん，実際にはそうした薬剤を乱用する患者は少ない。というのも，経口的にメチルフェニデートを摂取しても，たとえばコカインなどと比べると，脳内への移行がきわめて緩徐であることから，急激な多幸感を体験することはできないからである。しかし，

そうはいっても，臨床家は乱用に注意する必要がある。長時間持続型の新しいタイプのメチルフェニデートならば，乱用される可能性も少なく（Schubiner, 2005），その意味で，物質乱用を併発する物質乱用患者に用いるには好ましいという意見もある。

ここまでのまとめ

精神医学的併存症が物質使用障害と密接に関連していればいるほど，精神医学的併存症を適切に治療することが重要になってくる。依存治療施設は，歴史的に一般精神科医療機関の外部にある，いわば別組織として発展してきた経緯がある。このことはアメリカだけでなく，世界中のほとんどの国でみられる現象であり，同時に重複障害の患者にとって不幸な事態である。

非常に重篤な精神障害（例：統合失調症や双極性障害）と中等度以上の物質乱用が併存する患者は，特別な一般精神科医療機関において治療が行われることが多いが，他方，中等度から重症の物質乱用と中等度の精神障害（例：不安障害，うつ病，気分変調症，ADHD）が併存する患者の場合には，物質依存専門の治療施設で治療が行われることとなる。ここで明らかなのは，一般の精神保健・精神科医療サービスは物質使用障害の治療プログラムを取り込んで統合的な治療を提供する必要があるということである。同様に，依存治療プログラムも一般の精神保健・精神科医療サービスを取り込んで，統合的なプログラムとなる必要がある。そのようなプログラムが正式な連携システムとして認知され，制度化されるべきなのである。現状では，どの程度の患者をどちらの施設で治療する責任があるのか，という点について不明瞭なままであるが，良質な治療を提供するためには，そうした責任の所在が明確に定義されていることが重要である（Scott, Gilvarry, & Farrell, 1998）。さらに，一般精神科医療と依存治療のいずれの施設のスタッフに対しても，精神障害に併存する可能性がある物質乱用患者をスクリーニングし，評価し，治療する技術を高める研修が必要であろう（Hall & Farrell, 1997; McLellan, Carise, & Kleber, 2003）。

すでに述べたように，重複障害を対象とした統合的な治療プロトコールがいくつか開発されている。そうしたプロトコールには，物質使用障害を伴う境界性パーソナリティ患者のための**弁証法的行動療法**，PTSDが併存する物質乱用患者のための**安全希求療法**，双極性障害が併存する物質乱用患者のための**統合的グループ療法**がある。いずれの治療プロトコールの場合にも，物質使用障害

と他の精神医学的障害が併存する患者を治療する方法として妥当であるのかどうか，さらなる調査研究が必要であることはいうまでもない。

物質使用障害と精神医学的障害が併存する重複障害患者の症状および経過はきわめて多様である。その意味で，第4章で論じたように，問題をマクロ的に分析したうえで治療計画を立てていくのが賢明な方法である。多くの場合には，まずは物質使用障害を治療の対象とすることになるが，中には，まずは精神医学的障害の治療を優先し，物質乱用の問題についてはその後長い時間をかけて継続的に対応していく必要のある患者もいる。このような柔軟な対応をとれば，精神医学的障害と物質使用障害の経過や因果関係にかかわりなく，標準的な治療を提供された場合よりも，はるかによい治療転帰を生み出すはずである。

治療関係の障害となるもの

心理療法の効果測定研究において重要視されてきたのは，それぞれの治療に共通する要素と独自の要素との区別である。**共通要素**とは，ほとんどの心理療法が共有している治療的次元を意味している。それには，たとえば心理教育，説得力のある理論的根拠，支持，改善への期待感，経験あるセラピスト，良質な治療関係が含まれる。さまざまな心理療法を調べることによって抽出された共通要素のなかでも，特に治療同盟は，さまざまに異なる心理療法を用いた研究でも，また，どのような集団を対象とした研究でも，よい治療転帰を予測する重要な媒介要因となっている（Lambert, 2004）。

多くの研究が，物質使用障害の治療において治療関係がもっている意義を取り上げている。患者のほとんどがアルコールや薬物を止めることに関して両価的な感情を抱いているだけに，セラピストがどのようなスタイルで患者に接するかというのはかなり重要な問題となる。物質乱用の治療における治療関係の質と，治療過程・転帰との相関を検討した研究からは，治療初期における治療同盟が良好なものであればあるほど，治療からの離脱が少なくなり，患者が積極的に治療に関与するようになる，という説得力あるエビデンスが明らかにされている（Carroll, Nich, & Rounsaville, 1997; Öjehagen, Berglund, & Hansson, 1997; Meier, Barrowclough, & Donmall, 2005; Raytek, McCrady, Epstein, & Hirsch, 1999）。同じように，物質使用障害に対する行動療法的アプローチを組み合わせた治療においても治療関係は重要である。レイテックら（Raytek et al., 1999）は，経験豊かなセラピストは，経験に乏しいセラピストに比べて，

良好な治療関係を築き上げることができると報告している。彼らによれば，治療同盟の質とセラピストの能力は，患者のセッション参加回数や治療からの脱落率と関係があるという。また，ややエビデンスとしての説得力には劣るものの，良好な治療関係は，治療終了後の物質乱用を予測する要因としてかなり確実なものであるという報告もある（Meier, Donmall, Barrowclough, McElduff, & Heller, 2005）。注目すべきことに，キャロルら（Carroll et al., 1997）によれば，治療同盟の強弱を評価する得点は，通常の臨床的な外来対応よりも，認知行動療法のほうが有意によい得点を示していた。しかしその一方で，良好な治療同盟は，認知行動療法におけるよりも，通常の臨床的な対応において治療転帰と密接に関連していたという。この知見は，治療同盟のような共通要素は，認知行動療法と通常の支持的療法とではかなり異なる性質のものである可能性を示唆している。

　マイアーら（Meier, Barrowclough, & Donmall, 2005）は，変化に向けて心の準備ができている患者ほど，良好な治療関係と他者との安全な愛着関係（アタッチメント）を築くことができ，周囲からのサポートを十分に受ければ受けるほど，セラピストとの同盟関係をうまく築き上げることが容易になると指摘している。そのようなアタッチメントは当然，治療関係の質にも関係してくるはずである。というのも，他者に対して安全保障感を体験することができ，他者とうまく相互交流ができる患者は，セラピストとも良好な治療関係を構築することができる可能性が高いからである。残念なことに，治療のために紹介されてくる患者の多くが，周囲から十分なサポートを得ておらず，適切な対処スキルももちあわせず，自分の行動を変化させることに両価的な感情を抱いている。さらに，安全なアタッチメントよりも，むしろ安全な感覚を欠いた，親密性を回避するような対人様式をもっている者も少なくない。このことは，多くの場合，セラピストは通常よりもさらに多くの労力を費やして，治療関係を築き上げる努力をする必要があることを意味している。

　もしも治療経過のなかで，治療同盟の障害物となっているものが明らかになってきたら，何を置いてもまず治療同盟の修復が優先されなければならない。こうした問題が認識されなかったり，適切に扱われなかったりした場合には，患者が治療から脱落する可能性がきわめて高くなる。セラピストが患者に敬意を払わなかったり，気遣いを示さなかったり，問題を明確にしなかったりすることで，最初の導入・契約の段階で治療の場からいなくなってしまう患者

も少なくない。こうしたことは重複障害患者では特に重要である。マイアーら（2005）は、この分野の研究をレビューするなかで、良好な治療関係は、特に精神医学的併存障害をもつ薬物乱用者が治療に残り続けるうえで重要であると指摘している。

　認知行動療法における治療関係の性質については、少々誤解をされているところがある。それはややもすると、距離をとった、一方的で、いくらか権威主義的なものと考えられている。おそらく、認知行動療法のセラピスト自身にもこの偏見については部分的に責任がある。というのも彼らは、たとえば精神力動的志向性をもつセラピストや経験主義的志向性をもつセラピストとは対照的に、自分たちの論文のなかで治療関係というものをほとんど取り上げてこなかったからである。あえて例外をあげれば、そういったことに関心を抱いてきたのは、動機づけ面接を専門とするセラピストくらいでしかなかった。しかし実際には、ほとんどの認知行動療法のセラピストは強い治療同盟を重要視し、協動的な関係を構築するために時間と労力を費やしている。

　温かみや共感といった「ロジャース派」の概念は、認知行動療法における治療関係にも当てはまる、と主張する論文が近年多くみられる。しかし他の心理療法の学派とは対照的に、温かみや共感といった変数は単に治療過程を促進するものと捉えられているだけにはとどまらない。認知行動療法においては、こうした概念は学習過程と問題行動の変化を促す、重要な状況的変数と考えられているのである。こうした概念化が意味しているのは、必ずしもすべての患者が同じように温かみや共感、あるいは構造化や支持といったものを必要としているとは限らないということである。治療のある時期に重要と思えたものが、次の時期にはまた違ったものが重要となってくる。患者がまだ変化への準備が整わない治療の初期においては、セラピストには共感的で支持的な態度が求められるが、行動変化に向けた介入を受け入れる患者の心の準備が整うと、むしろ指示的な態度が必要とされるものである。

　物質乱用の治療において、はっきりとした特徴をもつ好ましい治療同盟の例として、他にどのようなものがあるであろうか？　残念ながら、動機づけ面接（第2章参照）をのぞけば、実証的研究にもとづいた臨床的ガイドラインのようなものはほとんどないに等しい。一般的に言えば、臨床家が患者のニーズを評価したり目標を設定する際、先入観を排して患者の意向に合わせるべきである。患者の自分なりの問題の捉え方を受け入れることで、セラピストは患者の

ニーズに合わせることができるし、そのことが、生産的な治療同盟の発展を促すはずである。患者と臨床家が共有した目標に向かって互いに協力することを目指す協働的なスタンスは、治療同盟をいっそう強固なものとするであろう。

　さらに治療開始後の態度も融通の利かないものであってはならず、治療の内容は患者のニーズに適合したものであることが望ましい。カルノとロンガボー（Karno & Longabaugh, 2003）は、MATCH研究の成果から、セラピストの特定の行動と治療を受けている患者のうつ病症状との間に、ある種の相互的な影響が認められると指摘している。うつ状態を呈するアルコール依存患者は、セラピストがセッションのなかで患者の感情的苦痛に満ちた題材をあまり取り上げない場合には、感情的な題材を頻繁に取り上げる場合に比べて、飲酒行動に関する治療転帰が良好なものとなる傾向があるというのである。この研究結果は、すべての患者が同じように反応するとは限らないということを如実に物語っている。そして、治療態度は柔軟かつ、個々の治療段階に応じた患者の個別のニーズに適合したものである必要があることを示している。もう一つ別の例をあげると、同じ物質乱用患者に対してであっても、その患者が依存性パーソナリティ障害であるか、あるいは、自己愛性もしくは妄想性パーソナリティ傾向を呈しているかで、治療態度は大きく異なっているはずである（Van Velzen & Emmelkamp, 1996）。依存性パーソナリティ障害を伴う物質乱用患者との治療を開始するにあたって、セラピストが宿題の進み具合を電話で尋ねるのは賢明な行動である。しかし、自己愛性パーソナリティ傾向の患者に対しては、セラピストがこうした行動をとることは控えた方がよい。というのも、そのような行動は患者の自己愛的な傾向を強化し、過剰な関心を求める患者の願望を結果的に増大させてしまう可能性があるからである。同様のことは妄想性パーソナリティ傾向の患者にも言うことができる。妄想性パーソナリティ的な患者は、セラピストの善意からの関心を、「『あいつに宿題をやり遂げられるはずがない』と疑われた」と歪曲した解釈をしてしまう可能性がある。注意すべきなのは、治療経過の後半に入ると、依存性パーソナリティ傾向の患者に対しても、同じように電話による質問は徐々に止めていくべきである。なぜならそのような電話は、望ましくない問題行動をかえって強化してしまうからである。

　他の心理療法と同じように、認知行動療法のセラピストは抵抗や転移といった現象に直面することがある。しかし、そうした現象に対してセラピストが受

けとる意味や対応の方法は，精神力動的なセラピストとは異なっている。一般に認知行動療法のセラピストは，抵抗に対応する際，直面化を用いずに，むしろそれを患者と一緒に検討し，理解しなければならない問題行動として捉えるであろう。いつも遅刻してきたり，特定の話題に触れるのを避けたり，宿題をやってこなかったりなど，何らかの抵抗を患者が示したとき，セラピストはそうした行動を生み出す要因が何であるかを，患者とともに考えたいと思うはずである。患者側の抵抗に関するセラピストとしての姿勢は，このように認知行動療法における他の問題行動のとらえ方やアプローチの仕方と非常によく似ている。セラピストは自分自身の観察や，必要とあれば他の方法による細かい調査も用いて，そうした抵抗行動の機能分析をしようとするであろう。その結果，セラピストは，治療に対する抵抗という当初の印象を捨てて，むしろ他の要因と関連する現象として理解を深めることができる可能性がある。

他の複雑化の要因

認知障害

　物質乱用に関連した認知障害の存在は，治療転帰を不良なものにする無視できない要因である。過去何十年にもわたって，実に多くの物質乱用者において，認知に関わる大脳皮質および皮質下の領域とその障害がさまざまな機能障害を呈することが報告されてきた（第1章参照）。物質乱用・依存者の認知障害が，学習や新しい対処行動の獲得を妨げ（Alterman & Hall, 1989; McCrady & Smith, 1986），治療から脱落してしまうリスクを高めることが明らかにされている（Aharonovich, Nunes, & Hasin, 2003; Fals-Stewart, & Schafer, 1992; Teichner, Horner, Roitzsch, Herron, & Thevos, 2002）。コカイン依存患者を対象とした研究では，認知行動療法から脱落した患者は，治療過程を完遂した患者に比べると，注意，記憶，空間認知能力，作業速度，正確さ，全般的機能，認知の精度など，認知機能に関して，能力が有意に低いことが明らかになっている。

　臨床家は患者の認知機能を注意深く観察するべきである。もしも認知障害が治療の進展を妨げているように思われたならば，他の方法による治療を検討する必要がある。一般的にいえば，グループによる治療は，認知障害を伴う患者にはあまり適さない方法であるといえる。というのも，治療が進むペースがそ

うした患者には早すぎるからである。それゆえ，軽度〜中等度の認知障害を呈する患者には，患者の能力に合わせて治療を進めることのできる個別的な治療のほうが適していると思われる。そうした患者の治療では，メモ帳は大いに役立つものであり，メモ帳を通じて患者の関係者（例：配偶者や家族）に治療への関心をもたせることもできる。認知障害を呈する患者には，原則として，宿題をさせない方がよい。忘れてしまったり，あるいは，むずかしすぎて理解できなかったり実施できなかったりすることが多いからである。さらに認知障害が重篤な患者の場合には，本書の中で論じたエビデンスにもとづく治療は，あまりに複雑であり，患者はそれぞれの治療の根拠となっている原則を理解できない可能性が高い。そうした症例のなかには，入所施設に入り，いつでもスタッフから個別の助言をしてもらえる環境のもとで治療を行ったほうがよい者もいるかもしれない。

ホームレス

本書で紹介したエビデンスにもとづく治療が効果を発揮するには，ホームレスであるよりは，多少とも周囲からの支援があって安全な環境に住居を得ている患者であることが望ましい。残念なことに，支援資源をもたないホームレス患者の多くにとって，自分の物質依存の問題を克服することよりも，夜を過ごすことができる場所をみつけることの方がずっと優先すべき問題となっている。このような症例では，何よりも優先して必要なのは食事と住居であり，こうしたニーズが満たされない状況では，物質乱用だけを標的とする治療では全く意味をなさないことも少なくない。週に1，2回だけクリニックに行き，後の残りの日は道ばたで他のホームレス仲間や物質乱用者と過ごしている患者に，断酒・断薬を続けるように期待するのは，いくらなんでも楽観的すぎるというものであろう。こうした状況では，医療機関への入院は根本的な問題解決とはならない。治療プログラムが修了して退院しても，退院後に地域に安全な住居を得て治療を続けているのでなければ，ただちに物質の再使用に至ってしまうであろう。現時点では，随伴性マネージメントを組み合わせたコミュニティー強化法（community reinforcement）だけが，この問題ときちんと向き合った唯一の治療プログラムである（第2章参照）。

第6章
維持療法とフォローアップ戦略

　物質使用障害患者が，治療終了後に断酒・断薬の状態で，あるいは問題を生じない程度の物質使用に節度を保ちながら，経過していることは少なくない。しかし，こうした患者の多くは，いずれは再び問題飲酒を呈したり，薬物を使い始めたりすることとなろう。物質乱用者のなかには，再発と再治療を繰り返しながら回復へと向かっていく一群がいるものである。

再発（Relapse）

　物質乱用の治療を受けることが物質使用量の減少と密接に関連しているのは事実であるが（第3章参照），にもかかわらず，成人の物質乱用者を対象とする研究は，退院した患者，とりわけ重複障害患者の場合には，物質乱用の再発はごくありふれた現象であることを明らかにしている。ほとんどの患者は，安定した断酒・断薬に至るまでに，平均して8年あまりものあいだ，3～4回の治療を繰り返し受けるといわれている（Dennis, Scott, Funk, & Foss, 2005）。治療後に薬物乱用を再発する現象は，若年者の場合，特に高率にみられ，最も典型的には治療終了後すぐに再発するといわれている（Chung & Maisto, 2006）。ブラウンら（Brown, Tapert, Tate, & Abrantes, 2000）によれば，若年の入院患者の多くは退院後3カ月以内に再び薬物を使用し，退院1年後のフォローアップ時点では，4分の3以上の者が物質乱用を再発していたという。
　したがって，多くの研究が心理学的介入の有効性を指摘しているにも関わらず，フォローアップ期間が長くなるほど，治療転帰は芳しくない結果となってしまうことが少なくない。再発率が高いことから，飲酒行動や薬物摂取行動を変えるだけでなく，再発を防ぎ，あるいは再発した場合でもその程度を最

小限に抑えることが，治療のきわめて重要な目標となる（Marlatt & Gordon, 1985）。治療後のアルコール依存の再発は多因子が関係する現象であり，多数の変数が組み合わさることによって生じていると考えるべきである。遺伝的な脆弱性（Meyer, 2001）を別にすれば，物質乱用の再発に関係する，さまざまなリスク要因が同定されている。そのような要因としては，ストレス（Koob, 2000; Miller, Westerberg, Harris, & Tonigan, 1996），低い自己効力感と対処スキルの欠如（Conners, Maisto, & Zywiak, 1996; Hall, Havassy, & Wasserman, 1991; McKay, Maisti, & O'Farrell, 1993; Miller et al., 1996; Rohsenow, Martin, & Stout, 1995），社会的孤立（Longabaugh, Wirtz, Beattie, Noel, & Stout, 1995），神経質／否定的感情（例：悲しみや心配ごとなど；Hall et al., 1991; Miller et al., 1996），精神医学的障害の併存，および物質乱用の多い生活環境（例：家族が飲酒しているなど），犯罪や薬物乱用の多発地域に近い生活環境（McKay, 2005a, 2005b）などが知られている。また，かなり多くの患者が，再発に先立って，適切に怒りの感情を表現できずに，フラストレーションをため込む状況にあったと述べている（Marlatt, 1996）。多くの物質乱用者にみられる再発への脆弱性は，なかなか治療を受けようとしなかったり宿題に取り組んだりせず，治療も長続きしないという状態をもたらすように思われる。いいかえれば，断酒・断薬や物質をコントロールして使用できるのは，社会的ネットワークの支援があればこそなのであり，そうした支援が再発に対する緩衝作用をもっている可能性があるのである。

不安と抑うつ

抑うつ症状と不安症状が同時に認められる状態というのは，治療を求めて来院したアルコール・薬物乱用者から非常によく聞く訴えである（第1章参照）。解毒し，物質依存行動がひとまず落ち着いたにもかかわらず，不安と抑うつが遷延している場合には，その患者は再発するリスクが高い状態にあると考えてもよいだろう。多くの研究が，不安と抑うつを同時に呈している患者のほうが，精神病理学的な症候が全くない者に比べて，物質乱用の再発に関して脆弱であることを指摘している（Charney, Placios-Boix, Negrete, Dobkin, & Gill, 2005; Driessen et al., 2001; Greenfield et al., 1998; Willinger et al., 2002）。たとえば，ドリーセンら（Driessen et al., 2001）は，不安障害とうつ病に同時に罹患しているアルコール依存患者で高率に再飲酒がみられることを明らかにして

いる。すなわち，精神症状を伴わないアルコール依存患者の再飲酒率は40％であるが，不安を呈する者では69％，不安と抑うつを呈する者では77％という再飲酒率であったというのである。同様にして，チャーニーら（Charney et al., 2005）も，抑うつと不安の両方を伴う物質乱用患者における高い再発率を報告している。しかしながら他方で，不安障害を伴わないうつ病だけでは，物質乱用の再発にはさほど影響を与えない可能性が指摘されている（Charney et al., 2005; Rounsaville, Dolinsky, Babor, & Meyer, 1987）。

　もしも不安障害とうつ病が同時に併存する病態が物質乱用の治療後に遷延しているのであれば，第5章で論じたように，適切な心理学的もしくは医学的治療を行う必要がある。これら二つの精神医学的障害がある程度改善した後に，重複障害に対する長期的な対策として，やや間隔をあけて経過観察をしていくのが効果的な方法であると思われる（McKay et al., 2005a）。観察を続けていくことで得られる情報は，病状によって必要なら入院治療も検討するなど，適宜，臨床家が提供する治療のレベルを上げるうえで役立つものである。

患者がマリファナを使いつづけるのを許容するべきか？

　アルコール依存，あるいは，コカインやヘロインのような違法薬物の乱用のために治療を受けている患者の中には，治療を受けた後にもマリファナを使用している者が少なくない。臨床家の多くは，物質乱用患者がその使用をコントロールできている限りにおいては，こうしたマリファナの使用をあまり気にしない傾向にある。臨床家の間で「マリファナはさほど害がない」という考えが広く信じられているが，そのように考えるのは，15年前に比べると，現在流通しているマリファナは効力の点ではるかに強力となっていることを知らないからである（第1章参照）。アルコール・薬物依存で治療を受けている患者がマリファナを使用するならば，カンナビノイドを使うこと自体が，かつてのアルコール，コカイン，ヘロインといった物質に対する欲求を呼び覚ます引き金として作用し続ける可能性が高い。マリファナの使用によってもたらされるカンナビノイドの報酬効果は，他の依存性物質と同様に，中脳－辺縁系のドーパミン作動性神経細胞の活性を高める作用がある。

　臨床的には，マリファナを用いることが，アルコール・薬物依存患者の再発の誘因となっているのかどうかをみきわめることが重要である。ド・ブリーズら（De Vries et al., 2001; De Vries, Homberg, Binnekade, Rasso, &

Schoffelmeer, 2003) は，人工的に合成したカンナビノイド・アゴニストを，コカイン・ヘロイン依存にした後に禁断状態においたラットに投与すると，これらの依存性物質の摂取行動が再発させられることを証明している。治療中の患者だけでなく，治療後の患者の場合でもカンナビノイドは再発のリスクを高めるのであろうか？　アハロノビッチら（Aharonovich et al., 2005）は，治療終了後のマリファナ使用が，アルコールやコカインの再発リスクを高め，あらゆる依存性物質乱用の安定した寛解状態が破綻する可能性を高めてしまうことを明らかにしている。彼らが結論づけているように，マリファナの使用が物質乱用治療にもたらす潜在的な弊害について，治療に従事する臨床家はもっと深刻に受け止める必要があるであろう。

維持療法

　精神療法では，治療を受けている過程で患者の心に生じる潜在的な変化のプロセスは，治療終了後も患者が生きている限り持続するはずである，という先入観がある。もしもそうした変化のプロセスが持続しないのであれば，患者の物質乱用は再発し，治療の失敗ということになってしまうであろう（Emmelkamp & Foa, 1983）。このような先入観は必ずしも根拠があるとはいえない。糖尿病や高血圧症といった多くの医学的障害と同じように，物質使用障害も継続的な介入やブースター・セッションの追加が必要な障害であるという考え方もある。これは，統合失調症や気分障害でも同じことである。たとえば現時点までの知見でいえば，重篤な高血圧症に罹患している人が，薬物治療を中断しても再発しないなどという事態はとうてい考えられない。おそらく薬物治療を中断すれば血圧は上昇してしまうであろうが，だからといって患者はこれを治療の失敗とは考えないであろう。しかし，物質使用障害に対して，このような追加の介入が行われていないにもかかわらず，臨床家や患者はもとより，保険会社や一般の人々に至るまで，物質使用障害の治療に対してその効果が永続的に維持されることを期待しているのである。ある種の望ましくない行動にとって，治療前と変わらぬ環境からの刺激が引き金となり，治療後も引き続き環境からの不適切な強化を受けることで望ましくない行動が維持されてしまうならば，そうした環境に戻った患者が再び物質乱用をしないなどと考えること自体に無理があるとはいえないだろうか？

上述した医学的および精神医学的障害に関しては，当初の治療で得られた改善を維持するには治療の継続が必要であるというのは，広く受け入れられている。しかしその一方で，物質使用障害患者の治療的アプローチの多くは，それらの治療よりもはるかに短期間しか実施されない。アメリカでは，マネージドケアや保険会社からのプレッシャーもあり，物質使用障害の治療プログラムはいっそう短期間となる傾向にある。近年，アメリカにおける物質使用障害の治療は，90日以下の外来通院のかたちで提供される場合がほとんどであり，施設入所の場合には30日以下である（SAMHSA, 2002）。マッケイ（McKay, 2005a）が指摘しているように，治療の成否にかかわらず，他の慢性疾患と同じような観察や「定期健診」によって物質乱用患者に対応するようなサービスの提供はほとんどなされていないのが現実である。彼は次のように指摘している。「結局，物質乱用患者の多くは，短期間の治療を何回も受けるという「治療歴」を築き上げることになるが，これらの各治療は統合されることのないままとなっているのが普通である」(p. 1597)。

ブースター・セッション

　エビデンスにもとづいた認知行動療法の治療効果は，その後の効果維持を目的としたフォローアップ的介入によって増強される。いわゆるブースター・セッションとは，物質使用障害の治療効果の持続を最大限にする手段として提唱されているものである。ブースター・セッションにはいくつかの目的がある。オファレルら（O'Farrell, Kleinke, & Cutter, 1998）は，カップルを対象とした行動療法のなかで，深刻な結婚生活の問題とアルコール問題を抱えている者にブースター・セッションを提供した場合には，30カ月経過時点においてもアルコールを止めている者が多いことを明らかにしている。同様に，マクレディら（McCrady, Epstein, & Kahler, 2004）も，ブースター・セッションに参加することは18カ月経過時点における良好な治療転帰と関係していることを指摘している。

　このようにして治療にとどまり続けることによって，患者は断酒・断薬や節度ある物質の摂取という自分の目標を忘れないでいることができる。さらに，ブースター・セッションは，患者が治療後に遭遇するストレス因子や物質使用の危機に適切に対処できるようにする効果もあり，こうしたセッションを通じて，治療の鍵となる重要な要素を復習することもできる。

フォローアップ訪問

　物質乱用治療を終了した患者の多くが再発するという事実は，治療終了後のケアを強化する必要があることを示唆している。治療に関する研究は，いずれも一貫して，治療にとどまる期間が長ければ長いほど，治療転帰はよくなることを明らかにしている。マッケイ（2005a）は，最近，「アフターケア」「段階的ケア」「継続的ケア」「疾病マネージメント」などと呼ばれる介入方法に関する研究をレビューしている。

　「延長された介入」とは，6カ月以上の期間にわたって実施されることを前提に計画された治療プロトコール，と定義されている。しかしながら，マッケイのレビューによれば，そうした介入の多くは少なくとも1年以上の期間にわたって計画されたものが多いという。そのレビューのなかで最終的な結論とされているのは，アルコール・薬物乱用患者に対して期間を延長して維持療法的な接触をもつことは，従来の治療法に比べると良好な治療転帰を促進する，ということであった。認知行動療法的介入の延長だけでなく，薬物療法の延長でさえ，従来の治療法よりも高い効果を示したというのである。

　治療期間の延長がよい結果をもたらすのであれば，治療終了後にもある程度は患者と接触する機会をもち続けるのは，治療的な観点から賢明な方法であるように思われる。そうすれば，症状が悪化していないかどうかをモニタリングすることができ，必要とあれば患者に再び治療を提供することができる。このような観点から，スコットら（Scott, Dennis, & Foss, 2005）によって開発された，継続的な治療プログラムは，実に興味深いものである。この，回復支援のための定期診断モデルは，物質乱用を再発した者を早い段階で明らかにして治療につなげることにより，再発から治療再開までの期間を短縮することを目的として作られている。その介入方法は，依存治療施設において実施された治療と連続性をもって統合される治療モデルであった。回復支援のための定期診断のプロトコールでは，治療に参加した物質乱用者は，治療終了後より3カ月ごとにフォローされ，面接が行われる。このプロトコールの目的は，地域住民のなかで物質を再び使い始めた者を同定し，速やかに治療につなげ，回復のプロセスを促進することにある。簡単にいえば，この定期診断は以下に述べる各段階から成り立っている。

＊その者が介入の対象としての条件を備えているかどうかを明らかにする（た

とえば，その人がすでに治療から離れていたり，留置所に入れられていたりするのか，それとも地域で生活しているのか）。
＊以下に掲げる基準にもとづいて，治療の必要性があるのかどうかを明らかにする。
＊アセスメントが終了している。
＊治療の必要性がある者を，リンケージ・マネージャー[訳注53]のもとに行かせている。

さらなる治療の必要性を示唆する基準とは，過去3カ月間に以下の項目のいずれかを満たしていることである。すなわち，

＊13日以上にわたって何らかの物質を使用したことがある。
＊1日以上，泥酔したか，物質摂取によってハイな気分になったことがある。
＊1日以上，職場／学校／家庭における自分の責任を果たせなかったことがある。
＊1カ月以内に物質使用に関連する問題があった。
＊1週間以内に離脱症状があった。
＊もう一度治療を受けることを希望している。

　介入にあたっては，動機づけ面接の技法を用いて，本人に自身の物質使用やそれに関連する問題のフィードバックを行い，彼らが自分の問題と向き合って，治療を再び受けることについて考える機会を作るようにする。リンケージ・マネージャーは，定期診断後より2週間かけて，精力的に彼らを物質乱用の治療につなげる活動を行い，再び治療を受けることを妨げている要因は何であるのかを明らかにする。そして物質乱用患者に，「今なすべきなのは，治療を受けることに関して揺れ動く自分の気持ちを解決することである」と説明し，彼らが治療を迷う気持ちに影響を与えている要因を明らかにする。さらにもしも物質乱用患者が再び治療を受けることを決意したならば，リンケージ・マネージャーは治療のスケジュールを調整し，受診する日を決定する。
　近年になって，こうした介入プログラムの効果を評価する研究がなされている（Scott et al., 2005）。回復を支援するための定期診断を受けた患者は，単にアセスメントを受けただけの患者からなる対照群に比べて，有意により多くの

者が早い段階で再治療を受けることが明らかにされている。さらに，この定期診断を受けた患者は，対照群に比べて，2年経過時点における物質使用の転帰も良好であるという。リンケージ・マネージャーの働きかけによって，患者は自分の抱えている問題がいかに物質乱用と関係しており，治療が必要であるかを深く認識するようになる。さらに，治療を受けることを妨げている要因についてじっくりと考えるようになるなかで，たとえ治療動機が乏しい者であったとしても，最終的には治療に戻ることに同意する患者は少なくない。

電話による継続的ケア

もう一つの継続的な介入は，マッケイら（McKay, Lynch, Shepard, & Pettinati, 2005）によって開発された，週1回の電話にもとづく方法である。すなわち，4週間の集中的な外来治療プログラム（1週間に10回のグループ・セッション）を終了後，患者は毎週1回15分間，自分のセラピストに電話をかけるというものである。電話を通じて，患者とセラピストは，来週までの目標を何にするかについて話し合い，必要があれば，直接会って話をする場合もある。この介入方法は，すでにアルコール・コカイン依存患者の再発予防にかなり効果的であることが明らかにされている。その研究によれば，電話による介入は，少なくとも個別的な認知行動療法や12ステップミーティングによる継続的ケアとほぼ同程度の有効性があるという。これら三つの介入はいずれも12週間継続されている。2年経過時点のフォローアップ調査では，電話による継続的ケアを受けた患者は，12ステップミーティングを用いた患者に比べると，断酒・断薬率が高いことも明らかにされている。

ブースター・セッションや回復支援のための定期診断，あるいは毎週の電話などの継続的介入の有効性を考えれば，再発予防のためにこうした介入を実施することは重要である。

自助グループ

物質乱用治療プログラムの多くが，自助グループへ参加することを推奨し，あるいは自助グループに参加することをプログラムの一部としている。ほとんどの自助グループは断酒・断薬を達成し，かつ維持することにその主眼を置いているが，具体的なアプローチについて，グループごとに異なっていることが少なくない。こうした自助グループのなかで，最もよく知られている組織は，

アルコホーリクス・アノニマス（Alcoholics Anonymous; AA）とナルコティクス・アノニマス（Narcotics Anonymous; NA）である。第2章で述べたように，AAとNAの会員であるということは，回復の哲学ともいうべき12ステップを支持する者であるということを意味している。この12ステップが強調しているのは，アディクションというものが，どうすることもできない，決して治ることのない病気であることを受け容れ，霊的に成長することを目指し，自己中心性をできるかぎり抑えることが大切である，ということである。12ステップミーティングで物質乱用が改善した人は，自分が得た改善をさらに確固たるものとすべく，AAミーティングに参加し続ける傾向がある（Etheridge, Craddock, Hubbard, & Rounds-Bryant, 1999; Fiorentine & Hillhouse, 2000）。とはいえ，臨床家から参加を勧められた患者の約4分の1はAAに1回も参加することがなく（Fiorentine, 1999），参加した者の半数は3カ月以内に参加を中断してしまうという事実からも分かるように，どんな物質乱用患者に対してもAAが適しているとはいえないことは明らかである。しかし，AAとNAだけがアフターケアに利用できる自助グループというわけではない。重篤な精神疾患を抱える依存患者の組織である「二重苦からの回復 Double Trouble in Recovery」もまた，12ステップの考え方に準拠した自助グループである。最近では，多くの国でいくつかのAAやNAの代わりになる自助グループが存在している。そのなかには，霊的な概念を全く取り扱わない「しらふでいるための非宗教的組織 Secular Organization for Sobriety」や，自尊心を重視し，断酒・断薬を続けるために情緒的な強さと霊的な成長を手に入れることを目標とする，女性のためのフェミニストグループである「しらふを目指す女性たち Women for Sobriety」などがある。

　その他の代替的な自助グループとしては，社会学習理論にもとづいたグループである，「節酒マネージメント Moderation Management」や「自己管理と回復訓練(Self-Management and Recovery Training; SMART)」などがある。「節酒マネージメント」や「自己管理と回復訓練」においては，アルコール・薬物乱用は疾病というよりも不適応行動として捉えられる。「自己管理と回復訓練」は，論理療法（Ellis, 1998）の原則に準拠したプログラムを提供しており，会員に，断酒・断薬を維持するための認知的自己分析や渇望に対処するための認知行動療法的技法を紹介している。

　他にも最近ではさまざまな自助グループが登場しているが，AAや，NAの

ようにAAから派生したグループが，こうした自助グループ「市場」のリーダー的存在である。アメリカ国内だけでも，100万人を超えるAA会員が存在すると推定されている。ただ残念なことに，近年，アディクションの援助者や12ステップグループにかかわるスタッフが勧めているもかかわらず，患者側の自助グループに対するニーズはむしろ減っており，グループに紹介されてくる者の数は少なくなっているという。年長者であること，教育水準がさほど高くないこと，寛解期にある物質乱用者であること，12ステッププログラムに対して肯定的な態度があること，治療提供施設が12ステップを支持していたり，断酒・断薬を目標とする治療アプローチをとっていることなど，こういった条件をもっている物質乱用者は，12ステップグループにつながる率が高いといわれている（Fenster, 2006; Laudet, 2003）。ニューヨークでは，仕事をもっている物質乱用者の多くが，アフターケアの方法として12ステップグループを利用することに関して肯定的な見解をもっているが，しかしその一方で，少なくない割合の者が，特に霊性と無力を強調している点で12ステップグループに多少とも抵抗感を抱いている可能性がある（Laudet & White, 2005）。

最近アメリカにおいて実施された，物質乱用・精神保健サービス局の横断的調査で指摘されているように，12ステップ・アプローチは継続的ケアとして最も広く用いられているものである（Fenster, 2006）。仕事をもっている物質乱用者の場合には，アフターケアの方法としてAAやNAを勧められることが今もって最も多い状況である。しかしながら，臨床家の4分の3は，患者に対して，12ステッププログラムに加えて，他の治療プログラム（認知行動療法や節酒を目標とする治療グループ）も提案する傾向がある。その一方で，12ステッププログラムばかりを勧めている臨床家がいるのも事実である。その理由は，明らかに12ステップ以外の効果的な治療プログラムに関する知識がないことによるものである（Fenster, 2006）。

12ステップにもとづく自助グループが物質乱用患者のアフターケアにおいて重要な役割を担っていることは確かであるが，実際の臨床においては，個々の患者について，どのようなタイプの治療が最も有益であるかを評価することが最善である。その際には，以下に述べる点を考慮することをお勧めしたい。

＊すべての患者に自助グループのようなタイプのアフターケアの必要があるとはかぎらない。自助グループが特に有用なのは，患者が社会的支援システム

をもっていない場合，あるいは，患者がそうしたシステムをもっていたとしても，断酒・断薬もしくは節度ある物質の摂取を支援するようなシステムではない場合である。
* セラピストは，特定の自助グループに対して，肯定的なものであれ，否定的なものであれ，自分でも知らず知らずに偏見を抱いている可能性に注意するべきである。
* セラピストは，自分が臨床に従事する地域に存在する，あらゆる自助グループに関する情報に精通しておくべきである。ハンフリーズら（Humphreys et al., 2004）が勧めているように，「回復へと至る道のりは多様であり，それゆえ，セラピストは，患者やその関係者から別の方法による治療はないかと相談を受けた場合に，その地域ではどのようなタイプの治療を受けることができ，どのような自助グループがあるのかを，すぐに答えられなくてはならない」のである（p. 155）。
* 患者の個別的ニーズと能力に応じた自助グループを紹介するべきである。
* 患者の目標が，自助グループの目的や理念と一致しているべきである。それゆえ，セラピスト自身の信念よりも，患者自身が断酒を目標としているのか，あるいは節酒を目標としているのかが重要である。断酒を目標とする患者を，節酒を目標とする自助グループに紹介するのではほとんど意味をなさない。また，節酒を目標とする患者ならば，「節酒マネージメント」や認知行動療法にもとづいた自助グループが適しているはずである。
* アメリカ精神医学会が勧めているように（1995年），AAやNAに紹介する前には，患者の信仰がどのようなものであるかを確認しておく必要がある。12ステッププログラムに対する宗教の影響に関する論争はいまもって決着をみていないが（Kelly, 2003），もしも患者が宗教的なもの，あるいは霊的なものに対して否定的であるのなら，12ステッププログラムに紹介しても，ほとんど益するところがないように思われる。霊性を重視するAAに居心地の悪さを覚えた患者に対しては，霊的なものや宗教的なものをあまり強調しない，別の断酒志向的な自助グループを紹介したほうがよいであろう。
* 女性にとってAAは，男性に場合に比べると，益するところが少ないといわれている（Tonigan & Hiller-Strumhofel, 1994）。したがって，女性患者の場合には，「しらふでいるための非宗教的組織 Secular Organization for Sobriety」「しらふを目指す女性たち Women for Sobriety」「節酒マネージメント Moderation Management」や「自己管理と回復訓練 Self-Management and Recovery Training

(SMART)」のような，他の自助グループの選択肢を提示することも検討するべきである。
* なかにはAAから恩恵を得る若者もいないことはないものの，通常，若者は，大半が成人によって占められているAAに参加しないか，参加しても長続きしない場合が多い。ケリー（Kelly, 2003）が指摘しているように，若年者は，年長の会員によって構成されているAAミーティングでは体験を分かち合ったり，自分が属するライフステージのなかで直面している困難を解決するのに役立つ知恵を得るのが難しい場合がある。
* 重複障害患者の場合には，薬物療法をはじめとするすべての薬物の使用を拒否するAAグループへの紹介はあまりお勧めできない。そのような患者の場合，服薬の遵守は治療の成否を握る重要にして不可欠なものであることが多いことから，「二重苦からの回復Double Trouble in Recovery」を紹介するとよいであろう（Magura, Landet, Mohmood, Rosenblum, & Knight, 2002）。
* 患者を自助グループにつなげたいと考えている場合には，経験的に効果があるとされている方法を用いるべきである（例：12ステップにもとづいたカウンセリング，動機づけ面接：Humphreys et al., 2004）。
* 外来治療プログラムを終了する前，あるいは，病院から退院する前までに，自助グループの紹介や試験的な参加を始めておくべきである。

ハームリダクション

　ハームリダクションとは，物質乱用治療の分野において近年になって登場してきた重要な概念であり，アルコール・薬物依存の疾病モデルに代わるものとして提唱されてきた（Marlatt, 1996a; Marlatt & Roberts, 1998）。貧困と暴力に満ちた地域で生活する薬物乱用者の多くにとって，薬物を使うことは，わずかに残された，ささやかな快楽を得る方法であるように思える。彼らにとって乱用物質は，他に出口の見つからない困難な生活に耐えることを可能にしてくれるものである。快楽を得る道具としての側面は別にしても，多くの薬物乱用者にとって，物質を摂取することは，ネガティブな感情や，絶え間ない挫折と困窮から生じる心の痛みに対処するための，たった一つの方法であり，彼らに生きることを諦めない気持ちを与えている可能性さえある。そのようにして時間が経過するうちに，身体依存のサイクルに陥っていることだけが薬物を使う理由となり，いつしか薬物は問題化するのである。
　薬物を使わない生活は賞賛に値するものであるが，これを達成することので

きる物質乱用者の数は限られている。多くの物質乱用者にとって終生の断酒・断薬はとうてい考えられないものである以上，断酒・断薬以外の目標を受け容れ，物質乱用を続けることによって生じる弊害を減らすことを目指すのも，ある意味，現実的かつ実際的な方法であろう。節酒を目的として開発されたさまざまな認知行動療法についてはすでに論じており（第2章，第3章参照），あえてここでくり返すことはしない。そこで，ここでは薬物依存に焦点を当てて述べることにしたい。

　ハームリダクションの本質は，精神保健の援助者が，物質乱用者個別の目標設定を認めるとともに，できるかぎり物質乱用に関連する弊害を減らすことにある。ハームリダクションの実践のなかには，薬物乱用を続けることによって引き起こされる，自分自身への弊害と社会に対する弊害を減らすための戦略を提供することも含まれている。動機づけ面接の文脈では（第2章参照），臨床家が患者とともに，物質乱用によってもたらされる弊害にはどのようなものがあるのかを話し合い，弊害を減らすという現実的な目標に対して，患者が責任をもって協力するように促していくこととも言い換えられる。その際，強制的な治療を受けさせられるという患者の不安を打ち消すために，ハームリダクションの立場を明確にする必要がある。ハームリダクションのプロセスは，決めつけない支持的な関係のなかで目標を設定し，薬物を使い続けることによる危険に関して，患者がもっと意識するようにさせていくというものである。最近の物質乱用のパターンについて経済的な得失という点から一緒に分析していく作業は，患者が物質乱用の良い面と悪い面のどちらが強くなっているのかを知るうえで役立つであろう。こうしたアプローチにより，物質乱用による弊害の側面が同定され，経済的コストと自分と社会に対する危険を最小に抑えるという視点から，ハームリダクションの治療目標に関して，患者からの同意をとりつけるわけである。

　物質乱用が過度なものとなり，もはや自分では使用をコントロールできない状態に陥っている場合，ハームリダクションによるアプローチでは，まずはその弊害を減らすために，患者が物質摂取量を抑えるような支援を目標として設定する。薬物依存患者の場合には，以下に述べるような弊害を減らす方法を提案する。

　＊もっと上手に薬物使用を管理できるようにさせる。

＊危険の少ない薬物に切りかえる。たとえば，ヘロインのような違法麻薬をメサドン維持療法に置換する。
＊清潔な注射シリンジの利用など，比較的安全な薬物の使い方を身につける。
＊許容される最大使用量や過量摂取時の危険性に関する知識を得る。

ハームリダクション・プログラムへの患者登録は永続的なものではないことを理解しておくことが重要である。患者のなかには，最終的にプロチャスカとディクレメンテ（Prochaska & DiClemente）の熟慮期もしくは実行期へと切り替わり，自ら進んで物質乱用を完全に止める治療を受けようという気持ちになるものもいる。

訳注

訳注53）再発した物質乱用者に変化への動機づけを行い、治療につなげるという作業を専門とする者。

付　録

物質使用障害に関する全般的な情報窓口

アメリカ国立アルコール症研究所（NIAAA）　　http://www.niaaa.nih.gov
アメリカ国立薬物乱用研究所（NIDA）　　http://www.drugabuse.gov
アメリカ物質乱用・精神保健サービス局（SAMHSA）
　　　　　　　　　　　　　　　　　　　　http://www.samhsa.gov

自助グループ

アラノン／アラティーン　　　　　　http://www.al-anon.alateen.org/
　　　　　アルコホーリクス・アノニマスの考えに基づいた家族支援団体である。
アルコホーリクス・アノニマス　　　　　　http://www.aa.org
ラショナル・リカバリー・システム（合理的な回復システム）
　　　　　　　　　　　　　　　　　http://www.rational.org/recovery
セキュラー・オーガニゼーション・フォー・ソブラエティ SOS（世俗の断酒会）
　　　　　　　　　　　　　　　　　http://www.sossobriety.org
SMART リカバリー　　　　　　　　　http://www.smartrecovery.org

治療マニュアル

Budney, A. J., Higgins, S. T., Mercer, D. E., & Carpenter, G. (1998)
「クーポン券を併用したコミュニティー強化法：コカイン依存の治療」
　　　　　http://www.drugabuse.gov/TXManuals/CRA/CRA1.html
Carroll, K. M. (1998)
「コカイン依存に対する認知行動療法」
　　　　　http://www.drugabuse.gov/TXManuals/CBT/CBT1.html
Daley, D. C., & Woody, G. E. (1999)
「コカイン依存に対する薬物カウンセリング」
　　　　　http://www.drugabuse.gov/TXManuals/DCCA/DCCA1.html
Mercer, D.E., & Woody, G. E.
「コカイン依存に対する個人薬物カウンセリング」
　　　　　http://www.drugabuse.gov/TXManuals/IDCA/IDCA1.html

Miller, W.R.（1995）
「薬物乱用者に対する動機づけ強化療法マニュアル」
　　　　　　　　　　　　http://casaa.unm.edu/pubs.html
「MATCH計画の治療マニュアル」購入用ウェブサイト
　　　　　http://pubs.niaaa.nih.gov/publications/match.htm#ordering
Szapocznik, J., Hervis, O., & Schwartrz, S.（2003）
「青年期薬物乱用者のための短期戦略的家族療法」
　　　　　http://www.drugabuse.gov/TXManuals/bsft/bsftIndex.html

治療ガイド・ガイドライン

Addiction and the Family Research Group
「行動的カップル療法：3日間のトレーニングとファシリテーターガイド」
　　　　　http://www.addictionandfamily.org/htm_pages/manuals.htm
Addiction and the Family Research Group
「物質使用と夫婦間暴力に対するTLFBガイド」
　　　　　http://www.addictionandfamily.org/htm_pages/manuals.htm
アメリカ国立アルコール症研究所（NIAAA）「過量飲酒者の援助：臨床ガイド」
　　　　　http://pubs.niaaa.nih.gov/publications/Practitioner/
　　　　　　　　　CliniciansGuide2005/clinicians_guide.htm
アメリカ国立アルコール症研究所（NIAAA）「夫婦および家族療法ガイド」
　　　　　http://pubs.niaaa.nih.gov/publications/niaaa-guide/index.htm
アメリカ国立薬物乱用研究所（1997）
「治療同盟を超えて：薬物依存患者の治療継続性」
http://drugabuse.gov/pdf/monographs/monograph165/download165.
　　　　　　　　　　　　　　　　　　　　　　　　　　　　html
アメリカ国立薬物乱用研究所（1999）
「研究成果に基づいた薬物依存の治療ガイド」
　　　　　http://drugabuse.gov/PODAT/PODATIndex.html
アメリカ物質乱用・精神保健サービス局（SAMHSA）
「治療改善プロトコール（TIP）シリーズ」
　　　　　http://kap.samhsa.gov/products/manuals/tips/index.htm
　　　　　　　　　物質乱用の治療に関する最良の実践ガイドである。

評価尺度

嗜癖重症度指標（ASI）　　　　　　　　http://www.tresearch.org/ASI.htm
アルコール使用障害同定テスト（AUDIT）
　　　　　　　http://www.projectcork.org/clinical_tools/html/AUDIT.html
血中アルコール濃度計算システム
　　　　　http://casaa.unm.edu/dload.htmlにアクセスして，"Blood Alcohol
　　　　　Concentration Calculation System(BACCUS)"をクリックする。
簡易飲酒者プロフィール（BDP）
　　　　　　　　　　　　　　　　　http://casaa.unm.edu/inst/BDP.pdf
簡易ミシガン・アルコール症スクリーニング・テスト（BMAST）
　　　　　　http://www.projectcork.org/clinical_tools/html/BriefMAST.html
状況に対する自信度質問票簡易版（BSCQ）
　　　　　　http://www.nova.edu/gsc/online_files.htmlにアクセスし，"Brief
　　　　　Situational Confidence Questionnaire (BSCQ)"のセクションを参照。
CAGEアルコール症評価テスト
　　　　　　　http://www.projectcork.org/clinical_tools/html/CAGE.html
包括的飲酒者プロフィール（CDP）
　　　　　　　　　　　　　　　　　http://casaa.unm.edu/inst/CDP.pdf
CRAFT物質乱用スクリーニング質問票（青年期用）
　　　　　　　http://www.projectcork.org/clinical_tools/pdf/CRAFFT.pdf
飲酒者関連事象目録（DrInC）　http://casaa.unm.edu/inst/DrInC-2L.pdf
薬物乱用スクリーニング・テスト（DAST）
　　　　　　　http://www.projectcork.org/clinical_tools/html/DAST.html
ミシガン・アルコール症スクリーニング・テスト（MAST）
　　　　　　　http://www.projectcork.org/clinical_tools/html/MAST.html
アルコールおよび薬物の乱用と依存に関するDSM-Ⅳ診断チェックリスト
　　　　　　　　http://www.projectcork.org/clinical_tools/pdf/DSM-
　　　　　　　　　　　　　　　　　　Ⅳ_DiagnosticWorksheet.pdf
　　　　　　　　http://www.projectcork.org/clinical_tools/pdf/DSM-
　　　　　　　　　　　　　　ⅣDxCriteriaSubstanceUseDisorders.pdf
フォーム90のウェブサイト

http://casaa.unm.edu/inst/Form%2090%20AI.pdf（アルコール初診時）
http://casaa.unm.edu/inst/Form%2090%20DI.pdf（違法薬物初診時）
薬物使用関連事象目録（InDUC）
　　　　　　　　　　　　http://casaa.unm.edu/inst/InDUC-2L.pdf
短縮版ミシガン・アルコール症スクリーニング・テスト
　　　　http://www.projectcork.org/clinical_tools/html/ShortMAST.html
SOCRATES（薬物またはアルコール）
　　　　　　　　　　http://casaa.unm.edu/inst/SOCRATESv8.pdf
T-ACEアルコール症評価テスト
　　　　　http://www.projectcork.org/clinical_tools/html/T-ACE.html
アルコールと薬物使用のための時間軸遡及法（TLFB）
　　http://www.nova.edu/gsc/online_files.htmlにアクセスし，"Timeline Followback"のセクションを参照。
TWEAKアルコール症スクリーニング・テスト
　　　　http://www.projectcork.org/clinical_tools/html/TWEAK.html

他の関連資料

「アルコール警報」アルコール症に関してテーマごとに重要な研究成果を広報するための季刊ニュース。
　　　　　　　　http://www.niaaa.nih.gov/Publications/AlcoholAlerts/
「アルコール研究と健康」ピア・レビューの科学雑誌（季刊）。
　　　　　　　　http://www.niaaa.nih.gov/Publications/AlcoholResearch/
「行動的カップル療法」アディクション技術伝達センター・ネットワーク（ATTC Network）による無料のオンライン・トレーニング。
　　　　　http://www.attcnetwork.org/addictionEd/resultsAll.asp。
「自己変革エクササイズ・ガイド（GSC）」
　　http://www.nova.edu/gsc/online_files.htmlにアクセスし，"Healthy Lifestyles guided self-change(HLGSC)"のセクションを参照。
「NIDAインフォファクツ」薬物乱用とアディクションに関する科学的根拠に基づいた事実を広報しているウェブサイト
　　　　　　　http://www.nida.nih.gov/Infofacts/Infofaxindex.html
「NIDA研究報告」一般社会や教育機関，一般臨床家向けの研究成果に関する

報告書。

http://www.drugabuse.gov/ResearchReports/ResearchIndex.html。

「NIDA科学と臨床の展望」薬物乱用に関する科学と臨床の統合を目指す学術雑誌。　　　　　http://www.nida.nih.gov/ascp/index.html

Wolf, B.L., and Miller, W.R. (1994)

「プログラムの評価：自分でできる物質乱用プログラムのマニュアル」。

http://casaa.unm.edu/download/programeval.pdf

物質乱用に関連した書籍

Barnes, K. H., Mueser, K. T., Noordsy, D. L., Drake, R. E., & Fox, L.(2003). 「重複障害に対する統合的治療ガイド」（邦訳なし）Integrated treatment for dual disorders: A guide to effective practice. New York: Guilford.

Donovan, D. M., & Marlatt, G. A. (Eds.)(2005). 「嗜癖行動の評価法」（邦訳なし）Assessment of addictive behaviors (2nd ed.). New York: Guilford.

Edwards, G., Marshall, E. J., & Cook, C. C. H. (2003). 「援助者のための飲酒問題治療ガイド」（邦訳なし）The treatment of drinking problems: A guide for the helping professions. Cambridge: Cambridge University Press.

Essau, C. A. (Ed.)(2002). 「青年期の物質乱用と依存」（邦訳なし）Substance abuse and dependence in adolescence. New York: Brunner-Routledge.

Higgins, S. T., & Katz, J. L. (Eds.)(1998). 「コカイン乱用に対する行動薬理学とその臨床応用」（邦訳なし）Cocaine abuse: Behavior pharmacology and clinical applications. San Diego, CA: Academic.

Marlatt, G. A., & Gordon, J. R. (Eds.)(2005). 「嗜癖行動の再発予防：その維持戦略」（邦訳なし）Relapse prevention: Maintenance strategies in the treatment of addictive behaviors (2nd ed.). New York: Guilford.

McCrady, B. S. & Epstein, E. E. (Eds.)(1999). 「嗜癖」（邦訳なし）Addiction. New York: Oxford University Press.

Meyers, R. J., & Smith, J. E. (1995). 「アルコール治療の臨床ガイド：コミュ

ニティー強化法」(邦訳なし) Clinical guide to alcohol treatment: The community reinforcement approach. New York: Guilford.

Miller, W. R., & Carroll, K. M.(Eds.)(2006)「物質乱用再考:科学的所見と臨床実践」(邦訳なし) Rethinking substance abuse: What the science shows and what we should do about it. New York: Guilford.

Miller, W. R., & Rollnick, S.(Eds.)(2002).「動機づけ面接法(基礎・実践編)」(松島・後藤訳。星和書店:2007年) Motivational interviewing: Preparing people for change (2nd ed.). New York: Guilford.

Monti, P. M., Abrams, D. B., Kadden, R. M., Cooney, N. L., & Rohsenow, D. J. (2002).「アルコール依存治療:対処スキル・トレーニングガイド」(邦訳なし) Treating alcohol dependence: A coping skills training guide (2nd ed.). New York: Guilford.

Najavits, L. M. (2001).「PTSDと物質乱用に対する治療マニュアル」(邦訳なし) Seeking safety: A treatment manual for PTSD and substance abuse. New York: Guilford.

O'Farrell, T. J. (Ed.)(1993).「アルコール問題の治療:夫婦と家族への介入法」(邦訳なし) Treating alcohol problems: Marital and family interventions. New York: Guilford.

Pagliaro, A. M., & Pagliaro, L. A. (2000).「女性と物質乱用」(邦訳なし) Substance abuse among women. New York: Routledge.

Strang, J., & Tober, G. (Eds.)(2003).「オピエート依存の地域メサドン療法」(邦訳なし) Methadone matters: Evolving community methadone treatment of opiate addiction. New York: Taylor and Francis.

自助グループに関連した書籍

Klingeman, H., Sobell, L. C., Barker, J., Blomqvist, J., Cloud, W., Ellinstad, T., et al. (2001).「物質乱用者に対する自己変革の促進」(邦訳なし) Promoting self-change for problem substance use. Dordrecht, Netherlands: Kluwer Academic.

Miller, W. R., & Muñoz, R. F. (2005).「飲酒のコントロール:節酒を成功に導くツール」(邦訳なし) Controlling your drinking: Tools to make moderation work for you. New York: Guilford.

Sobell, M. B., & Sobell, L. C. (1996).「問題飲酒者のための自己変革治療ガイド」(邦訳なし) Problem drinkers: Guided self-change treatment. New York: Guilford.

文 献

Aas, H., Leigh, B. C., Anderssen, N., & Jakobsen, R. (1998). Two-year longitudinal study of alcohol expectancies and drinking among Norwegian adolescents. *Addiction, 93*, 373–384.

Aharonovich, E., Hasin, D. S., Brooks, A. C., Liu, X., Bisaga, A., & Nunes, E. V. (in press). Cognitive deficits predict low treatment retention in cocaine dependent patients. *Drug and Alcohol Dependence.*

Aharonovich, E., Liu, X. H., Samet, S., Nunes, E., Waxman, R., & Hasin, D. (2005). Postdischarge cannabis use and its relationship to cocaine, alcohol, and heroin use: A prospective study. *American Journal of Psychiatry, 162*, 1507–1514.

Aharonovich, E., Nguyen, H. T., & Nunes, E. V. (2001). Anger and depressive states among treatment-seeking drug abusers: Testing the psychopharmacological specificity hypothesis. *American Journal of Addiction, 10*, 327–334.

Aharonovich, E., Nunes, E., & Hasin, D. (2003). Cognitive impairment, retention and abstinence among cocaine abusers in cognitive-behavioral treatment. *Drug and Alcohol Dependence, 71*, 207–211.

Alcoholics Anonymous UK (2005). *Membership.* Online at www.alcoholics-anonymous.org.uk.

Alcoholics Anonymous World Services. (1986). *Alcoholics Anonymous* (3rd ed.). New York: Author.

Allen, J. P., Litten, R. Z., Fertig, J. B., & Babor, T. F. (1997). A review of research on the alcohol use disorders identification test (AUDIT). *Alcoholism: Clinical and Experimental Research, 21*, 613–619.

Alterman, A. I., Allen, J. P., Litten, R. Z., Fertig, J. B., & Barbor, T. (1997). A review of research on the alcohol use disorders identification test (AUDIT). *Alcoholism, Clinical and Experimental Research, 21*, 613–619.

Alterman, A. I., & Hall, J.G. (1989). Effects of social drinking and familial alcoholism risk of cognitive functioning: Null findings. *Alcoholism: Clinical and Experimental Research, 13*, 799–803.

Alterman, A. I., McKay, J. R., Mulvaney, F. D., Cnaan, A., Cacciola, J. S., & Tourian, K. A. (2000). Baseline prediction of 7-month cocaine abstinence for cocaine-dependence patients. *Drug and Alcohol Dependence, 59*, 215–221.

Alterman, A. I., McKay, J. R., Mulvaney, F. D., & McLellan, A. T. (1996). Prediction of attrition from day hospital treatment in lower socioeconomic cocaine-dependent men. *Drug and Alcohol Dependence, 40,* 227–233.

American Psychiatric Association. (1994). *DSM-IV: Diagnostic statistical manual of mental disorder* (4th ed.). Washington, DC: Author.

American Psychiatric Association. (1995). *Practice guidelines for the treatment of patients with substance abuse disorders: Alcohol, cocaine, opioids.* Washington, DC: Author.

American Psychiatric Association. (2000) *DSM-IV-TR: Diagnostic statistical manual of mental disorder* (4th ed., text rev.). Washington, DC: Author.

Ames, S. C., & Roitzsch, J. C. (2000). The impact of minor stressful life events and social support on cravings: A study of inpatients receiving treatment for substance dependence. *Addictive Behaviors, 25,* 539–547.

Amrhein, P. C., Miller, W. R., Yahne, C. E., Palmer, M., & Fulcher, L. (2003). Client commitment language during motivational interviewing predicts drug use outcomes. *Journal of Consulting and Clinical Psychology, 71,* 862–878.

Andréasson, S., & Öjehagen, A. (2003). Psychosocial treatment for alcohol dependence. In M. Berglund, E. Johnsson, & S. Thelander (Eds.), *Treatment of alcohol and drug abuse: An evidence-based review* (pp. 43–188). Weinheim, Germany: Wiley-VCH.

Anglin. M. D., Hser, Y.-I., & Grella, C. E. (1997). Drug addiction and treatment careers among clients in the Drug Abuse Treatment Outcome Study (DATOS). *Psychology of Addiction, 11,* 308–323.

Annis, H. M. (1982). Inventory of drinking situations (IDS). Toronto: Addiction Research Foundation.

Annis, H.M., and Graham, J.M. (1988). Situational Confidence Questionnaire (SCQ-39) users guide. Toronto: Alcoholism and Drug Addiction Research Foundation.

Annis, H. M., & Martin, G. (1985). Inventory of drug-taking situations (IDTS). Toronto: Addiction Research Foundation.

Anthony, J. C., Tien, A. Y., & Petronis, K. R. (1989). Epidemiologic evidence on cocaine use and panic attacks. *American Journal of Epidemiology, 129,* 543–549.

Anton, R. F., Moak, D. H., Waid, R., Latham, P. K., Malcolm, R. J., & Dias, J. K. (1999). Naltrexone and cognitive behavioral therapy for the treatment of outpatient alcoholics: Results of a placebo-controlled trial. *American Journal of Psychiatry, 156,* 1758–1764.

Arrindell, W. A., Emmelkamp, P. M. G., & Bast, S. (1983). The Maudsley Marital Questionnaire (MMQ): A further step towards its validation. *Journal of Personality and Individual Differences, 4,* 457–464.

Arseneault, L., Cannon, M., Witton, J., & Murray, R. (2004). Cannabis as a potential causal factor in schizophrenia. In D. Castle & R. Murray (Eds.), *Marijuana and madness: Psychiatry and neurobiology* (pp. 101–118). Cambridge: Cambridge University Press.

Arseneault, L., Moffitt, T. E., Caspi, A., Taylor, P. J., and Silva, P. A. (2000). Mental disorders and violence in a total birth cohort: Results from the Dunedin Study. *Archives of General Psychiatry, 57,* 979–986.

Azrin, N. H. (1976). Improvements in the community reinforcement approach to alcoholism. *Behaviour Research and Therapy, 14,* 339–348.

Azrin, N. H., & Besalel, V.A. (1980). *Job club counselor's manual: A behavioral approach to vocational counseling.* Baltimore: Pro-Ed.

Azrin, N. H., McMahon, P. T., Donahue, B., Besalel, V. A., Lapinski, K. J., Kogan, E. S., et al. (1994). Behavior therapy for drug abuse: A controlled treatment outcome study. *Behaviour Research and Therapy, 32,* 857–866.

Azrin, N. H., Sisson, R. W., Meyers, R., & Godley, M. (1982). Alcoholism treatment by disulfiram and community reinforcement therapy. *Journal of Behavior Therapy and Experimental Psychiatry, 13,* 105–112.

Babor, F., Higgins-Biddle, J. C., Saunders, J. B., & Monteiro, M.G. (2001). *The alcohol use disorders identification test: Guidelines for use in primary care* (2nd ed.). World Health Organization Department of Mental Health and Substance Dependence. Online at whqlibdoc.who.int/hq/2001/WHO_MSD_MSB_01.6a.pdf.

Babor, T. F., Hofmann, M., Del Boca, F. K., Hesselbrock, V., Meyer, R. E., & Dolinsky, Z. S., et al. (1992). Types of alcoholics: I. Evidence for an empirically derived typology based on indicators of vulnerability and severity, *Archives of General Psychiatry, 49,* 599–608.

Back, S. E., Jackson, J. C., Sonne, S., & Brady, K. T. (2005). Alcohol dependence and posttraumatic stress disorder: Differences in clinical presentation and response to cognitive-behavioral therapy by order of onset. *Journal of Substance Abuse Treatment, 29,* 29–37.

Baker, A., Lee, N. K., Claire, M., Lewin, T. J., Grant, T., Pohlman, S., et al. (2005). Brief cognitive behavioural interventions for regular amphetamine users: a step in the right direction. *Addiction, 100,* 367–373.

Baker, A., Lewin, T., Reichler, H., Clancy, R., Carr, V., Garrett, R., et al. (2002). Motivational interviewing among psychiatric in-patients with substance use disorders. *Acta Psychiatria Scandinavia, 106,* 233–240.

Balldin, J., Berglund, M., Borg, S., Mansson, M., Bendtsen, P., Franck, J., et al. (2003). A 6-months controlled naltrexone study: Combined effect cognitive behavioural therapy in outpatient treatment of alcohol dependence. *Alcoholism: Clinical and Experimental Research, 27,* 1142–1149.

Bandura, A. (1977). Self-efficacy: Toward a unifying theory of behavioral change. *Psychology Review, 84,* 191–215.

Bandura, A. (1997). *Self-efficacy: The exercise of control.* New York: Freeman.

Barber, J. G., Cooper, B. K., & Heather, N. (1991). The situational confidence questionnaire. *International Journal of Addiction, 26,* 565–575.

Barnett, P. G., Rodgers, J. H., & Bloch, D. A. (2001). A meta-analysis comparing buprenorphine to methadone for treatment of opiate dependence. *Addiction, 96,* 683–690.

Barrowclough, C., Haddock, G., Tarrier, N., Lewis, S. W., Moring, J., O'Brien, R., et al. (2001). Randomized controlled trial of motivational interviewing, cognitive behavior therapy, and family intervention for patients with comorbid schizophrenia and substance use disorders. *American Journal of Psychiatry, 158,* 1706–1713.

Bates, M. E., & Convit, A. (1999). Neuropsychology and neuroimaging of alcohol and illicit drug abuse. In A. Calev (Ed.), *The assessment of neuropsychological functions in psychiatric disorders* (pp. 373–445). Washington, DC: American Psychiatric Association.

Bates, M. E., Voelbel, G. T., Buckman, J. F., Labouvie, E. W., & Barry, D. (2005). Short-term neuropsychological recovery in clients with substance use disorders. *Alcoholism: Clinical and Experimental Research, 29,* 367–377.

Bean-Bayog, M. (1993). AA processes and change: How does it work? In B. S. McCrady and W. R. Miller (Eds.), *Research on Alcoholics Anonymous: Opportunities and alternatives* (pp. 113–135). New Brunswick, NJ: Rutgers Center of Alcohol Studies.

Bechdolf, A., Pohlmann, B., Geyer, C., Ferber, C., Klosterkötter, J., Gouzoulis-Mayfrank, E. (2005). Motivationsbehandlung bei Patienten mit der Doppeldiagnose Psychose und Sucht. *Fortschritte der Neurologie und Psychiatrie, 73,* 728–735.

Beck, A. T., Steer, A., & Brown, G. K. (1996). *Manual for Beck Depression Inventory-II,* San Antonio, TX: Psychological Corporation.

Beidel, D. C., Turner, S. M., & Stanley, M. A. (1989). The Social Phobia and Anxiety Inventory: Concurrent and external validity. *Behavior Therapy, 20*, 417–427.

Berglund, M. (2005). A better widget? Three lessons for improving addiction treatment from a meta-analytical study. *Addiction, 100*, 742–750.

Berglund, M., Thelander, S., & Jonsson, E. (Eds.). (2003). *Treating alcohol and drug abuse: An evidence based review*. Weinheim, Germany: Wiley-VCH.

Bickel, W. K., Amass, L., Crean, J. P., & Badger, G. J. (1999). Buprenorphine dosing every 1–3 days in opioid-dependent patients. *Psychopharmacology, 146*, 111–118.

Bickel, W. K., Amass, L., Higgins, S. T., Badger, G. J., & Esch, R. A. (1997). Effects of adding behavioral treatment to opioid detoxification with buprenorphine. *Journal of Consulting and Clinical Psychology, 65*, 803–810.

Biederman, J., Wilens, T. E., & Mick, E. (1995). Psychoactive substance use disorders in adults with attention-deficit hyperactivity disorder (ADHD): Effects of ADHD and psychiatric comorbidity. *American Journal of Psychiatry, 152*, 1652–1658.

Bisaga, A., Aharonovich, E., Garawi, F., Levin, F. R., Rubin, E., Raby, W. N., et al. (in press). A randomized placebo-controlled trial of gabapentin for cocaine dependence, *Drug and Alcohol Dependence*.

Blume, A. W. (2004). Understanding and diagnosing substance use disorders. In R. Holman Coombs (Ed.), *Handbook of addictive disorders* (pp. 63–93). New York: Wiley.

Bohn, M. J., Babor, T. F., & Kranzler, H. R. (1995). The Alcohol Use Disorders Identification Test (AUDIT): Validation of a screening instrument for use in medical settings. *Journal of Studies on Alcohol, 56*, 423–432.

Bolla, K. I., Eldreth, D. A., London, E. D., Kiehl, K. A., Mouratidis, M., Contoreggi, C., et al. (2003). Orbitofrontal cortex dysfunction in abstinent cocaine abusers performing a decision-making task. *Neuroimage, 19*, 1085–1094.

Booth, R. E., Kwiatkowski, C., Iguchi, M. Y., Pinto, F., & John, D. (1998). Facilitating treatment entry among out-of-treatment injection drug users. *Public Health Reports, 113*(Suppl. 1), 116–128.

Bowen, R. C., D'Arcy, C., Keegan, D., & Van Senthilsel, A. (2000). A controlled trial of cognitive behavioral treatment of panic in alcoholic inpatients with comorbid panic disorder. *Addictive Behavior, 4*, 593–597.

Brady, K. T., Dansky, B. S., Back, S. E., Foa, E. B., & Carroll, K. B. (2001). Exposure therapy in the treatment of PTSD among cocaine-dependent individuals: Preliminary findings. *Journal of Substance Abuse Treatment, 21,* 47–54.

Brady, K. T., & Lydiard, R. B. (1993). The association of alcoholism and anxiety. *Psychiatric Quarterly, 64,* 135–149.

Brady, S., Rierdan, J., Peck, W., Losardo, M., & Meschede, T. (2003). Post-traumatic stress disorder in adults with serious mental illness and substance abuse. *Journal of Trauma and Dissociation, 4,* 77–90.

Brady, T. M., Krebs, C. P., & Laird, G. (2004). Psychiatric comorbidity and not completing jail-based substance abuse treatment. *American Journal of Addiction, 13,* 83–101.

Bremner, J. D., Southwick, S. M., Darnell, A., & Charney, D. S. (1996). Chronic PTSD in Vietnam combat veterans: Course of illness and substance abuse. *American Journal of Psychiatry, 153,* 369–375.

Breslin, F. C., Sobell, L. C., Sobell, M. B., & Agrawal, S. (2000). A comparison of a brief and long version of the situational confidence questionnaire. *Behaviour Research and Therapy, 38,* 1211–1220.

Broers, B., Giner, F., Dumont, P., & Mino, A. (2000). Inpatient opiate detoxification in Geneva: Follow-up at 1 and 6 months. *Drug and Alcohol Dependence, 58,* 85–92.

Brookhof, D., O'Brien, K. K., Cook, C. S., Thompson, T. D., & Williams, C. (1997). Characteristics of participants in domestic violence. *Journal of the American Medical Association, 277,* 1369–1373.

Brown, H. P., Peterson, J. H., & Cunningham, O. (1988). Rationale and theoretical basis of a behavioral/cognitive approach to spirituality. *Alcoholism Treatment Quarterly, 5,* 47–59.

Brown, R. A., Evans, D. M., Miller, I. W., Burgess, E. S., & Mueller, T. I. (1997). Cognitive-behavioral treatment for depression in alcoholism. *Journal of Consulting and Clinical Psychology, 65,* 715–726.

Brown, R. A., & Lewinsohn, P. M. (1984). A psychoeducational approach to the treatment of depression: Comparison of group, individual, and minimal-contact procedures. *Journal of Consulting and Clinical Psychology, 52,* 774–783.

Brown, S. (1985). *Treating the alcoholic: A development model of recovery.* New York: Wiley.

Brown, S. (1993). Therapeutic processes in Alcoholics Anonymous. In B. S. McCrady & W. R. Miller (Eds.) *Research on Alcoholics Anonymous: Opportunities and alternatives* (pp. 137–152). New Brunswick, NJ: Rutgers Center of Alcohol Studies.

Brown, S. A., Christiansen, B. A., & Goldman, M. S. (1987). The Alcohol Expectancy Questionnaire: An instrument for the assessment of adolescent and adult expectancies. *Journal of Studies on Alcohol, 48*, 483–491.

Brown, S. A., & Schuckit, M. A. (1988). Changes in depression among abstinent alcoholics. *Journal of Studies on Alcohol, 49*, 412–417.

Brown, S. A., Tapert, S. F., Tate, S. R., Abrantes, A. M. (2000). The role of alcohol in adolescent relapse and outcome. *Journal of Psychoactive Drugs, 32*, 107–115.

Budney, A. J., & Higgins, S. T. (1998). *National Institute on Drug Abuse Therapy Manuals for Drug Addiction: Manual 2. A Community Reinforcement Approach: Treating Cocaine Addiction* (NIH Publication No. 98-4309). Rockville, MD: U.S. Department of Health and Human Services.

Budney, A. J., Hughes, J. R., Moore, B. A., & Vandrey, R. (2004). Review of the validity and significance of cannabis withdrawal syndrome. *American Journal of Psychiatry, 161*, 1967–1977.

Budney, A. J., Sigmon, S. C., & Higgins, S. T. (2004). Contingency management in the substance abuse treatment clinic. In F. Rotgers, J. Morgenstern, & S. T. Walters (Eds.), *Treating substance abuse: Theory and technique* (pp. 248–277). New York: Guilford.

Burke, B. L., Arkowitz, H., & Menchola, M. (2002). The efficacy of motivational interviewing: A meta-analysis of controlled clinical trials. *Journal of Consulting and Clinical Psychology, 71*, 843–861.

Butcher, J. N., Graham, J. R., Ben-Porath, Y. S., Tellegen, A., Dahlstrom, W. G., & Kaemmer, B. (2001). Minnesota Multiphasic Personality Inventory-2: Manual for administration and scoring (2nd ed.). Minneapolis: University of Minnesota Press.

Cacciola, J. S., Alterman, A. I., Rutherford, M. J., & Snider, E. C. (1995). Treatment response of antisocial substance abusers. *Journal of Nervous and Mental Disease, 183*, 166–171.

Campbell, T. C., Catlin, L., Bentzler, J., Fuller, S., Barrett, D. E., Brondino, M.J. (2004). Test-retest reliability of the Alcohol Use Disorders Identification Test: Revised to include other drugs (AUDIT-ID). *Alcoholism: Clinical and Experimental Research 28*, 110.

Carey, K. B. (2002). Clinically useful assessments: Substance use and comorbid psychiatric disorders. *Behaviour Research and Therapy, 40*, 1345–1361.

Carey, K. B., Maisto, S. A., Kalichman, S. C., Forsythe, A. D., Wright, E. M., & Johnson, B. T. (1997). Enhancing motivation to reduce the risk of HIV infection for economically disadvantaged urban women. *Journal of Consulting and Clinical Psychology, 65*, 531–541.

Carey, K. B., Purnine, D.M., Maisto, S.A., & Carey, M. P. (2001). Enhancing readiness to change substance abuse in persons with schizophrenia: A four session motivation based intervention. *Behavior Modification, 25,* 331–384.

Carey, K. B., Purnine, D. M., Maisto, S. A., & Carey, M. P. (2002). Correlates of stages of change for substance abuse among psychiatric outpatients. *Psychology of Addictive Behaviors, 16,* 283–289.

Carey, M. P., Braaten, L. S., Maisto, S. A., Gleason, J. R., Forsyth, A. D., Durant, L. E., et al. (2000). Using information, motivational enhancement, and skills training to reduce the risk of HIV infection for low-income urban women: A second randomized clinical trial. *Health Psychology, 19,* 3–11.

Carpentier, P. J., De Jong, C. A. J., Dijkstra, B. A. G., Verbrugge, C. A. G., & Krabbe, P. F. M. (2005). A controlled trial of methylphenidate in adults with attention deficit/hyperactivity disorder and substance use disorders. *Addiction, 100,* 1868–1876.

Carrigan, H. M., & Randall, C. L. (2003). Self-medication in social phobia: Review of the alcohol literature. *Addictive Behaviors, 28,* 269–284.

Carroll, K.M. (1998). A cognitive-behavioral approach: treating cocaine addiction. National Institute on Drug Abuse, NIH Publication Number 98-4308.

Carroll, K.M. (1999). Behavioral and cognitive behavioral treatments. In B. S. McCrady & E. E. Epstein (Eds.), *Addictions: A comprehensive guidebook* (pp. 250–267). New York: Oxford University Press.

Carroll, K. M. (2004). Behavioral therapies for co-occurring substance use and mood disorders. *Biological Psychiatry, 56,* 778–784.

Carroll, K. M., Ball, S. A., Nich, C., O'Connor, P. G., Eagen, D. A., Frankforter, T. L., et al. (2001). Targeting behavioral therapies to enhance naltrexone treatment of opioid dependence. *Archives of General Psychiatry, 58,* 755–761.

Carroll, K. M., Fenton, L. R., Ball, S. A., Nich, C., Frankforter, T.L., Shi, J., et al. (2004). Efficacy of disulfiram and cognitive behavior therapy in cocaine-dependent outpatients: a randomized placebo-controlled trial. *Archives of General Psychiatry, 61,* 264–272.

Carroll, K. M., Nich, C., & Ball, S. A. (2005). Practice makes progress? Homework assignments and outcome in treatment of cocaine dependence. *Journal of Consulting and Clinical Psychology, 73,* 749–755.

Carroll, K. M., Nich, C., Ball, S. A., McCance, E., & Rounsaville, B. J. (1998). Treatment of cocaine and alcohol dependence with psychotherapy and disulfiram. *Addiction, 93,* 713–727.

Carroll, K.M., Nich, C., & Rounsaville, B.J. (1995). Differential symptom reduction in depressed cocaine abusers treated with psychotherapy and pharmacotherapy. *Journal of Nervous and Mental Disease, 181,* 71–79.

Carroll, K. M., Nich, C., & Rounsaville, B. J. (1997). Contribution of the therapeutic alliance to outcome in active versus control psychotherapies. *Journal of Consulting and Clinical Psychology, 65,* 510–514.

Carroll, K. M., Power, M. D., Bryant, K., & Rounsaville, B. J. (1993). One-year follow-up of treatment seeking cocaine abusers: Psychopathology and dependence severity as predictors of outcome. *Journal of Nervous and Mental Disease, 181,* 71–79.

Carroll, K. M., & Rounsaville, B. J. (2002). On beyond urine: Clinically useful assessment instruments in the treatment of drug dependence. *Behaviour Research and Therapy, 40,* 1329–1344.

Carroll, K. M., Rounsaville, B. J., & Gawin, F. H. (1991). A comparative trial of psychotherapies for ambulatory cocaine abusers: Relapse prevention and interpersonal psychotherapy. *American Journal of Drug and Alcohol Abuse, 17,* 229–247.

Carroll, K. M., Rounsaville, B. J., Gordon, L. T., Nich, C., Jatlow, P., Bisinghini, R. M., et al. (1994). Psychotherapy and pharmacotherapy for ambulatory cocaine abusers. *Archives of General Psychiatry, 51,* 177–187.

Carroll, K. M., Rounsaville, B. J., Nich, C., Gordon, L. T., Wirtz, P. W., & Gawin, F. (1994). One-year follow-up of psychotherapy and pharmacotherapy for cocaine dependence: Delayed emergence of psychotherapy effects. *Archives of General Psychiatry, 51,* 989–997.

Carroll, K. M., Sinha, R., Nich, C., Babuscio, B., & Rounsaville, B. J. (2002). Contingency management to enhance naltrexone treatment of opioid dependence: A randomized clinical trial of reinforcement magnitude. *Experimental and Clinical Psychopharmacology. 10,* 54–63.

Carter, B. L., & Tiffany, S. T. (1999). Meta-analysis of cue-reactivity in addiction research. *Addiction, 94,* 327–340.

Chambless, D. L., Caputo, G. C., Bright, P., & Gallagher, R. (1984). Assessment of fear in agoraphobics: The Body Sensations Questionnaire and the Agoraphobic Cognitions Questionnaire. *Journal of Consulting and Clinical Psychology, 52,* 1090–1097.

Chaney, E. F., O'Leary, M. R., & Marlatt, G. A. (1978). Skill training with problem drinkers. *Journal of Consulting and Clinical Psychology, 46,* 1092–1104.

Charney, D. A., Palacios-Boix, J., Negrete, J. C., Dobkin, P. L., & Gill, K. J. (2005). Association between concurrent depression and anxiety and six-month outcome of addiction treatment. *Psychiatric Services, 56,* 927–933.

Charney, D. A., Paraherakis, A. M., Negrete, J. C., & Gill, K. J. (1998). The impact of depression on the outcome of addictions treatment. *Journal of Substance Abuse Treatment, 15,* 123–130.

Childress, A. R., Hole, A. V., Ehrman, R. N., Robbins, S. J., McLellan, A. T., & O'Brien, C. P. (1993). Cue reactivity and cue reactivity interventions in drug dependence. In L. S. Onken, J. D. Blaine, & J. J. Boren (Eds.), *Behavioral treatment for drug abuse and dependence* (pp. 73–95). Rockville, MD: National Institute on Drug Abuse.

Christo, G., & Franey, C. (1995). Drug users' spiritual beliefs, locus of control and the disease concept in relation to Narcotics Anonymous attendance and six-month outcomes. *Drug and Alcohol Dependence, 38,* 51–56.

Chung, T., & Maisto, S. A. (2006). Relapse to alcohol and other drug use in treated adolescents: Review and reconsideration of relapse as a change point in clinical course. *Clinical Psychology Review, 26,* 149–161.

Chutuape, M. A., Jasinski, D. R., Fingerhood, F. I., & Stitzer, M. L. (2001). One, three, and six month outcomes following brief inpatient opioid detoxification. *American Journal of Drug and Alcohol Abuse, 27,* 19–44.

Clark, N., Lintzeris, N., Gijsbers, A., Whelan, G., Dunlop, A., Ritter, A., et al. (2004). *LAAM maintenance vs. methadone maintenance for heroin dependence (Cochrane review)* (Cochrane Library, Issue 1). Chichester, England: Wiley.

Cleland, C., Magura, S., Foote, J., Rosenblum, A., & Kosanke, N. (2006) Factor structure of the Conners Adult ADHD Rating Scale (CAARS) for substance users. Online at http://www.pearsonassessments.com/tests/caars.htm.

Cloninger, C. R., Sigvardsson, S., & Bohman, M. (1996). Type I and Type II alcoholism: An update. *Alcohol Health and Research World, 20,* 18–23.

Clure, C., Brady, K. T., Saladin, M. E., Johnson, D., Waid, R., & Rittenbury, M. (1999). Attention-deficit/hyperactivity disorder and substance use: Symptom pattern and drug choice. *American Journal of Drug and Alcohol Abuse, 25,* 441–448.

Cocco, K. M., & Carey, K. B. (1998). Psychometric properties of the Drug Abuse Screening Test in psychiatric outpatients. *Psychological Assessment, 10,* 408–414.

Cohen, P., & Sas, A. (1994). Cocaine use in Amsterdam in non deviant subcultures. *Addiction Research, 2*, 71–94.

Cole, J. D., & Kazarian, S. S. (1988). The Level of Expressed Emotion scale: A new measure of expressed emotion. *Journal of Clinical Psychology, 44*, 392–397.

Collins, B. N., & Brandon, T. H. (2002). Effects of extinction context and retrieval cues on alcohol cue reactivity among nonalcoholic drinkers. *Journal of Consulting and Clinical Psychology, 70*, 390–397.

Conners, C., Erhardt, D., & Sparrow, E. (1998). *The Conners adult ADHD rating scale (CAARS)*, Toronto: Multi-Health Systems.

Connors, G. J., Maisto, S. A., & Zywiak, W. H. (1996). Understanding relapse in the broader context of post-treatment functioning. *Addiction, 91*(Suppl.), 173–190.

Cooney, N. L., Kadden, R. M., Litt, M. D., & Getter, H. (1991). Matching alcoholics to coping skills or interactional therapies. Two-year follow-up results. *Journal of Consulting and Clinical Psychology, 59*, 598–601.

Cooper, M. L., Russell, M., Skinner, J. B., & Windle, M. (1992). Development and validation of a three-dimensional measure of drinking motives. *Psychological Assessment, 4*, 123–132.

Corby, E. A., Roll, J. M., Ledgerwood, D. M., & Schuster, C. R. (2000). Contingency management interventions for treating the substance abuse of adolescents: A feasibility study. *Experimental and Clinical Psychopharmacology, 8*, 371–376.

Cornelius, J. R., Maisto, S. A., Martin, C. S., Bukstein, O. G., Salloum, I. M., Daley, D. C., et al. (2004). Major depression associated with earlier alcohol relapse in treated teens with AUD. *Addictive Behaviors, 29*, 1035–1038.

Cornelius, J. R., Salloum, I. M., Thase, M. E., Haskett, R. F., Daley, D. C., Jones-Block, A., et al. (1998). Fluoxetine versus placebo in depressed alcoholic cocaine abusers. *Psychopharmacological Bulletin, 34*, 117–121.

Corrigan, P. W., & Watson, A. C. (2005). Findings from the national comorbidity survey on the frequency of violent behavior in individuals with psychiatric disorders. *Psychiatry Research, 136*, 153–162.

Crits-Christoph, P., Connolly Gibbons, M., Barber, J. P., Gallop, R., Beck, A. T., Mercer, D.,et al. (2003). Moderators of outcome of psychosocial treatment for cocaine dependence. *Journal of Consulting and Clinical Psychology, 71*, 918–925.

Crits-Christoph, P., Liqueland, L., Blaine, J., Frank, A., Luborsky, L. Onken, L. S., et al. (1999). Psychosocial treatments for cocaine dependence: National Institute on Drug Abuse Collaborative Cocaine Treatment Study. *Archives of General Psychiatry, 56,* 493–502.

Cubells, J. F., Feinn, R., Pearson, D., Burda, J., Tang, Y., Farrer, L. A., et al. (2005). Rating the severity and character of transient cocaine-induced delusions and hallucinations with a new instrument, the Scale for Assessment of Positive Symptoms for Cocaine-Induced Psychosis (SAPS-CIP). *Drug and Alcohol Dependence, 80,* 23–33.

Daley, D. C., Salloum, I. M., Zuckoff, M. A., Kirisci, L., & Thase, M. E. (1998). Increased treatment adherence among outpatients with depression and cocaine dependence: Results of a pilot study. *American Journal of Psychiatry, 155,* 1611–1613.

Dallery, L., Silverman, K., Chutuape, M. A. D., Bigelow, G. E., & Stitzer, M. L. (1996). Voucher-based reinforcement of opiate plus cocaine abstinence in treatment-resistant methadone patients: Effects of reinforcer magnitude. *Experimental and Clinical Psychopharmacology, 9,* 317–325.

Dallery, L., Silverman, K., Chutuape, M. A. D., Bigelow, G. E., & Stitzer, M. L. (2001). Voucher-based reinforcement of opiate plus cocaine abstinence in treatment-resistant methadone patients: Effects on reinforer magnitude. *Experimental and Clinical Psychopharmacology, 9,* 317–325.

Dalton, E.J., Cate-Carter, T.D., Mundo, E., Parikh, S.V., & Kennedy, J.L. (2003). Suicide risk in bipolar patients: The role of comorbid substance use disorders. *Bipolar Disorder, 5,* 58–61.

Dansky, B. S., Brady, K. T., & Saladin, M. E. (1998). Untreated symptoms of PTSD among cocaine-dependent individuals. *Journal of Substance Abuse Treatment, 15,* 499–504.

Darke, S., & Ross, J. (2002). Suicide among heroin users: Rates, risk factors and methods. *Addiction, 97,* 1383–1394.

Darke, S., Williamson, A., Ross, J., & Teesson, M. (2005). Attempted suicide among heroin users: 12-month outcomes from the Australian Treatment Outcome Study (ATOS). *Drug and Alcohol Dependence, 78,* 177–186.

Davies, J. B. (1992). *The myth of addiction.* Chur, Switserland: Harwood.

Dawe, S., Powell, J. H., Richards, D., Gossop, M., Marks, I., Strang, J., & Gray, J. (1993). Does post-withdrawal cue exposure improve outcome in opiate addiction? A controlled trial. *Addiction, 88,* 1233–1245.

Dawe, S., Rees, V. W., Sitharthan, T., Mattick, R. P., & Heather, N. (2002). Efficacy of moderation-oriented cue-exposure for problem drinkers: A randomised controlled trial. *Journal of Consulting and Clinical Psychology, 70,* 1045–1050.

Dawkins, M.P. (1997). Drug use and violent crime among adolescents. *Adolescence, 32,* 395–504.

Day, B. M., Lopez Gaston, C., Furlong, E., Murali, V., & Copello, A. (2005). United Kingdom substance misuse treatment workers' attitudes toward 12-step self-help groups. *Journal of Substance Abuse Treatment, 29,* 321–327.

De los Cobos, J. P., Trujols, J., Ribalta, E., & Casas, M. (1997). Cocaine use immediately prior to entry in an inpatient heroin detoxification unit as a predictor of discharges against medical advice. *American Journal of Drug and Alcohol Abuse, 23,* 43–59.

Delbello, M. P., & Strakowski, S. M. (2003). Understanding the problem of co-occurring mood and substance use disorders. In J. J. Westermeyer, R. D. Weiss, & D. M. Ziedonis (Eds.), *Integrated treatment for mood and substance use disorders* (pp. 17–41). Baltimore, MD: Johns Hopkins University Press.

Dennis, M., Godley, S. A., Diamond, G., Tims, F.M., Babor, T., Donaldson, J., et al. (2004). The Cannabis Youth Treatment (CYT) Study: Main findings from two randomized trials *Journal of Substance Abuse Treatment, 27,* 197–213.

Dennis, M. L., Scott, C. K., Funk, R., & Foss, M. A. (in press). The duration and correlates of addiction and treatment careers. *Journal of Substance Abuse Treatment.*

De Sousa, A., & De Sousa, A. (2004). A one-year pragmatic trial of naltrexone versus disulfiram in the treatment of alcohol dependence. *Alcohol and Alcoholism, 39,* 528–531.

De Sousa, A., & De Sousa, A. (2005). An open randomized study comparing disulfiram and acamprosate in the treatment of alcohol dependence. *Alcohol and Alcoholism, 40,* 545–548.

De Vries, T. J., Homberg, J. R., Binnekade, R., Raaso, H., & Schoffelmeer, A. N. (2003). Cannabinoid modulation of the reinforcing and motivational properties of heroin and heroin-associated cues in rats. *Psychopharmacology, 168,* 164–169.

De Vries, T. J., Shaham, Y., Homberg, J. R., Crombag, H., Schuurman, K., Dieben, J., et al. (2001). A cannabinoid mechanism in relapse to cocaine seeking. *Nature Medicine, 7,* 1151–1154.

De Wildt, W. A. J. M., Schippers, G. M., Van den Brink, A. S., Potgieter, A. S., Deckers, F., & Bets, D. (2002). Does psychosocial treatment enhance the efficacy acamprosate in patients with alcohol problems? *Alcohol and Alcoholism, 37,* 375–382.

DiClemente, C. C. (1993). Alcoholics Anonymous and the structure of change. In B. S. McCrady & W. R. Miller (Eds.), *Research on Alcoholics Anonymous: Opportunities and alternatives* (pp. 79–97). New Brunswick, NJ: Rutgers Center of Alcohol Studies.

DiClemente, C. C., & Hughes, S. O. (1990). Stages of change profiles in outpatient alcoholism treatment. *Journal of Substance Abuse, 2,* 217–235.

Dimeff, L., Rizvi, S. L., Brown, M., & Linehan, M. M. (2000). Dialectical behavior therapy for substance abuse: A pilot application to methamphetamine-dependent women with borderline personality disorder. *Cognitive and Behavioral Practice, 7,* 457–468.

Dishion, T., McCord, J., & Poulin, F. (1999). When interventions harm: Peer groups and problem behavior. *American Psychologist, 54,* 755–764.

Donohue, B. (2004). Coexisting child neglect and drug abuse in young mothers. *Behavior Therapy, 28,* 206–233.

Donovan, D. M., Rosengren, D. B., Downey, L., Cox, G. C., & Sloan, K. L. (2001). Attrition prevention with individuals awaiting publicly funded drug treatment. *Addiction, 96,* 1149–1160.

Drake, R. E., Mercer-MacFadden, C., Mueser, K. T., McHugo, G. J., & Bond, G. R. (1998). Review of integrated mental health and substance abuse treatment for patients with dual disorders. *Schizophrenia Bulletin, 24,* 589–608.

Driessen, M., Meier, S., Hill, A., Wetterling, T., Lange, W., & Junghanns, K. (2001). The course of anxiety, depression and drinking behaviours after completed detoxification in alcoholics with and without comorbid anxiety and depressive disorders. *Alcohol and Alcoholism, 36,* 249–255.

Driessen, M., Veltrup, C., Weber, J., John, U., Wetterling, T., & Dilling, H. (1998). Psychiatric co-morbidity, suicidal behaviour and suicidal ideation in alcoholics seeking treatment. *Addiction, 93,* 889–894.

Drummond, D. C., & Glautier, S. (1994). A controlled trial of cue exposure treatment in alcohol dependence. *Journal of Consulting and Clinical Psychology, 62,* 809–817.

Dumais, A., Lesage, A. D., Alda, M., Rouleau, G., Dumont, M., Chawky, N., et al. (2005). Risk factors for suicide completion in major depression: A case-control study of impulsive and aggressive behaviors in men. *American Journal of Psychiatry, 162,* 2116–2124.

D'Zurilla, T. J., Sanna, L. J., & Chang, E. (2004). Social problem solving: Current status and future directions. In E. Chang, T. J. D'Zurilla, & L. J. Sanna (Eds.), *Social problem solving: Theory, research, and training* (pp. 241–253). Washington, DC: American Psychological Association.

Edens, J. F., & Willoughby, F. W. (1999). Motivational profiles of polysubstance dependent patients: Do they differ from alcohol-dependent patients? *Addictive Behaviors, 24,* 195–206.

Edens, J. F., & Willoughby, F. W. (2000). Motivational patterns of alcohol dependent patients: A replication. *Psychology of Addictive Behaviors, 14,* 397–400.

Edwards, G., Marshall, E. J., & Cook, C. C. H. (2003). *The treatment of drinking problems.* Cambridge: Cambridge University Press.

Eissenberg, T., Bigelow, G. E., Strain, E. C., Walsh, S. L., Brooner, R. K., Stitzer, M. L., et al. (1997). Dose-related efficacy of levo-methadyl acetate for treatment of opiate dependence. *Journal of the American Medical Association, 227,* 1945–1951.

El-Bassel, N., Gilbert, L., Wu, E., Go, H., & Hill, J. (2005). Relationship between drug abuse and intimate violence. *American Journal of Public Health, 95,* 465–470.

Ellis, A. (1988). *Rational-Emotive Therapy with Alcoholics and Substance Abusers.* New York: Pergamon.

ElSohly, M. A., Ross, S. A., Mehmedic, Z., Arafat, R., Yi, B., & Banahan, B. F. (2000). Potency trends of delta9-THC and other cannabinoids in confiscated marijuana from 1980–1997. *Journal of Forensic Science, 45,* 24–30.

Emanuels-Zuurveen, L., & Emmelkamp, P.M.G. Spouse-aided therapy with depressed patients: A comparative evaluation. *Behavior Modification,* 21, 62–77.

Emmelkamp, P. M. G. (1986). Behavior therapy with adults. In S. Garfield & A. Bergin (Eds.), *Handbook of psychotherapy and behavior change* (3rd ed., pp. 383–442). New York: Wiley.

Emmelkamp, P. M. G. (1994). Behavior therapy with adults. In A. Bergin & S. Garfield (Eds.), *Handbook of psychotherapy and behavior change* (4th ed., pp. 379–427). New York: Wiley.

Emmelkamp, P. M. G. (2004). Behavior therapy with adults. In M. Lambert (Ed.), *Bergin and Garfield's handbook of psychotherapy and behavior change* (5th ed., pp. 393–446). New York: Wiley.

Emmelkamp, P. M. G., Bouman, T. K., & Scholing, A. (1993). *Anxiety disorders: A practitioners guide.* Chichester, England: Wiley.

Emmelkamp, P. M. G., & Foa, E. B. (1983). The study of failures. In E. B. Foa & P. M. G. Emmelkamp (Eds.), *Failures in behavior therapy* (pp. 1–9). New York: Wiley.

Emmelkamp, P. M. G., & Gerlsma, C. (1994). Marital functioning and the anxiety disorders. *Behavior Therapy, 25,* 407–429.

Emmelkamp, P. M. G., & Heeres, H. (1988). Drug addiction and parental rearing style: A controlled study. *International Journal of Addiction, 23,* 207–216.

Emmelkamp, P. M. G., & Kamphuis, J. H. (2002). Aversion relief therapy. In M. Hersen & W. Sledge (Eds.), *The encyclopedia of psychotherapy* (Vol. 1, pp. 139–143). New York: Academic.

Emmelkamp, P. M. G., & Kamphuis, J. H. (2005). Aversion relief. In M. Hersen (Ed.), *Encyclopedia of behavior modification and cognitive behavior therapy* (Vol. 1, pp. 39–40). Thousand Oaks, CA: Sage.

Emmelkamp, P. M. G., & Vedel, E. (2002). Spouse-aided therapy. In M. Hersen & W. Sledge (Eds.), *The encyclopedia of psychotherapy* (pp. 693–698). New York: Academic.

Emmelkamp, P. M. G., & Vedel, E. (2005). Spouse-aided-therapy. In M. Hersen (Ed.), *Encyclopedia of behavior modification and cognitive behavior therapy* (Vol. 1, pp. 558–562). Thousand Oaks, CA: Sage.

Emrick, C. D., Tonigan, J. S., Montgomery, H., & Little, L. (1993). Alcoholics Anonymous: What is currently known? In B. S. McCrady & W. R. Miller (Eds.), *Research on Alcoholic Anonymous: Opportunities and alternatives* (pp. 41–76). New Bruswick, NJ: Rutgers Center of Alcohol Studies.

Ercan, E. S., Coǧjunol, H., Varan, A., & Toksöz, K. (2003). Childhood attention deficit/hyperactivity disorder and alcohol dependence: A 1-year follow-up. *Alcohol and Alcoholism, 38,* 352–356.

Etheridge, R. M., Craddock, S. G., Hubbard, R. L., & Rounds-Bryant, J. L. (1999). The relationship of counseling and self-help participation to patient outcomes in DATOS. *Drug and Alcohol Dependence, 57,* 99–112.

Evren, C., & Evren, B. (2005). Self-mutilation in substance-dependent patients and relationship with childhood abuse and neglect, alexithymia and temperament and character dimensions of personality. *Drug and Alcohol Dependence, 80,* 15–22.

Fals-Stewart, W. (2003). The occurrence of partner physical aggression on days of alcohol consumption: a longitudinal diary study. *Journal of Consulting and Clincial Psycholgy, 71,* 41–52.

Fals-Stewart, W., & Birchler, G. R. (2002a). A national survey of the use of couples therapy in substance abuse treatment. *Journal of Substance Abuse Treatment, 20,* 277–283.

Fals-Stewart, W., & Birchler, G. R. (2002b). Behavioral couples therapy with alcoholic men and their intimate partners: The comparative effectiveness of bachelor's and master's level counselors. *Behavior Therapy, 33,* 123–147.

Fals-Stewart, W., Birchler, G. R., & O'Farrell, T. J. (1996). Behavioral couples therapy for male substance-abusing patients: Effects on relationship adjustment and drug-using behavior. *Journal of Consulting and Clinical Psychology, 64,* 959–972.

Fals-Stewart, W., Kashdan, T.B., O'Farrell, T.J., & Birchler, G.R. (2002). Behavioral couples therapy for drug-abusing patients: Effects on partner-violence. *Journal of Substance Abuse Treatment, 22,* 87–96.

Fals-Stewart, W., Klostermann, K., O'Farrell, T. J., Yates, B. T., & Birchler, G. R. (2005). Brief relationship therapy for alcoholism: A randomized clinical trail examining clinical efficacy and cost-effectiveness. *Psychology of Addictive Behaviors, 19,* 362–371.

Fals-Stewart, W., Leonard, K. E., & Birchler, G. R. (2005). The occurrence of male-to-female intimate partner violence on days of men's drinking: The moderating effects of antisocial personality disorder. *Journal of Consulting and Clinical Psychology, 73,* 239–248.

Fals-Stewart, W., Marks, A. P., & Schafer, J. (1993). A comparison of behavioral group therapy and individual behavior therapy in treating obsessive-compulsive disorder. *Journal of Nervous and Mental Disease, 181,* 189–193.

Fals-Stewart, W., O'Farrell, T. J., & Birchler, G. R. (2001). Behavioral couples therapy for male methadone maintenance patients: Effects on drug-using behavior and relationship adjustment. *Behavior Therapy, 32,* 391–411.

Fals-Stewart, W., O'Farrell, T. J., Feehan, M., Birchler, G. R., Tiller, S., & McFarlin, S. K. (2000). Behavioral couples therapy versus individual-based treatment for male substance-abusing patients: An evaluation of significant individual change and comparison of improvement rates. *Journal of Substance Abuse Treatment, 18,* 249–254.

Fals-Stewart, W., & Schafer, J. (1992). The relationship between length of stay in drug-free therapeutic communities and neurocognitive functioning. *Journal of Clincial Psychology, 48,* 539–543.

Faraone, S. V., & Wilens, T. (2003). Does stimulant treatment lead to substance use disorders? *Journal of Clinical Psychiatry, 64*(Suppl. 11), 9–13.

Farber, P. D., Khavari, K. A., & Douglass, F. M. (1980). A factor analytic study of reasons for drinking: Empirical validation of positive and negative reinforcement dimensions. *Journal of Consulting and Clinical Psychology, 48,* 780.

Fenster, J. (in press). Characteristics of clinicians likely to refer clients to 12-step programs versus a diversity of post-treatment options. *Drug and Alcohol Dependence.*

Fergusson, D. M., & Horwood, L. J. (2000). Does cannabis use encourage other forms of illicit drug use? *Addiction, 95,* 505–520.

Fergusson, D. M., Horwood, L. J., Lynskey, M. T., & Madden, P. A. F. (2003). Early reactions to cannabis predict later dependence. *Archives of General Psychiatry, 60*, 1033–1039.

Finney, J., & Moos, R. (1995). Entering treatment for alcohol abuse: A stress and coping model. *Addiction, 90*, 1223–1240.

Finney, J. W., Noyes, A., Coutts, I., & Moos, R. H. (1998). Evaluating substance abuse treatment process models, I: Changes on proximal outcome variables during 12-step and cognitive-behavioral treatment. *Journal of Studies on Alcohol, 59*, 371–380.

Fiorentine, R. (1999). After drug treatment: Are twelve-step programs effective in maintaining abstinence? *American Journal of Drug and Alcohol Abuse, 25*, 93–116.

Fiorentine, R., & Hillhouse, M. P. (2000). Drug treatment and 12-step program participation: the addictive effects of integrated recovery activities. *Journal of Substance Abuse Treatment, 18*, 65–74.

First, M. B., Spitzer, R. L., Gibbon, M., & Williams, J. B. W. (1995). Structured Clinical Interview for *DSM-IV* Axis Disorders—Patient Edition (SCID-I/P, Version 2.0). New York: New York State Psychiatric Institute.

First, M. B., Spitzer, R. L., Gibbon, M., Williams, J. B. W., & Benjamin, L. (1995). Structured Clinical Interview for *DSM-IV* Axis II Personality Disorders—Patient Edition (SCID-II, Version 2.0). New York: New York State Psychiatric Institute.

Fisher, M. S., & Bentley, K. J. (1996). Two group therapy models for clients with a dual diagnosis of substance abuse and personality disorder. *Psychiatric Services, 4*, 1244–1250.

Foreman, R. F., Bovasso, G., & Woody, G. (2001). Staff beliefs about addiction treatment. *Journal of Substance Abuse Treatment, 21*, 1–9.

Franken, I. H. A., De Haan, H. A., Van Der Meer, C. W., Haffmans, P. M. J., & Hendriks, V. M. (1999). Cue reactivity and effects of cue exposure in abstinent post-treatment drug users. *Journal of Substance Abuse Treatment, 16*, 81–85.

Fu, Q., Heath, A. C., Bucholz, K. K., Nelson, E., Goldberg, J., Lyons, M. J., et al. (2002). Shared genetic risk of major depression, alcohol dependence, and marijuana dependence: Contribution of antisocial personality disorder in men. *Archives of General Psychiatry, 59*, 1125–1132.

Fudala, P. J., Vocci, F., Montgomery, A., & Trachtenberg, A. I. (1997). Levomethadyl acetate (LAAM) for the treatment of opiate dependence: A multisite, open label study of LAAM safety and an evaluation of the product labeling and treatment regulations. *Journal of Maintenance Addiction, 1*, 9–39.

Fuller, R. K., Branchey, L., Brightwell, D. R., Derman, R. M., Emrick, C. D., et al. (1986). Disulfiram treatment of alcoholism: A Veterans Administration cooperation study. *Journal of the American Medical Association, 256*, 1449–1455.

Fuller, R. K., & Gordis, E. (2004) Does disulfiram have a role in alcoholism treatment today? *Addiction, 99*, 21–24.

Galai, N., Safaeian, M., Vishov, D., Bolotin, A., & Celentano, D. D. (2003). Longitudinal patterns of drug injection behavior in the alive study cohort, 1988–2000. *American Journal of Epidemiology, 158*, 695–704.

Garbutt, J. C., West, S. L., Carey, T. S., Lohr, K. N., & Crews, F. T. (1999). Pharmacological treatment of alcohol dependence: A review of the evidence. *Journal of the American Medical Association, 281*, 1318–1325.

Goldman, M. S. (1994) The alcohol expectancy concept: Applications to assessment, prevention, and treatment of alcohol abuse. *Applied and Preventive Psychology, 3*, 131–144.

Goldstein, R. Z., & Volkow, N. D. (2002). Drug addiction and its underlying neurobiological basis: Neuroimaging evidence for the involvement of the frontal cortex. *American Journal of Psychiatry, 159*, 1642–1652.

Gonzalez, G., Feingold, A., Oliveto, A., Gonsai, K., & Kosten, T. A. (2003). Comorbid major depressive disorder as a prognostic factor in cocaine-abusing buprenorphine maintained patients treated with desipramine and contingency management. *American Journal of Drug and Alcohol Abuse, 29*, 497–514.

Gonzalez-Pinto, A., Gonzalez, C., Enjuto, S., Fernandez de Corres, B., Lopez, P., Palomo, J., et al. (2004). Psychoeducation and cognitive-behavioral therapy in bipolar disorder: An update. *Acta Psychiatrica Scandinavia, 109*, 83–90.

Gorman, D. M., & Derzon, J. H. (2002). Behavioral traits and marijuana use and abuse: A meta-analysis of longitudinal studies. *Addictive Behaviors, 27*, 193–206.

Gossop, M., Marsden, J., Stewart, D., & Kidd, T. (2003). The National Treatment Outcome Research Study (NTORS): 4–5 years follow-up results. *Addiction, 98*, 291–303.

Gouzoulis-Mayfrank, E., Fischermann, T., Rezk, M., Thimm, B., Hensen, G., & Daumann, J. (2005). Memory performance in polyvalent MDMA (ecstasy) users who continue or discontinue MDMA use. *Drug and Alcohol Dependence, 78*, 317–323.

Graeber, A. D., Moyers. T. B., Griffith, G., Guajardo, E., & Tonigan, S. (2003). A pilot study comparing motivational interviewing and an educational intervention in patients with schizophrenia and alcohol use disorders. *Community Mental Health Journal, 39,* 189–202.

Grant, B. (1998). The impact of family history of alcoholism on the relationship between age at onset of alcohol use and *DSM-III* alcohol dependence. *Alcohol Health Research World, 22,* 144–147.

Grant, B. F., Stinson, F. S., Dawson, D. A., Chou, S. P., Dufour, M. C., Compton, W., et al. (2004). Prevalence and co-occurrence of substance use use disorders and independent mood and anxiety disorders. *Archives of General Psychiatry, 61,* 807–816.

Green, A. R., Mechan, A. O., Elliott, J. M., O'Shea, E., & Colado, M. N. I. (2003). The pharmacology and clinical pharmacology of 3,4-methylenedioxymethamphetamine (MDMA, "ecstasy"). *Pharmacological Review, 55,* 463–508.

Greenfield, S. F., Weiss, R. D., Muenz, L. R., Vage, L. M., Kelly, J. F., Bello, L. R., et al. (1998). The effect of depression on return to drinking: A prospective study. *Archives of General Psychiatry, 55,* 259–265.

Griffith, J. D., Rowan-Szal, G. A., Roark, R. R., & Simpson, D. D. (2000). Contingency management in outpatient methadone treatment: A meta-analysis. *Drug and Alcohol Dependence, 58,* 55–66.

Gruber, K., Chutuape, M. A., & Stitzer, M. L. (2000). Reinforcement-based intensive outpatient treatment for inner city opiate abusers: A short-term evaluation. *Drug and Alcohol Dependence, 57,* 211–223.

Haasen, C., Prinzleve, M., Zurhold, H., Rehm, J., Guttinger, F., & Fischer, G. (2004). Cocaine use in Europe: A multi-centre study. Methodology and prevalence estimates. *European Addiction Research, 10,* 139–146.

Haley, J. (1963). *Strategies of psychotherapy.* New York: Grunne & Straton.

Hall, S. M., Havassy, B. E., & Wasserman, D. A. (1991). Effects of commitment to abstinence, positive moods, stress, and coping on relapse to cocaine use. *Journal of Consulting and Clinical Psychology, 59,* 526–532.

Hall, W., & Farrell, M. (1997). Comorbidity of mental disorders with substance misuse. *British Journal of Psychiatry, 171,* 4–5.

Hammersley, R., & Ditton, J. (1994). Cocaine careers in a sample of Scottish users. *Addiction Research, 2,* 51–70.

Hasin, D., Trautman, K., Miele, G., Samet, S., Smith, M., & Endicott, J. (1996). Psychiatric Research Interviews for Substance and Mental Disorders (PRISM): Reliability for substance abusers. *American Journal of Psychiatry, 153*, 1195–2001.

Hasin, D. S., Nunes, E., & Meydan, J. (2004). Comorbidity of alcohol, drug, and psychiatric disorders: epidemiology. In H. R. Kranzler & J. A. Tinsley (Eds.), *Dual diagnosis and psychiatric treatment: Substance abuse and comorbid disorders* (2nd ed., pp. 1–34). New York: Marcel Dekker.

Havens, J. R., & Strathdee, S. A. (2005). Antisocial personality disorder and opioid treatment outcomes: A review. *Addictive Disorders and Their Treatment, 4*, 85–97.

Hawkins, J., Catalano, R., Gillmore, M., & Wells, E. (1989). Skills training for drug abusers: Generalization, maintenance and effects on drug use. *Journal of Consulting and Clinical Psychology, 57*, 559–563.

Heather, N., Booth, P., & Luce, A. (1998). Impaired Control Scale: Cross-validation and relationships with treatment outcome. *Addiction, 93*, 761–771.

Heather, N., Brodie, J., Wale, S., Wilkinson, G., Luce, A., Webb, E., et al. (2000) A randomized controlled trial of Moderation-Oriented Cue Exposure. *Journal of Studies on Alcohol, 61*, 561–570.

Heather, N., & Dawe, S. (2005). Level of impaired control predicts outcome of moderation-oriented treatment for alcohol problems. *Addiction, 100*, 945–952.

Heather, N., Rollnick, S., Bell, A., & Richmond, R. (1996). Effects of brief counselling among heavy drinkers identified on general hospital wards. *Drug and Alcohol Review, 15*, 29–38.

Heather, N., Tebbutt, J. S., Mattick, R. P., & Zamir, R. (1993). Development of a scale for measuring impaired control over alcohol consumption: A preliminary report. *Journal of Studies on Alcohol, 54*, 700–709.

Heinälä, P., Alho, H., Kiianmaa, K., Lönnqvist, J. K., & Sinclair, J. D. (2001). Targeted use of naltrexone without prior detoxification in the treatment of alcohol dependence: A factorial double-blind placebo controlled trial. *Journal of Clinical Psychopharmacology, 21*, 287–292.

Helzer, J. E., & Pryzbeck, T. R. (1988). The co-occurrence of alcoholism with other psychiatric disorders in the general population and its impact on treatment. *Journal of Stidies on Alcohol, 49*, 219–224.

Hembree, E. A., & Foa, E. B. (2000). Posttraumatic stress disorder: psychological factors and psychosocial interventions. *Journal of Clinical Psychiatry, 61*(Suppl. 7), 33–39.

Henman, J. O., & Henman, S. (1990). Cognitive-perceptual reconstruction in the treatment of alcoholism. In C. M. Sterman (Ed.), *Neurolinguistic programming in alcoholism treatment* (pp. 105–124). New York: Haworth Press.

Henquet, C., Krabbendam, L., Spauwen, J., Kaplan, C., Lieb, R., Wittchen, H.U., et al. (2005). Prospective cohort study of cannabis use, predisposition for psychosis, and psychotic symptoms in young people. *British Medical Journal, 330,* 11–14.

Hesselbrock, M. N., Hesselbrock, V. N., & Epstein, E. E. (1999). Theories of etiology of alcohol and other drug use disorders. In B. S. McCrady & E. E. Epstein (Eds.), *Addictions: A comprehensive guidebook* (pp. 50–74). New York: Oxford University Press.

Hesselbrock, V. M., Hesselbrock, M. N., & Workman-Daniels, K. L. (1986). Effect of major depression and antisocial personality on alcoholism: Course and motivational patterns. *Journal of Studies on Alcohol, 47,* 207–212.

Hester, R. K., & Miller, W. R. (1989). Self-control training. In: R. K. Hester & W. R. Miller (Eds.), *Handbook of alcoholism treatment approaches: Effective alternatives* (pp. 141–149). New York: Pergamon.

Hettema, J., Steele, J., & Miller, W. R. (2005). Motivational interviewing. *Annual Review of Clinical Psychology, 1,* 91–111.

Hien, D. A., Cohen, L. R., Miele, G. M.,Litt, L.C., & Capstick, C.(2004). Promising empirically supported treatments for women with comorbid PTSD and substance use disorders. *American Journal of Psychiatry, 161,* 1426–1432.

Higgins, S. T., Alessi, S., & Dantona, R. L. (2000). Voucher-based incentives: A substance abuse treatment innovation. *Addictive Behaviors, 27,* 887–910.

Higgins, S. T., Budney, A. J., Bickel, W. K., Foerg, F. E., Ogden, D., & Badger, G. J. (1995). Outpatient behavioral treatment for cocaine dependence: One year outcome. *Experimental and Clinical Psychopharmacology, 3,* 205–212.

Higgins, S. T., Budney, A. J., Bickel, W. K., & Badger, G. J. (1994). Participation of significant others in outpatient behavioral treatment predicts greater cocaine abstinence. *American Journal of Drug and Alcohol Abuse, 1,* 47–56.

Higgins, S. T., & Wong, C. J. (1998). Treating cocaine abuse: What does research tell us? In S. T. Higgins & J. L. Katz (Eds.), *Cocaine abuse: Behavior, pharmacology, and clinical applications* (pp. 343–361). New York: Academic.

Higgins, S. T., Wong, C. J., Badger, G. J., Ogden, D. E. H., & Dantona, R. L. (2000). Contingent reinforcement increases cocaine abstinence during outpatient treatment and 1 year of follow-up. *Journal of Consulting and Clinical Psychology, 68*, 64–72.

Himmerich, H., Müller, M. J., Anghelescu, I., Klawe, L., Scheurich, A., & Szegedi, A. (2004). *German Journal of Psychology, 28*, 12–19.

Hingson, R. W., Heeren, T., Jamanka, A., & Howland, J. (2000). Age of drinking onset and unitentional injury involvement after drinking. *Journal of the American Medical Association, 284*, 1527–1533.

Holahan, C. J., Moos, R. H., Holahan, C. K., Cronkite, R. C., & Randall, P. K. (2003). Drinking to cope and alcohol use and abuse in unipolar depression: A 10 year model. *Journal of Abnormal Psychology, 112*, 159–165.

Hollon, S. D., & Beck, A. T. (2004). Cognitive and cognitive-behavioral therapy. In M. Lambert (Ed.), *Bergin and Garfield's handbook of psychotherapy and behavior change* (5th ed., pp. 447–492). New York: Wiley.

Humphreys, K., Huebsch, P. D., Finney, J. W., & Moos, R. H. (1999). A comparative evaluation of substance abuse treatments: V. Treatment can enhance the effectiveness of self-help groups. *Alcoholism: Clinical and Experimental Research, 23*, 558–563.

Humphreys, K., Wing, S., McCarty, D., Chappel, J., Gallant, L., Haberle, B., et al. (2004). Self-help organizations for alcohol and drug problems: Toward evidence-based practice and policy. *Journal of Substance Abuse Treatment, 26*, 151–158.

Hunt, G. M., & Azrin, N. H. (1973). A community-reinforcement approach to alcoholism. *Behaviour Research and Therapy, 11*, 91–104.

Hyler, S. E. (1994). *The Personality Disorder Questionnaire-4+ (PDQ-4+)*. New York: New York State Psychiatric Institute.

Iguchi, M.Y., Belding, M. A., Morral, A. R., & Lamb, R. (1997). Reinforcing operants other than abstinence in drug abuse treatment: An effective alternative for reducing drug use. *Journal of Consulting and Clinical Psychology, 65*, 421–428.

Iguchi, M. Y., Lamb, R. J., Belding, M. A., Platt, J. J., Husband, S.D., & Morral, A. R. (1996). Contingent reinforcement of group participation versus abstinence in a methadone maintenance program. *Experimental and Clinical Psychopharmacology, 4*, 1–7.

Inskip, H. M., Harris, E. C., & Barraclough, B. (1998). Lifetime risk of suicide for affective disorder, alcoholism and schizophrenia. *British Journal of Psychiatry, 172*, 35–37.

Irvin, J. E., Bowers, C. A., Dunn, M. E., & Wang, M. C. (1999). Efficacy of relapse prevention: A meta-analytic review. *Journal of Consulting and Clinical Psychology, 67*, 563–570.

Ito, J. R., Donovan, D. M., & Hall, J. J. (1988). Relapse prevention in alcohol aftercare: Effects on drinking outcome, change process, and aftercare attendance. *British Journal of Addiction, 83,* 171–181.

James, W., Preston, N. J., Koh, G., Spencer, C., Kisely, S. R., & Castle, D. J. (2004). A group intervention which assists patients with dual diagnosis reduce their drug use: A randomized controlled trial. *Psychological Medicine, 34,* 983–990.

Jerrell, J. M., & Ridgeley, M. S. (1995). Comparative effectiveness of three approaches to serving people with severe mental illness and substance abuse disorders. *Journal of Nervous and Mental Disease, 183,* 566–576.

Johnson, H. L., & Johnson, P. B. (1995). Children's alcohol-related cognitions: Positive versus negative alcohol effects. *Journal of Alcohol and Drug Education, 40,* 112.

Johnson, N. P., Phelps, G. L., & McCuen, S. K. (1990). Never try to carry a drunk by yourself: Effective use of self-help groups. *Journal of the South Carolina Medical Association, 86,* 7–31.

Johnson, R. E., Jaffe, J. H., & Fudala, P. J. (1992). A controlled trial of buprenorphine treatment for opioid dependence. *Journal of the American Medical Association, 267,* 2750–2755.

Johnson, S. D., Phelps, D. L., & Cottler, L. B. (2004). The association of sexual dysfunction and substance use among a community epidemiological sample. *Archives of Sexual Behavior, 33,* 55–63.

Jones, H. E., Haug, N. A., Silverman, K., Stitzer, M. L., & Svikis, D. S. (2001). The effectiveness of incentives in enhancing treatment attendance and drug abstinence in methadone maintained pregnant women. *Drug and Alcohol Dependence, 61,* 297–306.

Jones, H. E., Strain, E. C., Bigelow, G. E., Walsh, S. L., Stitzer, M. L., Eissenberg, T. E., et al. (1998). Induction with levomethadyl acetate: Safety and efficacy. *Archives of General Psychiatry, 55,* 729–736.

Jones, H. E., Wong, C. J., Tuten, M., & Stitzer, M. L. (2005). Reinforcement-based therapy: 12-month evaluation of an outpatient drug-free treatment for heroin abusers. *Drug and Alcohol Dependence, 79,* 119–128.

Kadden, R. M., Cooney, N. L., Getter, H., & Litt, M. D. (1989). Matching alcoholics to coping skills or interactional therapies: Posttreatment results. *Journal of Consulting and Clinical Psychology, 57,* 698–704.

Kamon, J., Budney, A., & Stanger, C. (2005). A contingency management intervention for adolescent marijuana abuse and conduct problems. *American Academy of Child and Adolescent Psychiatry, 44,* 513–521.

Karkowski, L. M., Prescott, C. A., & Kendler, K. S. (2000). Multivariate assessment of factors influencing illicit substance use in twins from female-female pairs. *American Journal of Medical Genetics, 96,* 665–670.

Karno, M. P., & Longabaugh, R. (2003). Patient depressive symptoms and therapist focus on emotional material: A new look at Project MATCH. *Journal of Studies on Alcohol, 64,* 607–615.

Karno, M. P., & Longabaugh, R. (2005). Less directiveness by therapists improves drinking outcomes of reactant clients in alcoholism treatment. *Journal of Consulting and Clinical Psychology, 73,* 262–267.

Katz, E. C., Gruber, K., Chutuape, M. A., & Stitzer, M. L. (2001). Reinforcement-based outpatient treatment for opiate and cocaine abusers. *Journal of Substance Abuse, 20,* 93–98.

Kavanagh, D. J., Waghorn, G., Jenner, J., Chant, D. C., Carr, V., Evans, M., et al. (2004). Demographic and clinical correlates of comorbid substance use disorders in psychosis: Multivariate analyses from an epidemiological sample. *Schizophrenia Research, 66,* 115–124.

Kellam, S. G., Brown, C., Rubin, B., & Ensminger, M. E. (1983). Paths leading to teenage psychiatric symptoms and substance use: Developmental epidemiological studies in Woodlawn. In S. Cuze, F. Earls, and J. Barrett (Eds.), *Childhood psychopathology and development* (pp. 17–51). New York: Raven.

Kelly, J. F. (2003). Self-help for substance-use disorders: History, effectiveness, knowledge gaps, and research opportunities. *Clinical Psychology Review, 23,* 639–663.

Kelly, T. M., Cornelius, J. R., & Lynch, K. G. (2002). Psychiatric and substance use disorders as risk factors for attempted suicide among adolescents: A case-control study. *Suicide and Life Threatening Behavior, 32,* 301–309.

Kendler, K. S., Jacobson, K. C., Prescott, C. A., & Neale, M. C. (2003). Specificity of genetic and environmental risk factors for use and abuse/dependence of cannabis, cocaine, hallucinogens, sedatives, stimulants, and opiates in male twins. *American Journal of Psychiatry, 160,* 687–695.

Kendler, K. S., Prescott, C. A., Myers, J., & Neale, M. C. (2003). The structure of genetic and environmental risk factors for common psychiatric and substance use disorders in men and women. *Archives of General Psychiatry, 60,* 929–937.

Kessler, R. C. (2004). Impact of substance abuse on the diagnosis, course, and treatment of mood disorders: The epidemiology of dual diagnosis. *Biological Psychiatry, 56,* 730–737.

Kessler, R. C., Crum, R. M., Warner, L. A., Nelson, C. B., Schulenberg, J., & Anthony, J. C. (1997). The lifetime co-occurrence of DSM-III-R alcohol abuse and dependence with other psychiatric disorders in the National Comorbidity Survey. *Archives of General Psychiatry, 54,* 313–321.

Kessler, R. C., Nelson, C. B., McGonagle, M. A., Edlund, M. B., Frank, R. G., & Leaf, P. J. (1996). The epidemiology of co-occurring addictive and mental disorders: Implications for prevention and service utilization. *American Journal of Orthopsychiatry, 66,* 17–31.

Khantzian, E. J., & Mack, J. E. (1994). Alcoholics Anonymous and contemporary psychodynamic theory. In M. Galanter (Ed.), *Recent developments in alcoholism, 7,* pp. 67–89. New York: Plenum.

Kidorf, M., Disney, E. R., King, V. L., Neufeld, K., Beilenson, P. L., & Brooner, R. K. (2004). Prevalence of psychiatric and substance use disorders in opioid abusers in a community syringe exchange program. *Drug and Alcohol Dependence, 74,* 115–122.

Kiefer, F., Jahn, H., Tarnaske, T., Helwig, H., Briken, P., Holzbach, R., et al. (2003). Comparing and combining naltrexone and acamprosate in relapse prevention of alcohol a double-blind, placebo-controlled study. *Archives of General Psychiatry, 60,* 92–99.

Killeen, T. K., Brady, K. T., Gold, P. B., Simpson, K. N., Faldowski, R. A., Tyson, C., et al. (2004). Effectiveness of naltrexone in a community treatment program. *Alcoholism: Clinical and Experimental Research, 28,* 1710–1717.

Kilpatrick, D. G., Acierno, R., Resnick, H. S., Saunders, B. E., & Best, C. L. (1997). A 2-year longitudinal analysis of the relationships between violent assault and substance use in women. *Journal of Consulting and Clinical Psychology, 65,* 834–837.

Kim-Cohen, J., Caspi, A., Moffitt, T. E., Harrington, H., Milne, B. J., & Poulton, R. (2003). Prior juvenile diagnoses in adults with mental disorder: Developmental follow-back of a prospective-longitudinal cohort. *Archives of General Psychiatry, 60,* 709–717.

King, A. C., Volpicelli, J. R., Frazer, A., & O'Brien, C. P. (1997). Effect of naltrexone on subjective alcohol response in subjects at high and low risk for future alcohol dependence. *Psychopharmacology, 129,* 15–22.

King, V. L., Brooner, R. K., Kidorf, M. S., Stoller, K. B., & Mirsky, A. F. (1999). Attention deficit hyperactivity disorder and treatment outcome in opioid abusers entering treatment. *Journal of Nervous and Mental Disease, 187,* 487–495.

Kirby, K. C., Marlowe, D. B., Festinger, D. S., Lamb R. J., & Platt, J. J. (1998). Schedule of voucher delivery influences initiation of cocaine abstinence. *Journal of Consulting and Clinical Psychology, 66,* 761–767.

Kleber, H. D. (2005). Future advances in addiction treatment. *Clinical Neuroscience Research, 5,* 201–205.

Knopik, V. S., Heath, A. C., Madden, P. A. F., Bucholz, K. K., Slutske, W. S., Nelson, E. C., et al. (2004). Genetic effects on alcohol dependence risk: Re-evaluating the importance of psychiatric and other heritable risk factors. *Psychological Medicine, 34,* 1519–1530.

Koob, G. F. (2000). Stress, corticotropin-releasing factor and drug addiction. *Annals of the New York Academy of Science, 897,* 27–45.

Kooij, J. J. S., Burger, H., Boonstra, A. M., Van der Linden, P. D., Kalma, L. E., & Buitelaar, J. K. (2004). Efficacy and safety of methylphenidate in 45 adults with attention-deficit/hyperactivity disorder (ADHD). A randomised placebo-controlled double-blind cross-over trial. *Psychological Medicine, 34,* 973–982.

Kosten, T. R. (2005). Advances in pharmacotherapy of stimulant dependence: From alcohol antagonist to Xenova vaccines. *Clinical Neuroscience Research, 5,* 169–173.

Kosten, T. R., & O'Connor, P. G. (2003). Management of drug and alcohol withdrawal. *New England Journal of Medicine, 348,* 1786–1795.

Kownacki, R. J., & Shadish, W. R. (1999). Does Alcoholics Anonymous work? The results from a meta-analysis of controlled experiments. *Substance Use and Misuse, 34,* 1897–1916.

Kranzler, H. R., & Van Kirk, J. (2001). Efficacy of naltrexone and acamprosate for alcoholism treatment: A meta-analysis. *Alcohol Clinical and Experimental Research, 25,* 1335–1341.

Kranzler, H. R., Wesson, D. R., & Billot, L. (Drug Abuse Sciences Naltrexone Depot Study Group). (2004). Naltrexone depot for treatment of alcohol dependence: A multicenter, randomized, placebo-controlled clinical trial. *Alcohol Clinical and Experimental Research, 28,* 1051–1059.

Krystal, J. H., Cramer, J. A., Krol, W. F., Kirk, G. F., & Rosenheck, R.A. (2001). Naltrexone in the treatment of alcohol dependence. *New England Journal of Medicine, 345,* 1734–1739.

Kushner, M. G., Abrams, K., & Brochardt, C. (2000). The relationship between anxiety disorders and alcohol use disorders: A review of major perspectives and findings. *Clinical Psychology Review, 20,* 149–171.

Laberg, J. C., & Ellertsen, B. (1987). Psychophysiological indicators of craving in alcoholics: Effects of cue exposure. *British Journal of Addiction, 82,* 1341–1348.

Lambert, M. (Ed.). (2004). *Bergin and Garfield's handbook of psychotherapy and behavior change* (5th ed.). New York: Wiley.

Langeland, W., Draijer, N., & Van den Brink, W. (2004). Psychiatric comorbidity in treatment-seeking alcoholics: The role of childhood trauma and perceived parental dysfunction. *Alcoholism: Clinical and Experimental Research, 28,* 441–447.

Larimer, M. E., Palmer, R. S., & Marlatt, G. A. (1999). Relapse prevention: An overview of Marlatt's cognitive-behavioral model. *Alcohol Health Research World, 23,* 151–160.

Laudet, A. (2003). Attitudes and beliefs about 12-step groups among addiction treatment clients and clinicians: Toward identifying obstacles to participation. *Substance Use and Misuse, 14,* 2017–2047.

Laudet, A., & White, W. (2005). An exploratory investigation of the association between clinicians' attitudes toward twelve-step groups and referral rates. *Alcoholism Treatment Quarterly, 23,* 31–45.

Lejuez, B. C. W., Daughters, S. B., Rosenthal, M. Z., & Lynch, T. R. (2005). Impulsivity as a common process across borderline personality and substance use disorders. *Clinical Psychology Review, 25,* 790–812.

Leshner, A. I. (1998). Drug addiction research: Moving toward the 21st century. *Drug and Alcohol Dependence, 51,* 5–7.

Levin, F. R., & Hennessy, G. (2004). Bipolar disorder and substance abuse. *Biological Psychiatry, 56,* 738–748.

Lewinsohn, P. M. (1975). The behavioral study and treatment of depression. In M. Hersen, R. M. Eisler, & P. M. Miller (Eds.), *Progress in behavior modification* (Vol. 1, pp. 19–65). New York: Academic.

Lewinsohn, P. M., Rohde, P., Seeley, J. R., Klein, D. N., & Goblib, I. H. (2000). Natural course of adolescent major depressive disorder in a community sample: Predictors of recurrence in young adults. *American Journal of Psychiatry, 157,* 1584–1591.

Lewis, M. W., & Petry, N. M. (2005). Contingency management treatments that reinforce completion of goal-related activities: Participation in family activities and its association with outcomes. *Drug and Alcohol Dependence, 79,* 267–271.

Liberman, R.P. (1988). Social skills training. In R.P.Liberman (Ed.), *Psychiatric rehabilitation of chronic mental patients.* Washington: American Psychiatric Press.

Linehan, M. M. (1993). *Cognitive-behavioral treatment for borderline personality disorder: The dialectics of effective treatment.* New York: Guilford.

Linehan, M. M., Amstrong, H. E., Suarez, A., Allmon, D. J., & Heard, H. L. (1991). Cognitive-behavioral treatment of chronically suicidal borderline patients. *Archives of General Psychiatry, 48,* 1060–1064.

Linehan, M. M., Schmidt, H., Dimeff, L. A., Craft, J. C., Kanter, J., & Comtois, K. A. (1999). Dialectical behavior therapy for patients with borderline personality disorder and drug-dependence. *American Journal on Addictions, 8,* 279–292.

Liskow, B. I., & Goodwin, D. W. (1987). Pharmacologic treatment of alcohol intoxication, withdrawal, and dependence: A critical review. *Journal of Studies on Alcohol, 48,* 356–370.

Litman, G. K., Stapleton, J., Oppenheim, A. N., O'Brien, C. P., Childress, A. R., & McLellan, T. (1990). Integrating systematic cue exposure with standard treatment in recovering drug dependent patients. *Addictive Behaviors, 15,* 355–365.

Litt, M. D., Babor, T. F., Del Boca, F. K., Kadden, R. M., & Cooney, N. L. (1992). Types of alcoholics, II: Application of an empirically derived typology to treatment matching. *Archives of General Psychiatry, 49,* 609–614.

Litt, M. D., Kadden, R. M., Cooney, N. L., & Kabela, E. (2003). Coping skills and treatment outcomes in cognitive-behavioral and interactional group therapy for alcoholism. *Journal of Consulting and Clinical Psychology, 71,* 118–128.

Litt, M. D., Kadden, R. M., Stephens, R. S., & the Marijuana Treatment Project Research Group (2005). Coping and self-efficacy in marijuana treatment: Results from the Marijuana Treatment Project. *Journal of Consulting and Clinical Psychology, 73,* 1015–1025.

Liu, I. C., Blacker, D. L., Xu, R., Fitzmaurice, G., Lyons, M. J., & Tsuang, M. T. (2004). Genetic and environmental contributions to the development of alcohol dependence in male twins. *Archives of General Psychiatry, 61,* 897–903.

Longabaugh, R., Wirtz, P. W., Beattie, M. C., Noel, N., & Stout, R. L. (1995). Matching treatment focus to patient social investment and support: 18 month follow-up results. *Journal of Consulting and Clinical Psychology, 63,* 296–307.

Longabaugh, R., Wirtz, P. W., Zweben, A., & Stout, R. (1998). Network support for drinking, Alcoholics Anonymous and long-term matching effects. *Addiction, 93,* 1313–1333.

Longshore, D., Annon, J., Anglin, M. D., & Rawson, R. A. (2005). Levo-alpha-acetylmethadol (LAAM) versus methadone: Treatment retention and opiate use. *Addiction, 100,* 1131–1139.

Loranger, A. W. (1999). *International Personality Disorder Eximination Manual: DSM-IV Module*. Washington, DC: American Psychiatric Press.

Lussier, J. P., Heil, S. H., Mongeon, J. A., Badger, G. J., & Higgins, S. T. (2006). A meta-analysis of voucher-based reinforcement therapy for substance use disorders. *Addiction, 101*, 192–203.

Luty, J. (2004). Treatment preferences of opiate-dependent patients. *Psychiatric Bulletin, 28*, 47–50.

Macleod, J., Oakes, R., Copello, A., Crome, I., Egger, M., & Hickman, M. (2004). Psychological and social sequelae of cannabis and other illicit drug use by young people: A systematic review of longitudinal, general population studies. *Lancet, 363*, 1579–1588.

MacPhillamy, D. J., & Lewinsohn, P. M. (1982). The Pleasant Events Schedule. *Journal of Consulting and Clinical Psychology, 50*, 363–380.

Magura, S., Laudet, A. B., Mahmood, D., Rosenblum, A., & Knight, E. (2002). Adherence to medication regimens and participation in dual focus self-help. *Psychiatric Sevices, 53*, 310–316.

Maisto, S. A., Carey, M. P., Carey, K. B., Gleason J. G., & Gordon, C. M. (2000). Use of the AUDIT and the DAST-10 to identify alcohol and drug use disorders among adults with a severe and persistent mental illness. *Psychological Assessment, 12*, 186–192.

Maisto, S. A., Conigliaro, J., McNeil, M., Kraemer, K., Conigliaro, R. L.., & Kelley, M. E. (2001). Effects of two types of brief intervention and readiness to change on alcohol use in hazardous drinkers. *Journal of Studies on Alcohol, 62*, 605–614.

Maisto, S.A., Zywiak, W. H., & Connors, G. J. (in press). Course of functioning 1 year following admission for treatment of alcohol use disorders. *Addictive Behaviors*.

Margolese, H. C., Malchy, L., Negrete, J. C., Tempier, R., & Gill, K. (2004). Drug and alcohol use among patients with schizophrenia and related psychoses: Levels and consequences. *Schizophrenia Research, 67*, 157–166.

Mann, K. (2004). Pharmacotherapy of alcohol dependence: A review of clinical data. *CNS Drugs, 18*, 485–504.

Mann, K., Lehert, P., & Morgan, M. Y. (2004). The efficacy of acamprosate in maintaining abstinence in alcohol dependent individuals: Results of a meta-analysis. *Journal of Studies Alcohol, 65*, 136–139.

Marissen, M. A. E., Franken, I. H. A., Blanken, P., Van den Brink, W., & Hendriks, V. M. (2005). Cue eposure therapy for opiate dependent clients. *Journal of Substance Use, 10*, 97–105.

Marlatt, G. A. (1996a). Harm reduction: Come as you are. *Addictive Behaviors, 21*, 779–788.

Marlatt, G. A. (1996b). Taxonomy of high-risk situations for alcohol relapse: Evolution and development of a cognitive-behavioral model. *Addiction, 91*(Suppl.), S37–S49.

Marlatt, G. A., & Gordon, J. R. (1980). Determinants of relapse: Implications for the maintenance of behavior change. In P. Davidson (Ed.), *Behavioral medicine: Changing health lifestyles*. New York: Brunner/Mazel.

Marlatt, G. A., & Gordon, J. R. (Eds). (1985). *Relapse prevention: Maintenance strategies in the treatment of addictive behaviors*. New York: Guilford.

Marlatt, G. A., Larimer, M. E., Baer, J. S., & Quigley, L. A. (1993). Harm reduction for alcohol problems: Moving beyond the controlled drinking controversy. *Behavior Therapy, 24*, 461–504.

Marlatt, G. A., & Roberts, L. J. (1998). Introduction: Special Issue. *In-session-Psychotherapy in Practice, 4*, 1–8.

Marlowe, D. B., Kirby, K. C., Festinger, D. S., Husband, S. D., & Platt, J .J. (1997). Impact of comorbid personality disorders and personality disorder symptoms on outcomes of behavioral treatment for cocaine dependence. *Journal of Nervous and Mental Disease, 185*, 483–490.

Marsch, L. A., Bickel, W. K., Badger, G. J., & Jacobs, E. A. (2005). Buprenorphine treatment for opioid dependence: The relative efficacy of daily, twice and thrice weekly dosing. *Drug and Alcohol Dependence, 77*, 195–204.

Marsh, A., Smith, L., Saunders, B., & Piek, J. (2002). The Impaired Control Scale: Confirmation of factor structure and psychometric properties for social drinkers and drinkers in alcohol treatment. *Addiction, 97*, 1339–1346.

Martin, D. J., Graske, P. J., & Davis, M. K. (2000). Relation of the therapeutic alliance with outcome and other variables: A meta-analytic review. *Journal of Consulting and Clinical Psychology, 68*, 438–450.

Martino, S., Carroll, K. M., Kostas, D., Perkins, J., & Rounsaville, B. J. (2002). Dual diagnosis motivational interviewing: A modification of motivational interviewing for substance abusing patients with psychotic disorders. *Journal of Substance Abuse and Treatment, 23*, 297–308.

Martino, S., Carroll, K. M., O'Malley, S. S., & Rounsaville, B. J. (2000). Motivational interviewing with psychiatrically ill substance abusing patients. *American Journal on Addiction, 9* , 88–91.

Mason, B. J., Salvato, F. R., Williams, L. D., Ritvo, E. C., & Cutler, R. B. (1999). A double-blind, placebo-controlled study of oral nalmefene for alcohol dependence. *Archives of General Psychiatry, 56*, 719–724.

Mattick, R. P., Kimber, J., Breen, C., & Davoli, M. (2002). Buprenorphine maintenance versus placebo or methadone maintenance for opioid dependence. *Cochrane Database Systematic Reviews, 4*, CD002207.

Maude-Griffin, P. M., Hohenstein, J. M., Humfleet, G. L., Reilly, P. M., Tusel, D. J., & Hall, S. M. (1998). Superior efficacy of cognitive-behavioral therapy for crack cocaine abusers: Main and matching effects. *Journal of Consulting and Clinical Psychology, 66*, 832–837.

Mayfield, D., McLeod, G., & Hall, P. (1974). The CAGE questionnaire: Validation of a new alcoholism screening instrument. *American Journal of Psychiatry, 13*, 1121–1123.

McClanahan, S. F., McClelland, G. M., Abram, K. M., & Teplin, A. (1999). Pathways into prostitution among female jail detainees and their implications for mental health service. *Psychiatric Services, 50*, 1606–1613.

McCrady, B. S. (1994). Alcoholics Anonymous and behavior therapy: Can habit be treated as diseases? Can diseases be treated as habits? *Journal of Consulting and Clinical Psychology, 62*, 1159–1166.

McCrady, B. S., Epstein, E. E., & Kahler, C. W. (2004). Alcoholics Anonymous and relapse prevention maintenance strategies after conjoint behavioral alcohol treatment for men: 18-month outcomes. *Journal of Consulting and Clinical Psychology, 72*, 870–878.

McCrady, B. S., Noel, N. E., & Abrams, D. B. (1986). Comparative effectiveness of three types of spouse involvement in outpatient behavioral alcoholism treatment. *Journal of Studies on Alcohol, 47*, 459–467.

McCrady, B. S., & Smith, D. E. (1986). Implications of cognitive impairment for the treatment of alcoholism. *Alcoholism: Clinical & Experimental Research, 10*, 145–149.

McCrady, B. S., Stout, R., Noel, N., Abrams, D., & Nelson, H. F. (1991). Effectiveness of 3 types of spouse-involved behavioral alcoholism-treatment. *British Journal of Addiction, 86*, 1415–1424.

McCusker, C. G., & Brown, K. (1990). Alcohol-predictive cues enhance tolerance to and precipitate "craving" for alcohol in social drinkers. *Journal of Studies on Alcohol, 51*, 494–499.

McDowell, D., Nunes, E. V., Seracini, A. M., Rothenberg, J., Vosburg, S. K., Ma, G. J., & Petkov, E. (2005). Desipramine treatment of cocaine-dependent patients with depression: A placebo-controlled trial. *Drug and Alcohol Dependence, 80,* 209–221.

McGovern, M. P., Fox, T. S., Xie, H., & Drake, R. E. (2004). A survey of clinical practices and readiness to adopt evidence-based practices: Dissemination research in an addiction treatment system. *Journal of Substance Abuse Treatment, 26,* 305–312.

McGue, M. (1999). Behavioral genetic models of alcoholism and drinking. In K. E. Leonard & H. T. Blane (Eds.), *Psychological theories of drinking and alcoholism* (pp. 372–421). New York: The Guilford Press.

McIntire, D. (2000). How well does A.A. work? An analysis of published A.A. surveys 1968–1996 and related analyses/comments. *Alcoholism Treatment Quarterly, 18,* 1–18.

McKay, J. R. (2005a). Is there a case for extended interventions for alcohol and drug use disorders? *Addictions, 100,* 1594–1610.

McKay, J. R. (2005b). Co-occurring substance dependence and depression: Practical implications and next questions. *Addiction, 100,* 1755–1762.

McKay, J. R., Alterman, A. I., Cacciola, J. S., Mulvaney, F. D., & O'Brien, C. P. (2000). Prognostic significance of antisocial personality in cocaine-dependent patients entering continuing care. *Journal of Nervous and Mental Disease, 188,* 287–296.

McKay, J. R., Alterman, A. I., Cacciola, J. S., Rutherford, M. J., O'Brien, C. P., & Koppenhaver, J. (1997). Group counseling versus individualized relapse prevention aftercare following intensive outpatient treatment for cocaine dependence: Initial results. *Journal of Consulting and Clinical Psychology, 65,* 778–788.

McKay, J. R., Lynch, K. G., Shepard, D. S., Morgenstern, J., Forman, R. F., & Pettinati, H. M. (2005). Do patient characteristics and initial progress in treatment moderate the effectiveness of telephone-based continuing care for substance use disorders? *Addiction, 100,* 216–226.

McKay, J. R., Lynch, K. G., Shepard, D. S., & Pettinati, H. M. (2005). The effectiveness of telephone-based continuing care for alcohol and cocaine dependence. *Archives of General Psychiatry, 62,* 199–207.

McKay, J.R., Maisto, S.A., & O'Farrell, T.J. (1993). End-of-treatment self-efficacy, aftercare, and drinking outcomes of alcoholic men. *Alcoholism:Clinical and Experimental Research, 17,* 1078–1083.

McKay, J. R., Pettinati, H. M., Morrison, R., Feeley, M., Mulvaney, F. D., & Gallop, R. (2002). Relation of depression diagnoses to 2-year outcomes in cocaine dependent patients in a randomized continuing care study. *Psychology of Additive Behaviors, 16,* 225-235.

McKay, J. R., & Weiss, R. V. (2001). A review of temporal effects and outcome predictors in substance abuse treatment studies with long-term follow-ups: Preliminary results and methodological issues. *Evaluation Review, 25,* 113-161.

McKellar, J., Stewart, E., & Humphreys, K. (2003). Alcoholics Anonymous involvement and positive alcohol-related outcomes: Cause, consequence, or just a correlate? *Journal of Consulting and Clinical Psychology, 71,* 302-308.

McLellan, A. T., Carise, D., & Kleber, H. D. (2003). The national addiction treatment infrastructure: Can it support the public's demand for quality care? *Journal of Substance Abuse Treatment, 25,* 117-121.

McLellan, A. T., Kushner, H., Metzger, D., Peters, R., Smith, I., Grissom, G., et al. (1992). The fifth edition of the Addiction Severity Index. *Journal of Substance Abuse Treatment, 9,* 199-213.

McNamara, C., Schumacher, J. E., Milby, J. B., Wallace, D., & Usdan, S. (2001). Prevalence of nonpsychotic mental disorders does not affect treatment outcome in a homeless cocaine-dependent sample. *American Journal of Drug and Alcohol Abuse, 27,* 91-106.

Meichenbaum, D. (1977). *Cognitive-behavior modification: An integrative approach.* New York: Plenum.

Meier, P. S., Barrowclough, C., & Donmall, M. C. (2005). The role of the therapeutic alliance in the treatment of substance misuse: A critical review of the literature. *Addiction, 100,* 304-316.

Meier, P. S., Donmall, M. C., Barrowclough, C., McElduff, P., & Heller, R. F. (2005). Predicting the early therapeutic alliance in the treatment of drug misuse. *Addiction, 100,* 500-511.

Merikangas, K. R., Metha, R. L., Molnar, B. E., Walters, E. E., Swendsen, J. D., Aguilar-Gaxiola, S., et al. (1998). Comorbidity of substance use disorders with mood and anxiety disorders: Results of the international consortium in psychiatric epidemiology. *Addictive Behaviors, 23,* 893-907.

Merikangas, K.R., Stolar, M., Stevens, D. E., Goulet, J., Preisig, M.A., Fenton, B., Zhang, H., O'Malley, S.S., & Rounsaville, B.J. (1998). Familial transmission of substance use disorders. *Archives of General Psychiatry, 55,* 973-979.

Merline, A. C., O'Malley, P. M., Schulenberg, J. E., Bachman, J. G., & Johnston, L. D. (2004). Substance use among adults 35 years of age: Prevalence, adulthood predictors, and impact of adolescent substance use. *American Journal of Public Health, 94,* 96–102.

Mertens, J. R., Lu, Y. W., Parthasarathy, S., Moore, C., & Weisner, C. M. (2003). Medical and psychiatric conditions of alcohol and drug treatment patients in an HMO: Comparison with matched controls. *Archives of Internal Medicine, 163,* 2511–2517.

Metzger, D. S., Woody, C. E., McLellan, A. R., O'Brien, C. P., Druley, P., Navaline, et al. (1993). Human immunodeficiency virus seroconversion among intravenous drug users in- and out-of-treatment: An 18 month prospective follow-up. *Journal of Acquired Immune Deficiency Syndrome, 6,* 1049–1056.

Meyer, R. E. (2001). Finding paradigms for the future of alcholism research: An interdisciplinary perspective. *Alcoholism: Clinical and Experimental Research, 25,* 1393–1406.

Meyers, J. R., Miller, W. R., Smith, J. E., & Tonigan, J. S. (2002). A randomized trail of two methods for engaging treatment refusing drug users through concerned significant others. *Journal of Consulting and Clinical Psychology, 70,* 1182–1185.

Meyers, R. J., and Smith, J. E. (1995). *Clinical guide to alcohol treatment: The community reinforcement approach.* New York: Guilford.

Milby, J. B., Schumacher, E., McNamara, C., Wallace, D., Usdan, S., McGill, T., et al. (2000). Initiating abstinence in cocaine abusing dually diagnosed homeless persons. *Drug and Alcohol Dependence, 60,* 55–67.

Miller, N. S., & Hoffman, N. G. (1995). Addictions treatment outcomes. *Alcoholism Treatment Quarterly, 12,* 41–55.

Miller, W. R. (1983). Motivational interviewing with problem drinkers. *Behavioural Psychotherapy, 11,* 441–448.

Miller, W. R. (1987). Motivation and treatment goals. *Drugs and Society, 1,* 133–151.

Miller, W. R. (1996). Motivational interviewing: Research, practice and puzzles. *Addictive Behaviors, 21,* 835–842.

Miller, W. R., Andrews, N. R., Wilbourne, P., & Bennett, M. E. (1998). A wealth of alternatives. In W. R. Miller & N. Heather (Eds.), *Treating addictive behaviors* (2nd ed., pp. 203–216) New York: Springer.

Miller, W. R., Benefield, G., & Tonigan, J. S. (1993). Enhancing motivation for change in problem drinking: A controlled comparison of two therapist styles. *Journal of Consulting and Clinical Psychology, 61,* 455–461.

Miller, W. R., Leckman, A. L., Delaney, H. D., & Tinkcom, M. (1992). Long-term follow-up of behavioral self-control training. *Journal of Studies on Alcohol, 53*, 249–261.

Miller, W. R., Meyers, R. J., & Tonigan, J. S. (1999). Engaging the unmotivated in treatment for alcohol problems: A comparison of three strategies for intervention through family members. *Journal of Consulting and Clinical Psychology, 67*, 688–697.

Miller, W. R., Meyers, R. J., Tonigan, J. S., & Hester, R. K. (1992). *Effectiveness of the community reinforcement approach. Final progress report to the National Institute on Alcohol Abuse and Alcoholism.* Albuquerque: University of New Mexico Center on Alcoholism, Substance Abuse, and Addictions.

Miller, W. R., & Rollnick, S. (1991). *Motivational interviewing: Preparing people to change addictive behavior.* New York: Guilford.

Miller, W. R., & Rollnick, S. (2002). *Motivational interviewing: Preparing people for change* (2nd ed.). New York: Guilford.

Miller, W. R., & Tonigan, J. S. (1996). Assessing drinkers' motivation for change: The stages of change readiness and treatment eagerness scale (SOCRATES). *Psychology of Addictive Behaviors, 10*, 81–89.

Miller, W. R., Westerberg, V. S., Harris, R. J., & Tonigan, J. S. (1996). What predicts relapse? Prospective testing of antecedent models. *Addiction, 91* (Suppl.), 155–172.

Miller, W. R., Yahne, C. E., Moyers, T. B., Martinez, J., & Pirritano, M. (2004). A randomized trial of methods to help clinicians learn motivational interviewing. *Journal of Consulting and Clinical Psychology, 72*, 1050–1062.

Miller, W. R., Yahne, C. E., & Tonigan, J. S. (2003). Motivational interviewing in drug abuse services: A randomized trial. *Journal of Consulting and Clinical Psychology, 71*, 754–763.

Moak, D. H., & Anton, R. F. (1999). Alcohol. In B. S. McCrady & E. E. Epstein (Eds.), *Addictions: A comprehensive handbook* (pp. 75–94). New York: Oxford University Press.

Molina, B. S. G., Bukstein, O. G., & Lynch, K. G. (2002). Attention-deficit/hyperactivity disorder and conduct disorder symptomatology in adolescents with alcohol use disorder. *Psychology of Addictive Behaviors, 16*, 161–164.

Montgomery, H.A., Miller, W. R., & Tonigan, J. S. (1995). Does Alcoholics Anonymous involvement predict treatment outcome? *Journal of Substance Abuse Treatment, 12*, 241–246.

Monti, P. M., Abrams, D. B., Binkoff, J. A., Zwick, W. R., Liepman, M. R., Nirenberg, T. D., et al. (1990). Communication skills training, communication skills training with family and cognitive-behavioral mood management training for alcoholics. *Journal of Studies on Alcohol, 51*, 263–270.

Monti, P. M., Abrams, D. B., Kadden, R. M., & Cooney, N. L. (1989). *Treating alcohol dependence: A coping skills training guide in the treatment of alcoholism.* New York: Guilford.

Monti, P., & Rohsenow, D. J. (1999). Coping skills training and cue exposure therapy in the treatment of alcoholism. *Alcohol Research and Health, 23*, 107–115.

Monti, P. M., Rohsenow, D. J., Michalec, E., Martin, R. A., & Abrams, D. B. (1997). Brief coping skills treatment for cocaine abuse: substance use outcomes at 3 months. *Addiction, 92*, 1717–1728.

Monti, P. M., Rohsenow, D. J., Rubonis, A. V., Niaura, R. S., Sirota, A. D., & Colby, S. M. (1993). Alcohol cue reactivity: Effects of detoxification and extended exposure. *Journal of Studies on Alcohol, 54*, 235–245.

Monti, P. M., Rohsenow, D. J., Swift, R. M., Gulliver, S. B., Colby, S. M., Mueller, T. I., et al. (2001). Naltrexone and cue exposure with coping and communication skills training for alcoholics: Treatment process and 1-year outcomes. *Alcoholism: Clinical and Experimental Research, 25*, 1634–1647.

Moos, R. H., Finney, J. W., Ouimette, P. C., & Suchinsky, R. T. A. (1999). A comparative evaluation of substance abuse treatment: 1. Treatment orientation, amount of care, and 1 year outcomes. *Alcoholism: Clinical and Experimantal Research, 25*, 529–536.

Moos, R. H., & Moos, B. S. (2004). The interplay between help-seeking and alcohol-related outcomes: Divergent processes for professional treatment and self-help groups. *Drug and Alcohol Dependence, 75*, 155–164.

Morgenstern, J., Labouvie, E., McCrady, B. S., Kahler, C. W., & Frey, R. M. (1997). Affiliation with Alcoholic Anonymous after treatment: A study on its therapeutic effects and mechanisms of action. *Journal of Consulting and Clinical Psychology, 65*, 768–777.

Morgenstern, J., & Longabauch, R. (2000). Cognitive-behavioral treatment for alcohol dependence: A review of evidence for its hypothesized mechanisms of action. *Addiction, 95*, 1475–1490.

Moser, A., & Annis, H. (1995). The role in coping in relapse crisis outcome: A prospective study of treated alcoholics. *Addiction, 91*, 1101–1114.

Moyers, T. B., & Waldorf, V. A. (2004). Motivational interviewing: Destination, direction, and means. In F. Rotgers, J. Morgenstern, & S.T. Walters (Eds.), *Treating substance abuse: Theory and technique* (pp. 298–313). New York: Guilford.

Mugford, S. K. (1994). Recreational cocaine use in three Australian cities. *Addiction Research, 2*, 95–108.

Najavits, L. J. (2002a). Clinicians' views on treating posttraumatic stress disorder and substance use disorder. *Journal of Substance Abuse Treatment, 22*, 79–85.

Najavits, L. J. (2002b). *Seeking safety: Cognitive-behavioral therapy for PTSD and substance abuse.* New York: Guilford.

Najavits, L. J., Weiss, R., & Liese, B. (1996). Group cognitive-behavioral therapy for women with PTSD and substance use disorder. *Journal of Substance Abuse Treatment, 13*, 13–22.

National Survey on Drug Use and Health (2001). Retrieved October 20, 2005, from http://oas.samhsa.gov/nhsda2k2.htm#2k1NHSDA.

Newcomb, M. D., Scheier, L. M., & Bentler, P. M. (1993). Effects of adolescent drug use on adult mental health: A prospective study of a community sample. *Experimental and Clinical Psychology, 1*, 215–241.

Niaura, R. S., Rohsenow, D. J., Binkoff, J. A., Pedraza, M., & Abrams, D. B. (1988). Relevance of cue reactivity to understanding alcohol and smoking relapse. *Journal of Abnormal Psychology, 97*, 133–152.

Nigam, R., Schottenfeld, R., & Kosten, T. R. (1992). Treatment of dual diagnosis patients: A relapse prevention group approach. *Journal of Substance Abuse Treatment, 9*, 305–309.

Nisbith, P., Mueser, K. T., Srcic, C. S., & Beck, A.T. (1997). Differential response to cognitive therapy in parolees with primary and secondary substance use disorders. *Journal of Nervous Disease, 185*, 763–766.

Noel, N. E., & McCrady, B. S. (1993). Alcohol-focused spouse involvment with behavioral marital therapy. In T. J. O'Farrell (Ed), *Treating alcohol problems: Marital and family inverventions* (pp. 229–235). New York: Guilford.

Noonan, W., & Moyers, T. (1997). Motivational interviewing. *Journal of Substance Misuse, 2*, 8–16.

Noone, M. N., Dua, J., & Markham, R. (1999). Stress, cognitive factors, and coping resources as predictors of relapse in alcoholics. *Addictive Behaviors, 24*, 687–693.

Nowinsky, J. (1999). Self-help groups for addictions. In B. S. McCrady & E. E. Epstein (Eds.), *Addictions: A comprehensive guidebook* (pp. 328–346). New York: Oxford University Press.

Nowinsky, J. (2004). Facilitating 12-steps recovery from substance abuse and addiction. In F. Rotgers, J. Morgenstern, & S. T. Walters (Eds.), *Treating substance abuse: Theory and technique* (pp. 31–66). New York: Guilford.

Nowinsky, J., Baker, S., & Carroll, K. (1992). *Twelve-step facilitation therapy manual* (DHHS Publication No. ADM 92-1893). Rockville, MD: National Institute on Alcohol Abuse and Alcoholism.

Nunes, E., Quitkin, F., Brady, R., & Post-Koenig, T. (1994). Antidepressant treatment in methadone maintenance patients. *Journal of Addictive Diseases, 13*, 13–24.

Nunes, E. V., & Levin, F. R. 2004). Treatment of depression in patients with alcohol or other drug dependence: A meta-analysis. *Journal of the American Medical Association, 29*, 1887–1896.

Nurnberger, J. I., Wiegand, R., Bucholz, K., O'Connor, S., Meyer, E.T., Reich, T.,et al. (2004). Family study of alcohol dependence: Co-aggregation of multiple disorders in relatives of alcohol-dependent probands. *Archives of General Psychiatry, 61*, 1246–1256.

O'Brien, C., Childress, A. R., McLellan, A. T., & Ehrman, R. (1990). Integrating systematic cue exposure with standard treatment in recovering drug dependent patients. *Addictive Behavior, 15*, 355–365.

O'Brien, C. P. (1996). Recent developments in the pharmacotherapy of substance abuse. *Journal of Consulting and Clinical Psychology, 64*, 677–686.

O'Farrell, T. J. (1993). A behavioral marital therapy couples program for alcoholics and their spouses. In T. J. O'Farrell (Ed.), *Treating alcohol problems: Marital and family interventions* (pp. 170–209). New York: Guilford.

O'Farrell, T. J., & Birchler, G. R. (1987). Marital relationships of alcoholic, conflicted, and nonconflicted couples. *Journal of Marital and Family Therapy, 13*, 259–285.

O'Farrell, T. J., Choquette, K. A., Cutter, H. S. G., Brown, E. D., & McCourt, W. F. (1993). Behavioral marital therapy with and without additional couples relapse prevention sessions for alcoholics and their wives. *Journal of Studies on Alcohol, 54*, 652–666.

O'Farrell, T. J., Cutter, H. S. G., Choquette, K. A., Floyd, F. J., & Bayog, R. D. (1992). Behavioral marital therapy for male alcoholics: Marital and drinking adjustment during the two years after treatment. *Behavior Therapy, 23*, 529–549.

O'Farrell, T. J., Cutter, H. S. G., & Floyd, F. J. (1985). Evaluating behavioral marital therapy for male alcoholics: Effects on marital adjustment and communication from before to after therapy. *Behavior Therapy, 16*, 147–167.

O'Farrell, T. J., Fals-Stewart, W., Murphy, M., & Murphy, C. M. (2003). Partner violence before and after individually-based alcoholism treatment for male alcoholic patients. *Journal of Consulting and Clinical Psychology, 71*, 92–102.

O'Farrell, T. J., Kleinke, C., & Cutter, H. S. G. (1998). Sexual adjustment of male alcoholics: Changes from before to after receiving alcoholism counseling with and without marital therapy. *Addictive Behaviors, 23*, 419–425.

O'Farrell, T. J., & Murphy, C. M. (1995). Marital violence before and after alcoholism treatment. *Journal of Consulting and Clinical Psychology, 63*, 256–262.

O'Farrell, T. J., Murphy, C. M., Hoover, S., Fals-Stewart, W., & Murphy, M. (2004). Domestic violence before and after couples-based alcoholism treatment: The role of treatment involvement and abstinence. *Journal of Consulting and Clinical Psychology, 72*, 202–217.

Öjehagen, A., Berglund, M., & Hansson, L. (1997). The relationship between helping alliance in outpatient treatment of alcoholics: A comparative study of psychiatric treatment and multimodal behavioural therapy. *Alcohol and Alcoholism, 32*, 241–249.

O'Malley, S. S., Jaffe, A. J., Chang, G., Rode, S., Schottenfeld, R. S., Meyer, R. E., et al. (1996). Six month follow-up of naltrexone and coping skills therapy for alcohol dependence. *Archives of General Psychiatry, 53*, 217–224.

O'Malley, S. S., Jaffe, A., Chang, G., Witte, G., Schottenfeld, R. S., & Rounsaville, B. (1992) Naltrexone and coping skills therapy for alcohol dependence: A controlled study. *Archives of General Psychiatry, 49*, 881–887.

O'Malley, S. S., Jaffe, A. J., Rode, S., & Rounsaville, B. J. (1996). Experience of a "slip" among alcoholics treated with naltrexone or placebo. *American Journal of Psychiatry, 153*, 281–283.

Otto, M. W., & Pollack, M. H. (2004). Internal cue exposure and the treatment of substance use disorders. *Journal of Anxiety Disorders, 18*, 69–87.

Ouimette, P. C., Brown, P. J., & Najavits, L. M. (1998). Course and treatment of patients with both substance use and posttraumatic stress disorders. *Addictive Behaviors, 23*, 785–795.

Ouimette, P. C., Finney, J. W., & Moos, R. H. (1997). Twelve-step and cognitive-behavioral treatment for substance abuse: A comparison of treatment effectiveness. *Journal of Consulting and Clinical Psychology, 65*, 230–240.

Ouimette, P. C., Gima, K., Moos, R. H., & Finney, J. W. (1999). A comparative evaluation of substance abuse treatment IV: The effect of comorbid psychiatric diagnoses on amount of treatment, continuing care and-year outcomes. *Alcoholism: Clinical and Experimental Research, 23*, 552–557.

Ouimette, P. C., Moos, H., & Finney, J. W. (1998). Influence of outpatient treatment and 12-step group involvement on one-year substance abuse treatment outcomes. *Journal of Studies on Alcohol, 59*, 513–522.

Pendery, M. L., Maltzman, I. M., & West, L. J. (1982). Controlled drinking by alcoholics? New findings and a reevaluation of a major affirmative study. *Science, 217*, 169–175.

Penn, P. E., & Brooks, A. J. (2000). Five years, twelve-steps, and REBT in the treatment of dual diagnosis. *Journal of Rational Emotive and Cognitive Behavior Therapy, 18*, 197–208.

De los Cobos, J.P., Trujols, J., Ribalta, E., & Casas, M. (1997). Cocaine use imediately prior to entry in an inpatient heroin detoxification unit as a predictor of discharges against medical advice. *American Journal of Drug and Alcohol Abuse, 23*, 43–59.

Petrakis, I., Carroll, K. M., Nich, C., Gordon, L. T., McCance-Katz, E. F., Frankforter, T. L., et al. (2000). Disulfiram treatment for cocaine dependence in methadone-maintained opioid addicts. *Addiction, 95*, 219–228.

Petry, N. M. (2000). A comprehensive guide to the application of contingency management procedures in clinical settings. *Drug and Alcohol Dependence, 58*, 9–25.

Petry N. M., & Martin, B. (2002). Low-cost contingency management for treating cocaine- and opioid abusing methadone patients. *Journal of Consulting and Clinical Psychology, 70*, 398–405.

Petry, N. M., Martin, B., Cooney, J. L., & Kranzler, H. R. (2000). Give them prizes and they will come: Contingency management treatment of alcohol dependence. *Journal of Consulting and Clinical Psychology, 68*, 250–257.

Petry, N. M., Martin, B., & Simcic, F. (2005). Prize reinforcement contingency management for cocaine dependence. *Journal of Consulting and Clinical Psychology, 73*, 354–359.

Petry, N. M., Tedford, J., Austin, M., Nich, C., Carroll. K. M., & Rounsaville, B. J. (2004). Prize reinforcement contingency management for treating cocaine users: How low can we go, and with whom? *Addiction, 99*, 349–360.

Petry, N. M., Tedford, J., & Martin, B. (2001). Reinforcing compliance with non-drug-related activities. *Journal of Substance Abuse Treatment, 20*, 33–44.

Pettinati, H. M., Pierce, J. D., Wolf, A. L., Rukstalis, M. R., & O'Brien, C. P. (1997). Gender differences in comorbidly depressed alcohol-dependent outpatients. *Alcoholism: Clinical and Experimental Research, 21,* 1742–1746.

Pirard, S., Sharon, E., Kang, S. K., Angarita, G. A., & Gastfriend, D. R. (2005). Prevalence of physical and sexual abuse among substance abuse patients and impact on treatment outcome. *Drug and Alcohol Dependence, 78,* 57–64.

Poling, J., Oliveto, A., Petry, N., Sofuoglu, M., Gonsai, M., Gonzalez, G., et al. (2006). Six-month trial of bupropion with contingency management for cocaine dependence in a methadone-maintained population. *Archives of General Psychiatry, 63,* 219–228.

Powell, T., Bradley, B., & Gray, J. (1993). Subjective craving for opiates: Evaluation of a cue-exposure protocol for use with detoxified opiate addicts. *British Journal of Clinical Psychology, 32,* 39–53.

Preston, K.L., Ubricht, A., Wong, C.J., & Epstein, D.H. (2001). Shaping cocaine abstinence by successive approximation. *Journal of Consulting and Clinical Psychology, 69,* 643–654.

Prochaska, J. O., & DiClemente, C. C. (1982). Transtheoretical therapy: Toward a more integrative model of change. *Psychotherapy, Theory, Research, and Practice, 19,* 276–288.

Prochaska, J. O., & DiClemente, C. C. (1992). Stages of change in the modification of problem behaviors. In R. M. E. Hersen, R. M. Eisler, & P. M. Miller (Eds.), *Progress in behavior modification* (Vol. 28, pp. 184–218). Sycamore, IL: Sycamore.

Prochaska, J. O., DiClemente, C. C., & Norcross, J. C. (1992). In search of how people change: Applications to addictive behaviors. *American Psychologist, 47,* 1102–1114.

Project MATCH Research Group (1997a). Matching alcoholism treatments to client heterogeneity: Project MATCH posttreatment drinking outcomes. *Journal of Studies on Alcohol, 58,* 7–29.

Project MATCH Research Group (1997b). Project MATCH secondary a priori hypotheses. *Addiction, 92,* 1671–1698.

Project MATCH Research Group (1998). Matching alcoholism treatments to client heterogeneity: Project MATCH three-year drinking outcomes. *Journal of Studies on Alcohol, 58,* 7–29.

Randall, C. L., Thomas, S., & Thevos, A. K. (2001). Concurrent alcoholism and social anxiety disorder: A first step toward developing effective treatments. *Alcoholism: Clinical and Experimental Research, 25,* 210–220.

Rankin, H., Hodgson, R., & Stockwell, T. (1983). Cue exposure and response prevention with alcoholics: A controlled trial. *Behaviour Research and Therapy, 21,* 435–446.

Rawson, R.A., Huber, A., McCann, M., Shoptaw, S., Farabee, D., Reiber, C., et al (2002). A comparison of contingency management and cognitive-behavioral approaches during methadone maintenance treatment for cocaine dependence. *Archives of General Psychiatry, 59,* 817–824.

Raytek, H. S., McCrady, B. S., Epstein, E. E., & Hirsch, L. S. (1999). Therapeutic alliance and the retention of couples in conjoint alcoholism treatment. *Addictive Behaviours, 24,* 317–330.

Regier, D. A., Farmer, M. E., Rae, D. S., Locke, B. Z., Keith, S. J., & Judd, L. L. (1990). Comorbidity of mental disorders with alcohol and other drug abuse. *Journal of the American Medical Association, 264,* 2511–2518.

Rey, J. M., Martin, A., & Krabman, P. (2004). Is the party over? Cannabis and juvenile psychiatric disorders: The past 10 years. *Journal of the American Academy of Child and Adolescent Psychiatry, 43,* 1194–1205.

Reynolds, M., Mezey, G., Chapman, M., Wheeler, M., Drummond, C., & Baldacchino, A. (2005). Co-morbid post-traumatic stress disorder in a substance misusing clinical population. *Drug and Alcohol Dependence, 77,* 251–258.

Ritsher, J. B., Moos, R. H., & Finney, J. (2002). Relationship of treatment orientation and continuing care to remission among substance abuse patients. *Psychiatric Services, 53,* 595–601.

Robins, L., & Helzer, J. E. (1994). The half-life of a structured interview: The NIMH Diagnostic Interview Schedule (DIS). *International Journal of Methods in Psychiatric Research, 4,* 95–102.

Robins, L., Helzer, J. E., Croughan, J., & Ratcliff, K. S. (1981). NIMH Diagnostic Interview Schedule: Its history, characteristics, and validity. *Archives of General Psychiatry, 38,* 381–389.

Robins, L. N., Wing, J. K., & Helzer, J. E. (1983). *Composite International Diagnostic Interview (CIDI).* Geneva: World Health Organization.

Rogers, C. (1961). *On becoming a person.* London: Constable.

Rogers, R. D., & Robbins, T. W. (2001). Investigating the neurocognitive deficits associated with chronic drug misuse. *Current Opinion in Neurobiology, 11,* 250–257.

Rohsenow, D. J., Colby, S. M., Monti, P. M., Swift, R. M., Martin, R. A., Mueller, T. I., et al. (2000). Predictors of compliance with naltrexone among alcoholics. *Alcohol Clinical and Experimental Research, 24,* 1542–1549.

Rohsenow, D. J., Martin, R. A., & Monti, P. M. (2005). Urge-specific and lifestyle coping strategies of cocaine abusers: Relationships to treatment outcomes. *Drug and Alcohol Dependence, 78,* 211–219.

Rohsenow, D. J., Monti, P. M., Binkoff, J. A., Leipman, M. R., Nirenberg, T. D., & Abrams, D. B. (1991). Patient-treatment matching for alcoholic men in communication skills versus cognitive-behavioral mood management training. *Addictive Behaviors, 16,* 63–69.

Rohsenow, D. J., Monti, P. M., Martin, R. A., Colby, S. M., Myers, M. G., Gulliver, S. B., et al. (2004). Motivational enhancement and coping skills training for cocaine abusers: Effects on substance use outcomes. *Addiction, 99,* 862–874.

Rohsenow, D. J., Monti, P. M., Rubonis, A. V., Gulliver, S. B., Colby, S. M., Binkhoff, J. A., et al. (2001). Cue exposure with coping skills training and communication skills training for alcohol dependence: 6 and 12 month outcomes. *Addiction, 96,* 1161–1174.

Rohsenow, D. J., Monti, P. M., Rubonis, A. V., Sirota, A. D., Niaura, R. S., Colby, S. M., et al. (1994). Cue reactivity as a predictor of drinking among male alcoholics. *Journal of Consulting and Clinical Psychology, 62,* 620–626.

Room, R. (1993). Alcoholics Anonymous as a social movement. In B. S. McCrady & W. R. Miller (Eds.), *Research on Alcoholics Anonymous: Opportunities and alternatives* (pp. 167–188). New Brunswick, NJ: Rutgers Center of Alcohol Studies.

Roozen, H. G., Boulogne, J. J., Van Tulder, M. W., Van Den Brink, W., De Jong, C. A., & Kerkhof, A. J. (2004). A systematic review of the effectiveness of the community reinforcement approach in alcohol, cocaine and opioid addiction. *Drug and Alcohol Dependence,74,* 1–13.

Rosenberg, H., & Davis, L. A. (1994) Acceptance of moderate drinking by alcohol treatment services in the United States. *Journal of Studies on Alcohol, 55,* 167–172.

Rosenberg, H., Melville, J., Levell, D., & Hodge, J. E. (1992) A 10-year follow-up survey of acceptability of controlled drinking in Britain. *Journal of Studies on Alcohol, 53,* 441–446.

Rosenberg, S. D., Drake, R. E.,Wolford, G. L., Muester, T. K., Oxman, T. E., Vidaver, R. M., et al. (1998). The Dartmouth Assessment of Lifestyle Inventory (DALI): A substance use screen for people with severe mental illness. *American Journal of Psychiatry, 153,* 232–238.

Rosenblum, A., Cleland, C., Magura, S., Mahmood, D., Kosanke, N., & Foote, J. (2005). Moderator of effects of motivational enhancements to cognitive behavioral therapy. *American Journal of Drug and Alcohol Abuse, 1,* 35–58.

Ross, S., Dermatis, H., Levounis, P., & Galanter, M. (2003). A comparison between dually diagnosed inpatients with and without Axis II comorbidity and the relationship to treatment outcome. *American Journal of Drug and Alcohol Abuse, 29*, 263–279.

Rounsaville, B. J. (2004). Treatment of cocaine dependence and depression. *Biological Psychiatry, 56*, 803–809.

Rounsaville, B. J., Dolinsky, Z. S., Babor, T. F., & Meyer, R. E. (1987). Psychopathology as a predictor of treatment outcome in alcoholics. *Archives of General Psychiatry, 44*, 505–513.

Rounsaville, B. J., Kranzler, H. R., Ball, S. A., Tennen, H., Poling, J., & Triffleman, G. E. (1998). Personality disorders in substance abusers: Relation to substance use. *Journal of Nervous and Mental Disease, 186*, 87–95.

Rowe, C. L., Liddle, H. A., Greenbaum, P. E., & Henderson, C. E. (2004). Impact of psychiatric comorbidity on treatment of adolescent drug abusers. *Journal of Substance Abuse Treatment, 26*, 129–140.

Roy, A., DeJong, J., Lamparski, D., Adinoff, B., George, T., Moore, V., Garnett, D.. et al. (1991). Mental disorders among alcoholics: Relationship to age of onset and cerebrospinal fluid neuropeptides. *Archives of General Psychiatry, 48*, 423–427.

Rubio, G., Jimenez-Arriero, M. A., & Ponce, G. (2001). Naltrexone versus acamprosate: One year follow-up of alcohol dependence tratment. *Alcohol and Alcoholism, 36*, 419–425.

Safren, S. A., Otto, M. W., Sprich, S., Winett, C. L., Wilens, T. E., & Biederman, J. (2005). Cognitive-behavioral therapy for ADHD in medication treated adults with continued symptoms. *Behaviour Research and Therapy, 43*, 831–842.

Saunders, J. B., Wilkinson, C., & Phillips, M. (1995). The impact of a brief motivational intervention with opiate users attending a methadone program. *Addiction, 90*, 415–424.

Schadé, A., Marquenie, L. A., Van Balkom, A. J. L. M., De Beurs, E., Van Dyck, R., & Van den Brink, W. (2003). Do comorbid anxiety disorders in alcohol dependent patients need specific treatment to prevent relapse? *Alcohol and Alcoholism, 38*, 255–262.

Schadé, A., Marquenie, L. A., Van Balkom, A. J. L. M., Koeter, M. W. J., De Beurs, E., Van den Brink, W., et al. (2004). Alcohol-dependent patients with comorbid phobic disorders: A comparison between comorbid patients, pure alcohol-dependent and pure phobic patients. *Alcohol and Alcoholism, 39*, 241–246.

Schadé, A., Marquenie, L. A., Van Balkom, A. J. L. M., Koeter, M. W. J., De Beurs, E., Van Dyck, R., et al. (2005). The effectiveness of anxiety treatment on alcohol-dependent patients with a comorbid phobic disorder: A randomized controlled trial. *Alcoholism: Clinical and Experimental Research, 29,* 794–800.

Schmitz, J. M., Averill, P., Stotts, A. L., Moeller, F. G., Rhoades, H. M., & Grabowski, J. (2001). Fluoxetine treatment of cocaine-dependent patients with major depressive disorder. *Drug and Alcohol Dependence, 63,* 207–214.

Schneider, U., Altmann, A., Baumann, M., Bernzen, J., Bertz, B., Bimber, U., et al. (2001). Comorbid anxiety and affective disorder in alcohol-dependent patients seeking treatment: The first multicentre study in Germany. *Alcohol and Alcoholism, 36,* 219–223.

Schneider, R. J., Casey, J., & Kohn, R. (2000). Motivational versus confrontational interviewing: A comparison of substance abuse assessment practices at employee assistance programs. *Journal of Behavioural Health Services and Research, 27,* 60–74.

Schoener, E. P., Madeja, C. L., Henderson, M. J., Ondersma, S. J., & Janisse, J. J. (in press). Effects of motivational interviewing training on mental health therapist behavior. *Drug and Alcohol Dependence.*

Schottenfeld, R. S., Chawarski, M. C., Pakes, J. R., Pantalon, M. V., Carroll, K. R., & Kosten, T. R. (2005). Methadone versus buprenorphine with contingency management or performance feedback for cocaine and opioid dependence. *American Journal of Psychiatry, 162,* 340–349.

Schubiner, H. (2005). Substance abuse in patients with attention-deficit hyperactivity disorder: Therapeutic implications. *CNS Drugs, 19,* 643–655.

Schubiner, H., Saules, K. K., Arfken, C. L., Johanson, C.E., Schuster, C.R., Lockhart, N., et al. (2002). Double-blind placebo-controlled trial of methylphenidate in the treatment of adult ADHD patients with comorbid cocaine dependence. *Experimental Clinical Pharmacology, 10,* 286–294.

Schuckit, M., Tipp, J., Bergman, M., Reich, W., Hesselbrock, V., & Smith, T. (1997). Comparison of induced and independent major depressive disorders in 2,945 alcoholics. *American Journal of Psychiatry, 154,* 948–957.

Schumacher, J. E., Usdan, S., Milby, J. B., Wallace, D., & McNamara, C. (2000). Abstinent-contingent housing and treatment retention among crack-cocaine-dependent homeless persons. *Journal of Substance Abuse Treatment, 9,* 81–88.

Scott, C. K., Dennis, M. L., & Foss, M. A. (2005). Utilizing Recovery Management Checkups to shorten the cycle of relapse, treatment reentry, and recovery. *Drug and Alcohol Dependence, 78*, 325–338.

Scott, J., Gilvarry, E., & Farrell, M. (1998). Managing anxiety and depression in alcohol and drug dependence. *Addictive Behaviors, 23*, 919–931.

Secades-Villa, R., Fernande-Hermida, J. R., & Arnaez-Montaraz, C. (2004). Motivational interviewing and treatment retention among drug user patients: A pilot study. *Substance Use and Misuse, 39*, 1369–1378.

Shafer, J, & Brown, S. A. (1991). Marijuana and cocaine effect expectancies and drug use patterns. *Journal of Consulting and Clinical Psychology, 59*, 558–565.

Sheehan, T., & Owen, P. (1999). The disease model. In B. S. McCrady & E. E. Epstein (Eds.), *Addictions: A comprehensive guidebook* (pp. 268–286). New York: Oxford University Press.

Sheeren, M. (1988). The relationship between relapse and involvement in Alcoholics Anonymous. *Journal of Studies on Alcohol, 49*, 104–106.

Sherwood Brown, E., Suppes, T., Adinoff, B., & Rajan Thomas, N. (2001). Drug abuse and bipolar disorder: Comorbidity or misdiagnosis? *Journal of Affective Disorders, 65*, 105–115.

Shewman, D., & Dalgarno, P. (2005). Evidence for controlled heroin use? Low levels of negative health and social outcomes among non-treatment heroin users in Glasgow (Scotland). *British Journal of Health Psychology, 10*, 33–48.

Siegel, S. (1983). Classical conditioning, drug tolerance, and drug dependence. In R. G. Smart, F. B. Glaser, Y. Israel, H. Kalant, R. E. Popham, & W. Schmidt (Eds.), *Research advances in alcohol and drug problems* (Vol. 7, pp. 207–246). New York: Plenum.

Silverman, K., Chutuape, M. A. D., Bigelow, G. E., & Stitzer, M. L. (1996). Voucher-based reinforcement of attendance by unemployed methadone patients in a job skills training program. *Drug and Alcohol Dependence, 41*, 197–207.

Silverman, K., Chutuape, M. A. D., Bigelow, G. E., & Stitzer, M. L. (1999). Voucher-based reinforcement of cocaine abstinence in treatment-resistant methadone patients: Effects of reinforcement magnitude. *Psychopharmacology, 146*, 128–138.

Silverman, K., Higgins, S. T., Brooner, R. K., Montoya, I. D., Cone, E. J., Schuster, C. R., et al. (1996). Sustained cocaine abstinence in methadone maintenance patients through voucher-based reinforcement therapy. *Archives of General Psychiatry, 53*, 409–415.

Silverman, K., Svikis, D., Robles, E., Stitzer, M. L., & Bigelow, G. E. (2001). A reinforcement-based therapeutic workplace for the treatment of drug abuse: Six-month abstinence outcomes. *Experimental and Clinical Psychopharmacology, 9,* 14–23.

Silverman, K., Svikis, D. S., Wong, C. J., Hampton, J., Stitzer, M. L., & Bigelow, G. E. (2002). A reinforcement-based therapeutic workplace for the treatment of drug abuse: Three year abstinence outcomes. *Experimental and Clinical Psychopharmacology, 10,* 228–240.

Silverman, K., Wong, C. J., Higgins, S. T., Brooner, R. K., Montoya, I. D., Contoreggi, C., et al. (1996). Increasing opiate abstinence through voucher-based reinforcement therapy. *Drug and Alcohol Dependence, 41,* 157–165.

Silverman, K., Wong, C. J., Umbricht-Schneiter, A., Montoya, I. D., Schuster, C. R., & Preston, K. L. (1998). Broad beneficial effects of cocaine abstinence reinforcement among methadone patients. *Journal of Consulting and Clinical Psychology, 66,* 811–824.

Sinha, R., Fuse, T., Aubin, L. R., & O'Malley, S. S. (2000). Psychological stress, drug-related cues and cocaine craving. *Psychopharmacology, 152,* 140–148.

Sisson, R. W., & Azrin, N. H. (1986). Family-member involvement to initiate and promote treatment of problem drinkers. *Journal of Behavior Therapy and Experimental Psychiatry, 17,* 15–21.

Sitharthan, T., Sitharthan, G., Hough, M., & Kavanagh, D. J. (1997). Cue-exposure in moderation drinking: A comparison with cognitive-behavior therapy. *Journal of Consulting and Clinical Psychology, 65,* 878–882.

Skinner, H. (1982). The Drug Abuse Screening Test. *Addictive Behaviors, 7,* 363–371.

Skinner, H. A., & Sheu, W. (1982). Reliability of alcohol use indices: The Lifetime Drinking History and the MAST. *Journal of Studies on Alcohol, 43,* 1157–1170.

Sklar, S. M., Annis, H. M., & Turner, N. E. (1997). Development and validation of the drug-taking confidence questionnaire: A measure of coping self-efficacy. *Addictive Behaviors, 22,* 655–670.

Sklar, S. M., & Turner, N. E. (1999). A brief measure for the assessment of coping self-efficacy among alcohol and other drug users. *Addiction, 94,* 723–729.

Smit, F., Bolier, L., & Cuijpers, P. (2004). Cannabis use and the risk of later schizophrenia: A review. *Addiction, 99,* 425–430.

Smith, G. T., Goldman, M. S., Greenbaum, P. E., & Christiansen, B. A. (1995). Expectancy for social facilitation from drinking: The divergent paths of high-expectancy and low-expectancy adolescents. *Journal of Abnormal Psychology, 104,* 32–40.

Smith, J. W. (2000). Addiction medicine and domestic violence. *Journal of Substance Abuse Treatment, 19*, 329–338.

Sobell, L. C., & Sobell, M. B. (1992). Timeline followback: A technique for assessing self-reported alcohol consumption. In R. Z. Litten & J. Allen (Eds.), *Measuring alcohol consumption* (pp. 41–47). Totowa, NJ: Humana.

Sobell, L. C., & Sobell, M. B. (1996). *Timeline FollowBack user's guide: A calendar method for assessing alcohol and drug use.* Toronto: Addiction Research Foundation.

Sobell, L. C., Toneatto, T., & Sobell, M. B. (1994). Behavioral assessment and treatment planning for alcohol, tobacco, and other drug problems: Current status with an emphasis on clinical applications. *Behavior Therapy, 25*, 533–580.

Sobell, M. B., & Sobell, L. C. (1984). The aftermath of heresy: A response to Pendery et al.'s (1982) critique of "individualized behavior therapy for alcoholics." *Behavior Research and Therapy, 22*, 413–440.

Sofuoglu, M., & Kosten, T. R. (2005). Novel approaches to the treatment of cocaine addiction. *CNS Drugs, 19*, 13–25.

Sørensen, H. J., Jepsen, P. W., Haastrup, S., & Juel, K. (2005). Drug-use pattern, comorbid psychosis and mortality in people with a history of opioid addiction. *Acta Psychiatrica Scandinavia, 111*, 244–249.

Spencer, T., Wilens, T., Biederman, J., Faraone, S. V., Ablon, J. S., & Lapey, K. (1995). A double-blind, cross-over comparison of methylphenidate and placebo in adults with childhood-onset attention-deficit/hyperactivity disorder. *Archives of General Psychiatry, 52*, 434–443.

Staiger, P. K., Greeley, J. D., & Wallace, S. D. (1999). Alcohol exposure therapy: Generalisation and changes in responsivity. *Drug and Alcohol Dependence, 57*, 29–40.

Stasiewicz, P. R., & Maisto, S. A. (1993). Two-factor avoidance theory: The role of negative affect in the maintenance of substance use and substance use disorder. *Behavior Therapy, 24*, 337–356.

Stephens, R. S., Roffman, R. A., & Curtin, L. (2000). Comparison of extended versus brief treatments for marijuana use. *Journal of Consulting and Clinical Psychology, 68*, 898–908.

Stephens, R. S., Roffman, R. A., & Simpson, E. E. (1994). Treating adult marijuana dependence: A test of the relapse prevention model. *Journal of Consulting and Clinical Psychology, 62*, 92–99.

Stewart, S.H. (1996). Alcohol abuse in individuals exposed to trauma: A critical review. *Psychological Bulletin, 120*, 83–112.

Stewart, S. H., Pihl, R. O., Conrod, P. J., & Dongier, M. (1998). Functional associations among trauma, PTSD, and substance-related disorders. *Addictive Behaviors, 23*, 797–812.

Stitzer, M. L., Iguchi, M. Y., & Felch, L. J.(1992). Contingency take-home incentive: Effects on drug use of methadone maintenance patients. *Journal of Consulting and Clinical Psychology, 60*, 972–934.

Stockwell, T. R., Hodgson, R. J., Edwards, G., Taylor, C., & Rankin, H. (1979). The development of a questionnaire to measure severity of alcohol dependence. *British Journal of Addiction, 74*, 79–87.

Stockwell, T. R., Murphy, D., & Hodgson, R. (1983). The Severity of Alcohol Dependence Questionnaire: Its use, reliability and validity. *British Journal of Addiction, 78*, 145–155.

Stotts, A. L., Schmitz, J. M., Rhoades, H. M., & Grabowski, J. (2001). Motivational interviewing with cocaine-dependent patients: A pilot study. *Journal of Consulting and Clinical Psychology, 69*, 858–862.

Strakowski, S. M., DelBello, M. P., Fleck, D. E., Adler, C. M., Anthenelli, R. M., Keck, P. E., Jr., et al. (2005). Effects of co-occurring alcohol abuse on the course of bipolar disorder following a first hospitalization for mania. *Archives of General Psychiatry, 62*, 851–858.

Straus, M.A., Hamby, S.L., Boney-McCoy, S., & Sugarman, D. (1996). The revised conflict-tactics scale (CTS2): Development and preliminary psychometric data. *Journal of Family Issues, 17*, 283–316.

Street, K., Harrington, J., Chiang, W., Cairns, P., & Ellis, M. (2004). How great is the risk of abuse in infants born to drug-using mothers? *Child: Care, Health and Development, 30*, 325–330.

Streeton, C., & Whelan, G. (2001). Naltrexone, a relapse-prevention maintenance treatment of alcohol dependence: A meta-analysis of randomized controlled trials. *Alcohol and Alcoholism, 36*, 544–552.

Substance Abuse and Mental Health Services Administration (2001). *National House survey on drug abuse.* Rockville, MD: U.S. Department of Health and Human Services, Public Health Services.

Substance Abuse and Mental Health Services Administration (2002). *National survey on drug use and health.* Online at http://oas.samsha.gov.

Sullivan, M. A., & Rudnik-Levin, F. (2001). Attention deficit/hyperactivity disorder and substance abuse: Diagnostic and therapeutic considerations. *Annals of the New York Academy of Sciences, 931*, 251–270.

Swanson, A. J., Pantalon, M. V., & Cohen, K. R. (1999). Motivational interviewing and treatment adherence among psychiatric and dually diagnosed patients. *Journal of Nervous and Mental Diseases, 187*, 630–635.

Swendsen, J. D., & Merikangas, K. R. (2000). The comorbidity of depression and substance use disorders. *Clinical Psychology Review, 20*, 173–189.

Swendsen, J. D., Merikangas, K. R., Canino, G. J., Kessler, R. C., Rubio-Stipec, M., & Angst, J. (1998). The comorbidity of alcoholism with anxiety and depressive disorders in four geographic communities. *Comprehensive Psychiatry, 39*, 176–184.

Teichner, G., Horner, M. D., Roitzsch, J. C., Herron, J., & Thevos, A. (2002). Substance abuse treatment outcomes for cognitively impaired and intact outpatients. *Addictive Behaviour, 27*, 751–763.

Teitelbaum, L., & Carey, K. B. (2000). Temporal stability of alcohol screening measures in a psychiatric setting. *Psychology of Addictive Behaviors, 14*, 401–404.

Teitelbaum, L., & Mullen, B. (2000). The validity of the MAST in psychiatric settings: A meta-analytic integration. *Journal of Studies on Alcohol, 61*, 254–26.

Thevos, A. K., Roberts, J. S., Thomas, S. E., & Randall, C. L. (2000). Cognitive behavioral therapy delays relapse in female socially phobic alcoholics. *Addictive Behaviors, 25*, 333–345.

Thomas, S. E., Randall, C. L., & Carrigan, M. H. (2003). Drinking to cope in socially anxious individuals: A controlled study. *Alcoholism: Clinical and Experimental Research, 27*, 1937–1943.

Thomson, A. D., Cook, C. C. H., Touquet, R., & Henry, J. A. (2002). The Royal College of Physicians report on alcohol: Guidelines for managing Wernicke's encephalopathy in the accident and emergency department. *Alcohol and Alcoholism, 37*, 513–521.

Tiffany, S. T., & Conklin, C. A. (2000). A cognitive processing model of alcohol craving and compulsive alcohol use. *Addiction, 95*(Suppl.), S145–S153.

Timmerman, I. G. H., & Emmelkamp, P. M. G. (2006). The relationship between attachment styles, Cluster B personality disorders in prisoners and forensic inpatients. *International Journal of Law and Psychiatry, 29*, 48–56.

Tohen, M., Waternaux, C. M., & Tsuang, M. T. (1990). Outcome in mania: A 4-year prospective follow-up of 75 patients utilizing survival analysis. *Archives of General Psychiatry, 47*, 1106–1111.

Tomasson, K., & Vaglum, P. (1996). Psychopathology and alcohol consumption among treatment seeking alcoholics: A prospective study. *Addiction, 91*, 1019–1030.

Tonigan, J. S., Connors, G. J., & Miller, W. R. (2002). Participation and involvement in Alcoholics Anonymous. In T. F. Babor & F. K. Del Boca (Eds.), *Matching alcoholism treatments to client heterogeneity: The results of Project MATCH* (pp. 184–204). New York: Cambridge University Press.

Tonigan, J. S., & Hiller-Strumhofel, S. (1994). Alcoholics Anonymous: Who benefits. *Alcohol Health and Research World, 18*, 308–310.

Tonigan, J. S., Miller, W. R., Juarez, P., & Villanueva, M. (2002). Utilization of AA by Hispanic and non-Hispanic white clients receiving outpatient alcohol treatment. *Journal of Studies on Alcohol, 63*, 215–218.

Tonigan, J. S., Toscova, R., & Miller, W. R. (1996). Meta-analysis of the literature on Alcoholics Anonymous: Sample and study characteristics moderate findings. *Journal of Studies on Alcohol, 57*, 65–72.

Torrens, M., Fonseca, F., Mateu, G., & Farre, M. (2005). Efficacy of antidepressants in substance use disorders with and without comorbid depression: a systematic review and meta-analysis. *Drug and Alcohol Dependence, 78*, 1–22.

Torresani, S., Favaretto, E., & Zimmermann, C. (2000). Parental representations in drug-dependent patients and their parents. *Comprehensive Psychiatry, 41*, 123–129.

Toumbourou, J. W., Hamilton, M., U'Ren, A., Stevens-Jones, P., & Storey, G. (2002). Narcotics Anonymous participation and changes in substance use and social support. *Journal of Substance Abuse Treatment, 23*, 61–66.

Tracy, M., Piper, T. M., Ompad, D., Bucciarelli, A., Coffin, P. O., Vlahov, D., & Galea, S. (2005). Circumstances of witnessed drug overdose in New York City: Implications for intervention. *Drug and Alcohol Dependence, 79*, 181–190.

Triffleman, E., Carroll, K., & Kellogg, S. (1999). Substance dependence posttraumatic stress disorder therapy: An integrated cognitive-behavioral approach. *Journal of Substance Abuse Treatment, 17*, 3–14.

Trull, T. J., Sher, K. J., Minks-Brown, C., Durbin, J., & Burr, R. (2000). Borderline personality disorder and substance use disorders: A review and integration. *Clinical Psychology Review, 20*, 235–253.

Tsuang, J. W., Irwin, M. R., Smith, T. L., & Schuckit, M. A. (1994). The clinical course of alcoholism in 636 male inpatients. *American Journal of Psychiatry, 150*, 786–792.

Tucker, K. A., Potenza, M. N., Beauvais, J. E., Browndyke, J. N., Gottschalk, P. C., & Kosten, T. R. (2004). Perfusion abnormalities and decision making in cocaine dependence. *Biological Psychiatry, 56*, 527–530.

Turner, N. E., Annis. H. M., & Sklar, S. M. (1997). Measurement of antecedents to drug and alcohol use: Psychometric properties of the Inventory of Drug-Taking Situations (IDTS). *Behaviour Research and Therapy, 35*, 465–483.

Tyler, K. A., Whitbeck, L. B., Hoyt, D. R., & Johnson, K. D. (2003). Self-mutilation and homeless youth: The role of family abuse, street experiences, and mental disorders. *Journal of Research on Adolescence, 13*, 457–474.

Vaillant, G. E. (1996). A long-term follow-up of male alcohol use. *Archives of General Psychiatry, 53*, 243–249.

Van den Bosch, L. M. C., Verheul, R., Schippers, G. M., & Van den Brink, W. (2002). Dialectical behavior therapy of borderline patients with and without substance use problems, implementation and long term effects. *Addictive Behaviors, 27*, 911–923.

Van den Brink, W., & Van Ree, J. (2003). Pharmacological treatments for heroin and cocaine addiction. *European Neuropsychopharmacology, 13*(6), 476–487.

Van der Oord, S., Prins, P.J.M., Oosterlaan, J., and Emmelkamp, P.M.G. (2006). Efficacy of methylphenidate, psychosocial treatments, and there combination in school-aged children with ADHD: A meta-analysis (submitted).

Van Etten, M. L., & Taylor, S. (1998). Comparative efficacy of treatments for post-traumatic stress disorder: A meta-analysis. *Clinical Psychology and Psychotherapy, 5*, 126–144.

Van Nimwegen, L., De Haan, L., Van Beveren, N., Van Den Brink, W., & Linszen, D. (2005). Adolescence, schizophrenia and drug abuse: A window of vulnerability. *Acta Psychiatrica Scandinavica, 111* 35–42.

Van Velzen, C., & Emmelkamp, P. M. G. (1996). The assessment of personality disorders: Implications for cognitive and behavior therapy. *Behaviour Research and Therapy, 34*, 655–668.

Vedel, E., & Emmelkamp, P. M. G. (2004). Behavioral couple therapy in the treatment of a female alcohol dependent patient with comorbid depression, anxiety and personality disorders. *Clinical Case Studies, 3*(2), 187–205.

Vedel, E., Emmelkamp, P. M. G., & Schippers, G. M. (2006). Behavioral couple therapy versus individual cognitive behavior therapy in the treatment of alcohol dependence: A randomized clinical trail. Manuscript in preparation.

Verheul, R., Lehert, P., Geerlings, P. J., Koeter, M.W.J., & Van Den Brink, W. (2005). Predictors of acamprosate efficacy: Results from a pooled analysis of seven European trials including 1485 alcohol dependence patients. *Psychopharmacology, 178*, 167–173.

Verheul, R., Van den Bosch, L. M. C., Koeter, M. W. J., De Ridder, A. W., Stijnen, T., & Van den Brink, W. (2005). A 12-month randomized clinical trial of dialectical behaviour therapy for women with borderline personality disorder in the Netherlands. *British Journal of Psychiatry, 182,* 135–140.

Verheul, R., Van den Brink, W., & Hartgers, C. (1998) Personality disorders predict relapse in alcoholic patients. *Additive Behaviors, 23,* 869–882.

Vervaeke, G. A. C., & Emmelkamp, P. M. G. (1998) Treatment selection: What do we know? *European Journal of Psychological Assessment, 14,* 50–59.

Vik, P. W., Celluci, T., Jarchow, A., & Hedt, J. (2004). Cognitive impairment in substance abuse. *Psychiatric Clinics of North America, 27,* 97–109.

Vocci, F. J., Acri, J., & Elkashef, A. (2005). Medication development for addictive disorders: The state of the science. *American Journal of Psychiatry, 162,* 1432–1440.

Volkow, N. D., Fowler, J. S., & Wang, G. J. (2003). Positron emission tomography and single-photon emission computed tomography in substance abuse research. *Seminars in Nuclear Medicine, 33,* 114–128.

Volkow, N. D., Fowler, J. S., & Wang, G. J. (2004). The addicted human brain viewed in the light of imaging studies. *Neuropharmacology, 47,* 3–13.

Volpicelli, J. R., Clay, K. L., Watson, N. T., & O'Brien, C. P. (1995). Naltrexone in the treatment of alcoholism: Predicting response to naltrexone. *Journal of Clinical Psychiatry, 56,* 39–44.

Walitzer, K. S., & Dermen, K. H. (2004). Alcohol-focused spouse involvement and behavioral couples therapy; evaluation of enhancement to drinking reduction treatment for male problem drinkers. *Journal of Consulting and Clincial Psychology, 72,* 944–955.

Wallace, J. (2004). Theory of 12-step-oriented treatment. In F. Rotgers, J. Morgenstern, & S. T. Walters (Eds.), *Treating substance abuse: Theory and technique* (pp. 9–29). New York: Guilford.

Walters, G. D. (2000). Behavioral self-control training for problem drinkers: A meta-analysis of randomized control studies. *Behavior Therapy, 31,* 135–149.

Weaver, M. F., & Schnoll, S. H. (1999). Stimulants: Amphetamines and cocaine. In B. S. McCrady & E. E. Epstein (Eds.), *Addictions: A comprehensive guidebook* (pp. 105–120). New York: Oxford University Press.

Weiss, R. D., Griffin, M. L., Gallop, R. J., Najavits, L. M., Frank, A., Crits-Christoph, P., et al. (2005). The effect of 12-step self-help group attendance and participation on drug use outcomes among cocaine-dependent patients. *Drug and Alcohol Dependence, 77*, 177–184.

Weiss, R. D., Griffin, M. L., Greenfield, S. F., Najavits, L. M., Wyner, D, Soto, J. A., et al. (2000). Group therapy for patients with bipolar disorder and substance dependence: Results of a pilot study. *Journal of Clinical Psychiatry, 61*, 361–367.

Weiss, R. D., Najavits, L. M., & Greenfield, S. F. (1999). A relapse prevention group for patients with bipolar and substance use disorders. *Journal of Substance Abuse Treatment, 16*, 47–54.

Wells, E. A., Peterson, P. L., Gainey, R. R., Hawkins, J. D., & Catalano, R. F. (1994). Outpatient treatment for cocaine abuse: A controlled comparison of relapse prevention and twelve-step approaches. *American Journal of Drug and Alcohol Abuse, 20*, 1–17.

West, S. L., O'Neal, K. K., & Graham, C. W. (2000). A meta-analysis comparing the effectiveness of buprenorphine and methadone. *Journal of Substance Abuse, 12*, 405–414.

Widiger, T. A., & Corbitt, E. M. (1997). Comorbidity of antisocial personality disorder with other personality disorders. In D. M. Stoff, J. Breiling, & J. D. Maser (Eds.), *Handbook of antisocial behavior* (pp. 75–82). New York: Wiley.

Wilcox, H. C., Conner, K. K., & Caine, E. D. (2003). Association of alcohol and drug use disorders and completed suicide. *Drug and Alcohol Dependence, 76*(Suppl.), S11–S19.

Wilens, T., Biederman, J., & Mick, E. (1998). Does ADHD affect the course of substance abuse? Findings from a sample of adults with and without ADHD. *American Journal on Addictions, 7*, 156–163.

Wilens, T., Faraone, S. V., Biederman, J., & Gunawardene, S. (2003). Does stimulant therapy of attention deficit hyperactivity disorder beget later substance abuse? *Pediatrics, 111*, 179–185.

Willinger, U., Lenzinger, K., Hornik, K., Fischer, G., Schoenbeck, G., Aschauer, H. N., et al. (2002). Anxiety as a predictor of relapse in detoxified alcohol-dependent patients. *Alcohol and Alcoholism, 37*, 609–612.

Wills, T. A., McNamara, G., Vaccaro, D., & Hirky, A. E. (1996). Escalated substance use: A longitudinal grouping analysis from early to middle adolescence. *Journal of Abnormal Psychology, 105*, 166–180.

Winokur, G., Coryell, W., Akiskal, H. S., Maser, J.D., Keller, M.B., Endicott, J., et al. (1995). Alcoholism in manic-depressive (bipolar) illness. *American Journal of Psychiatry, 152*, 365–372.

Winters, J., Fals-Stewart, W., O'Farrell, T. J., Birchler, G. R., & Kelly, M. L. (2002). Behavioral couples therapy for female substance abusing patients: effects on substance use and relationship adjustment. *Journal of Consulting and Clinical Psychology, 70*, 344–355.

Winzelberg, A., & Humphreys, K. (1999). Should patients' religiosity influence clinicians' referral to 12-step self-help groups? Evidence from a study of 3018 male substance abuse patients. *Journal of Consulting and Clinical Psychology, 67*, 790–794.

Wise, B. K., Cuffe, S. P., & Fischer, T. (2001). Dual diagnosis and successful participation of adolescents in substance abuse treatment. *Journal of Substance Abuse Treatment, 21*, 161–165.

Woody, G. E., McLellan, A. T., Luborsky, L., & O'Brien, C. (1987). Twelve-month follow-up of psychotherapy for opiate dependence. *American Journal of Psychiatry, 144*, 590–596.

Woody, G. E., McLellan, A. T., Luborsky, L., & O'Brien, C. (1995). Psychotherapy in community methadone programs: A validation study. *American Journal of Psychiatry, 152*, 1302–1308.

Yen, C. F., Wu, H. Y., Yen, J. Y., & Ko, C. H. (2004). Effects of brief cognitive-behavioral interventions on confidence to resist the urges to use heroin and methamphetamine in relapse-related situations. *Journal of Nervous and Mental Disease, 192*, 788–791.

Zanarini, M. C., & Gunderson, J. G. (1997). Differential diagnoses of antisocial behavior and borderline personality disorder. In D. M. Stoff, J. Breiling, and J. D. Maser (Eds.), *Handbook of antisocial behavior* (pp. 83–91). New York: Wiley.

Zanarini, M. C., Vujanovic, A. A., Parachini, E. A., Boulanger, J. L., Frankenburg, F. R., & Hennen, J. (2003). A screening measure for BPD: The McLean Screening Instrument for Borderline Personality Disorder (MSI-BPD). *Journal of Personality Disorders, 17*, 568–573.

Ziedonis, D. M., Smelson, D., Rosenthal, R. N., Batki, S. L., Green, A. I., Henry, R. J., et al. (2005). Improving the care of individuals with schizophrenia and substance use disorders: Consensus recommendations. *Journal of Psychiatric Practice, 11*, 315–339.

Zimmermann, G., Pin, M. A., Krenz, S., Bouchat, A., Favrat, B., Besson, J., et al. (2004). Prevalence of social phobia in a clinical sample of drug dependent patients. *Journal of Affective Disorders, 83*, 83–87.

訳者あとがき

　今，あとがきを書き始めながら，この文章に目を通していただいている読者がどのような動機で本書を手にすることになったのか，想像している。病棟で初めて依存症の患者を受け持つことになり，不安に駆られて参考文献を血眼になって探している真面目な研修医の先生や看護師の方だろうか。外来でポツポツと依存症の患者に当たるようになり，薬を出す以外にどう関わっていけばよいのか知りたくなった中堅の精神科医だろうか。それとも依存症の患者が多い地域に異動が決まり，前任者から苦労話ばかり聞かされて，早くも苦手意識が芽生え始めている保健師や精神保健福祉士の方だろうか。訳者としては，できれば患者さんご本人や，その家族の方々，さらには芸能人の薬物乱用のニュースをきっかけに，何となく依存症について興味を持つようになった一般の方々にも，本書を知ってもらいたいと願っている。というのも，これほどインターネットによる情報通信ネットワークが発達して世界各地から最新の知識を簡単に入手できるようになり，国内でも社会問題として依存症がたびたびニュースに取り上げられているにもかかわらず，未だに「メンタルヘルスの問題としての依存症」がほとんど一般の人々に認知されていない現状が，残念でならないからである。

　本書は，パウル・M・G・エンメルカンプとエレン・ヴェーデル（Paul M. G. Emmelkamp & Ellen Vedel）の共著，「Evidence- Based Treatment for Alcohol and Drug Abuse」（Routledge, New York, 2006）を訳出したものである。本書の特徴は，なんと言っても最新のエビデンス（研究成果）に徹底的にこだわった記述にある。これまで，日本国内で出版されているアルコール・薬物依存症に関する書籍は，患者や家族が自ら綴った体験談か，ベテランの臨床家が自らの経験をまとめた一般向け啓蒙書がほとんどであった。残念ながらそ

れらの内容は，アメリカと西ヨーロッパを中心にすさまじい勢いで蓄積されている臨床研究の最新の成果を反映したものとは言い難い。特に，依存症の治療論や，家族に対する援助方法に関する記述に至っては，アメリカで30年以上も昔に流行し，本国ではすでに「何ら科学的根拠がない」と結論づけられている考え方を未だに踏襲しているものも決して少なくない。

わが国でこれまで依存症の治療に関する臨床研究が低調だった理由としては，何よりもまず国全体として，メンタルヘルスの問題としての依存症という認知度がきわめて低いことがあげられる。たとえばアメリカは，薬物依存に関する医学研究を推進する組織として，国立薬物乱用研究所（NIDA: National Institute on Drug Abuse）という巨大な国立の研究機関を抱えており，そのために年間約10億ドル（2006年），つまり1,000億円近い予算を連邦政府はつぎ込んでいる。一方，わが国では，国立精神保健研究所の一部局である薬物依存研究部がNIDAに対応する組織と言えるであろうが，国立精神保健研究所全体でも年間予算は約7億円程度（2001年）に過ぎず，平成21年度予算で厚生労働省が「薬物乱用重点予防啓発の強化」と「依存症対策の推進」に計上した金額に至ってはわずか9,400万円であった。同じ厚生労働省の予算でも，薬物事犯の取り締まりには5億6,000万円が使われており，金額だけ見ても，わが国では依存症はメンタルヘルスの問題ではなく，治安の問題であるという意識が圧倒的に優勢なことは明らかであろう。

厳密に言えば，これまで日本でメンタルヘルスの従事者たちが相手にしてきた依存症患者とは，離脱せん妄や中毒性精神病といった精神科救急の対象となる一部の患者だけであった。そのような周辺症状を伴わない中核的な依存症患者たちの多くは，薬をもらうだけの外来からやがて脱落してしまうか，医療機関ではない断酒会やアルコホーリクス・アノニマス（AA），ダルクなどの自助グループに丸投げされてきたと言っても過言ではない。

本書では，目次を見てもわかるように，専門的な治療理論とその応用例の記述に多くのスペースを割いており，中核的な依存症患者を治療へといかに動機づけ，治療につなぎとめていくか，という具体的かつ臨床研究の裏付けを持った方法論が数多く提示されている。依存症の治療論に関しては，事実上「鎖国」状態に近かったわが国にとって，本書は世界の依存症治療のスタンダードを知る上での貴重なガイドブックになるであろう。

本書の魅力は，エビデンスにもとづく援助方法・治療技法が数多く紹介され

ていることだけではない。アルコール・薬物依存の臨床では必発と言ってよい多剤乱用の問題や，うつ病など他の精神障害の併存についても詳しく触れており，しかも症例を提示して具体的な治療過程を描写することで，エビデンスにこだわるとしばしば陥りやすい無味乾燥さを読み手に感じさせない構成になっている。すでにある程度,依存症の臨床に携わった経験のある読者にとっては，「症例提示」以降の後半部分を読むだけでも，日本の依存臨床が今後進むべき方向性について，多くの示唆や刺激を受け取ることができるであろう。

　このように個々の治療法について有効性の根拠を問いつつも，本書は実験動物相手のエビデンスではなく，あくまで多剤乱用や他の精神障害を併せ持つ生身の依存症患者を対象としたエビデンスにこだわり続けている。それは，原著者のエンメルカンプが臨床心理学者として強迫性障害やPTSD，回避性パーソナリティ障害に至るまで，多様な精神障害に対する心理療法を実際に行ってきたことが背景にあるからかもしれない。

　2009年現在，エンメルカンプが臨床心理学の教授として在籍しているアムステルダム大学の英文ウェブページ（http://home.medewerker.uva.nl/p.m.g.emmelkamp/index.html）には，彼の自伝とも言うべき短文もリンクされている。それによれば，エンメルカンプは1949年にオランダの小さな村でカトリックの家に生まれた。ユトレヒト大学で広場恐怖に対する行動療法を研究して博士号を取得後，心理療法のトレーニングを受けているが，エビデンスと無縁な心理療法がまかり通っている当時の状況に対して「強い憤りを感じる血気盛んな若者であった」という。1974年にグローニンゲン大学臨床心理学部に移った彼は，研究範囲を社会不安障害だけでなく，カップル行動療法や臨床児童心理学にまで広げていった。1986年には同学部の教授に就任している。

　彼が依存症の研究を始めたのは，1996年にアムステルダム大学の臨床心理学部長に就任してからである。依存症専門病棟を持つイェリネック・クリニックの協力を得て，彼はエビデンスにもとづく依存症の治療研究を本格的に進めることができたと述べている。その後は，ヨーロッパ認知行動療法協会の会長を務めるなど，依存症にとどまらず，精神障害全般に対する心理療法の専門家として，今なお活発な研究活動を続けている。なお，共著者であるE.ヴェーデルは彼の妻であり，ヴェーデル自身も認知行動療法家としてイェリネック依存症治療センターに勤務している。

次に，訳者が本書を翻訳するまでの経緯について説明させていただきたい。そもそも訳者が依存症の業界に足を踏み入れるきっかけを作った張本人が，今回共訳者となっていただいた松本俊彦先生であった。訳者が研修医１年目の時に出会った最初の指導医であり，病棟で次々とリストカッターや過食嘔吐の患者を治療していく先生の姿に，自分がそれまで抱いていた精神科のイメージは根底から覆されてしまった。初めて見たものを親だと思い込んでついていくヒナ鳥のように，その後，松本先生の足跡をトボトボとついていくようになり，精神科医として年月を重ねていくうちに，気がつくと自分自身が立派な「依存症」依存になっていた。依存症患者の診療ができなくなると，何となく物足りない焦燥感，つまり「離脱症状」が生じるようになっていたのである。

　恐らく研修医の頃，松本先生から受けたトレーニングの賜物だったのだろう。割と早い段階から，依存症の患者さんたちの多くが，自分と周囲を傷つけなければ自分の生き辛さを乗り越えることができないほどの不器用さを持っていることに気づいて，診療に当たっている自分自身がとても楽になり，結果的に依存症が嫌いにならずに済んだのである。

　生き方の不器用さなど，薬を処方しても，本人を隔離拘束しても治るものではない。むしろ「力ずくで治してやろう」とする態度自体を手放して，患者さんと一緒に不器用さが醸し出す「おかしさ」を楽しむようになった。患者自身が，自分の不器用さを何とか自己治療しようとして，それまでさまざまな嗜癖行動を繰り返してきたのだから，まず主治医の方が「患者の不器用さをコントロールしようとする態度」を手放す姿を見せる必要があったのだ。すると患者さんとの治療関係が生まれやすくなることにも気がついた。

　もちろん依存症の臨床に「はまった」からといって，いつも楽しいことばかりだったわけではない。過酷な生育歴をアルコール・薬物を使うことで，かろうじて生き延びてきた重症な依存症患者たちに限って，いつも死は隣り合わせだった。「ちょっと彼氏のところに引っ越すから」とシンナーで溶けた前歯を見せながら静かに笑顔を見せていたので，本人の希望どおり紹介状を手渡した翌週，シンナーの入ったビニール袋を頭からかぶった状態で死亡してしまった患者がいた。病棟でルール違反を起こして強制退院となった患者が，その後しばらくしてひっそりとビジネスホテルの一室で縊死していたこともあった。

一般の精神科病院とは比べものにならないくらい患者の事故死や自殺の頻度が高い依存症専門病院に勤務していると，そのうち感覚が麻痺してきて，「まだ底つき（依存症患者としての自覚）が足りなかったんだから仕方ないよね」と自分で自分に言い聞かせるようになっていく。一方で，本人が自ら依存症であることを認め，断酒・断薬を目標とすることに応じなければ，基本的に病院側も治療を提供しない従来の「底つき」治療モデルに，「本当にこれしか方法はないのだろうか」と，かすかに違和感を覚えないわけではなかった。

　そんな折，松本先生や国立精神保健研究所薬物依存研究部の和田清部長に随行して，ロサンゼルスのマトリックス研究所やミネソタのヘイゼルデンなど，アメリカの依存症治療施設で研修を受ける機会を得た。そこで，依存症患者の否認は打破しなくてもよいこと，底つきを待っていては患者が命を落としてしまう危険性があり，その前に援助者の方が患者を積極的に動機づけていく必要があることを学び，当たり前のことに気がついた。依存症の治療で最優先すべきは断酒・断薬ではなく，患者が依存症を生き延びることではないかと。「がん細胞は完全に摘出したが患者は死んでしまった」という外科手術に意味がないのと同様，援助者が患者を完全な断酒・断薬へと性急に追い込んでいった結果，死なせてしまったのでは意味がない。

　たとえ患者が依存症者であることをすぐに認められなくても，なかなかアルコール・薬物が止まらなくてもいい。外来に通い続けてもらい，何とか死なずに日々の生きづらさを乗り越えるための対処行動を学んでもらう治療プログラムが，日本でも必要なことは明らかだった。そのような外来プログラムの開発に従事し始めて1年以上たった頃，松本先生に本書の訳出を勧められたのである。

　本書の中で随所にちりばめられている症例との具体的な面接の仕方や，治療計画を立てる際に原著者が下している臨床判断などは，外国の解説書にありがちな文化的違和感を与えることなく，むしろ共感を覚えることが多かった。完全な断酒・断薬を依存症者に一律に要求することの功罪や，自助グループの役割についても，エビデンスに基づいた冷静な記述がなされており，これまでの日本の文献では余り目にすることのなかった論点が数多くみられることも，本書の訳出を決断した理由の一つであった。

　臨床現場で日々，依存症の患者さんたちの支援に奮闘されている各種援助職の方々や，依存症に関する海外のエビデンスが膨大すぎて，全体像の把握に困

難を感じている研究者の方々だけでなく，当事者の皆様やご家族にとっても，本書が多少とも依存症を理解する上で役に立つことができれば幸いである。

　なお，実際の翻訳作業に当たっては私一人では余りに負担が大きすぎるため，ご多忙であることを知りつつも無理を言って松本先生に共訳者となっていただき，第5章と第6章の訳出をお願いした。残る第1章から第4章までは小林が担当し，最終的な用語の統一などの校正作業も，適宜，松本先生にご助言をいただきつつ，小林の責任で行った。

　今回の訳出にあたって，原著者のエンメルカンプ教授には日本語版への前書きをお願いしたところ，遠い日本からの突然の要望にもかかわらず快く寄稿していただいた。また，これまで松本先生の監修のもと，何度か共訳者として参加させていただいた程度の実績しかない私に，今回の翻訳および校正を任せて下さった松本先生と金剛出版の立石正信社長に，この場を借りて感謝の意を表したい。本書の翻訳の提案を最初にして下さった前金剛出版編集部の田所俊介氏（現みすず書房）と，田所氏の後任として本書の巻末にある膨大な参考文献の校正をしていただいただけでなく，この1年間，種々の事情により何かと原稿の仕上がりが遅かった私のことを辛抱強く見守って下さった弓手正樹氏にも，心からのお礼の気持ちをお伝えしたい。

平成22年1月
訳者を代表して
小林　桜児

索 引

【あ】

アカンプロセート　102，141，183
アセトアルデヒド　101
アルコール幻覚症　46
アルコール性肝炎　45
アルコール性精神病性障害　46
アルコール離脱せん妄　46
アルコホーリクス・アノニマス　15，91，
　　　　　　　　　　　　95，132，248
維持期　54，59
維持療法　103，105，116，123，139，140，
　　　　　　144，205，240，243，245
イネーブリング　72
　──行動　154
ウェルニッケ症候群　46
うつ病　23，29，78，150，200，219，241
エクスタシー　19
エンドルフィン　35
横紋筋融解症　47
オピオイド　17，22，100〜104，139

【か】

外傷後ストレス障害　27，214
覚せい剤　18，21，116
渇望　119，218，248
渇望抑制剤　101，102，140，183
家庭内暴力　45
肝硬変　45
期待　39，56，74
機能分析　68，89，114，136，153，169，
　　　　　　　　　　　178，198，238

境界性パーソナリティ障害　24，30，193，
　　　　　　　　　　　　　200，202
共感　61，90，108
クーポン券　81，122
クラック・コカイン　18，20，21，44
決断期　54，59
血中アルコール濃度　15，256
解毒　100，125，151，163，177
嫌悪刺激療法　114
幻覚剤　19，41，106
行為障害　23，32，196，205，229
抗酒剤　101，142，178，180
行動的カップルセラピー　88，91，126，
　　　　　　　　　　　　184，198
コーピング・スキル　39
コカイン　17，21，35，47，105，142
呼気検査　50，168
コミュニティー強化法　81，82，86，122，239
コルサコフ症候群　46

【さ】

再発モデル　40
自己効力感　39，48，65，73，122，164，224
自己治療モデル　24
自殺　30，45，49，200，218
自傷行為　31，201
ジスルフィラム　101，105，142
実行期　54，59，67，253
社会学習理論　39，67，114，248
社会恐怖　27，37，147，175，211
宿題　155，167，225，237
熟慮期　54，59，110，253

索引　323

状況特異的耐性　160
条件づけ　36, 67, 83, 114, 159
衝動制御障害　24, 31
職業技能訓練　83
随伴性マネージメント　81, 84, 122, 144,
　　　　　　　　　　　226, 239
スピリチュアリティ　94, 96
節酒　136, 248
摂食障害　44
セロトニン　19
前熟慮期　54, 59, 109
双極性障害　23, 30, 196, 227

【た】

多剤依存　34
胎児性アルコール症候群　46
対処スキルトレーニング　67, 114, 118,
　　　　　　　　　　　143, 145
耐性　13, 17, 36
大麻　16, 21, 26, 161
多理論統合モデル　54, 59
注意欠陥多動性障害　23
重複診断　22, 214, 220
直面化　60, 64, 109
手がかり刺激　36, 67, 69, 78, 159
動機づけ面接　58, 60, 66, 108, 147,
　　　　　　　　　　　207, 210
統合失調症　23, 25, 209
ドーパミン　19
毒性仮説　25

【な】

ナルコティクス・アノニマス　91, 92, 248
ナルトレキソン　102, 105, 140
尿検査　50, 81, 86, 168

【は】

ハームリダクション　139
破禁自棄効果　40, 73, 228
暴露療法　78, 119, 137, 178, 216
パニック障害　27, 175, 213
バランスシート　163
反社会性パーソナリティ障害　23, 25, 30,
　　　　　　　　　　　31, 148, 200, 205
否認　60, 95, 97, 98
評価尺度　50〜56, 150, 230, 256
広場恐怖　27, 174, 212
不安障害　23, 26, 211, 241
夫婦間暴力　43, 45
物質依存　12, 20, 22, 30, 41, 42, 48, 49, 58
物質乱用　12, 25, 26, 29, 30, 31, 32, 193
ブプレノルフィン　103, 104, 140
振り返りの傾聴　61
プロジェクト・マッチ　98, 145
平安の祈り　97
併存障害　22, 23, 153
弁証法的行動療法　204, 233
ホームレス　239
ホメオスタシス　159

【ま】

マクロ分析　152, 162, 176, 184, 194
ミクロ分析　153, 185
ミネソタ・モデル　95, 134
メサドン　100, 101, 103, 104, 139, 140, 144
メチルフェニデート　230, 232
モデリング　39, 68, 76, 90

【や】

欲求　36, 70, 78, 158, 179

324

【ら】

離脱症状　13, 100, 103, 151, 211, 219
レボ・アルファ・アセチルメサドール
　　　　　　　　　　　　　　103, 104
ロール・プレイ　72, 76, 90, 102, 151

[英数字]

12ステップ　91, 131, 225, 249
AIDS　48
ASI　52
AUDIT　51
C型肝炎　48
DAST　51
DSM-Ⅳ-TR　12
GHB　43
HIV　48
SCID　53, 193
SOCRATES　54
SST　76, 96, 114

【訳者略歴】

小林桜児（こばやし・おうじ）
国立精神・神経センター病院　医師
慶応義塾大学文学部哲学科卒業。信州大学医学部卒業。横浜市立大学附属病院での研修を修了後，NTT東日本伊豆病院精神科，神奈川県立精神医療センターを経て現職。
著書：『司法精神医学第3巻　犯罪と犯罪者の精神医学』（分担執筆，中山書店）
訳書：B・W・ウォルシュ『自傷行為治療ガイド』（共訳，金剛出版），K・ホートンほか『自傷と自殺』（共訳，金剛出版），A・R・ファヴァッツァ『自傷の文化精神医学』（共訳，金剛出版）。

松本俊彦（まつもと・としひこ）
国立精神・神経センター精神保健研究所　自殺予防総合対策センター自殺実態分析室長，ならびに薬物依存研究部　診断治療開発研究室長
佐賀医科大学医学部卒業。横浜市立大学附属病院での研修を修了後，国立横浜病院精神科，神奈川県立精神医療センター，横浜市立大学医学部附属病院精神科，国立精神・神経センター精神保健研究所司法精神医学研究部　専門医療社会復帰研究室長を経て現職。日本青年期精神療法学会理事，ならびに，日本アルコール薬物医学会，日本アルコール精神医学会，日本司法精神医学会，日本精神科救急学会の評議員を務める。
著書：『薬物依存の理解と援助―「故意に自分の健康を害する」症候群』（金剛出版），『自傷行為の理解と援助―「故意に自分の健康を害する」若者たち』（日本評論社），『思春期臨床の考え方・すすめ方－新たなる視点・新たなるアプローチ』（分担執筆，金剛出版），『詳解　子どもと思春期の精神医学』（分担執筆，金剛出版）など。
訳書：B・W・ウォルシュ＆R・M・ローゼン『自傷行為―実証的研究と治療指針』（共訳，金剛出版），B・W・ウォルシュ『自傷行為治療ガイド』（共訳，金剛出版），K・ホートンほか『自傷と自殺』（共監訳，金剛出版），A・R・ファヴァッツァ『自傷の文化精神医学』（監訳，金剛出版）など。

アルコール・薬物依存臨床ガイド
エビデンスにもとづく理論と治療

2010年2月10日　印刷
2010年2月20日　発行

著　者……………　パウル・エンメルカンプ
　　　　　　　　　エレン・ヴェーデル
訳　者……………　小林桜児，松本俊彦
発行者………………………………　立石正信

印　刷…………………………　平河工業社
製　本…………………………　誠製本
発行所………………………　株式会社 金剛出版
　　〒112-0005　東京都文京区水道1-5-16
　　電話03-3815-6661　振替00120-6-34848

ISBN978-4-7724-1119-6　C3047　Printed in Japan　©2010

薬物依存の理解と援助
松本俊彦著　最新の実態に関する知見を紹介し、その臨床実践についてわかりやすくまとめた。薬物乱用・依存者対策を考える上で必読の書。　3,780円

自傷と自殺
K・ホートン他著／松本俊彦、河西千秋監訳　学校での調査から得られた実証的知見にもとづき、若年者に対する自傷・自殺予防活動のあり方を論じる。　3,780円

自傷行為
B・W・ウォルシュ他著　松本俊彦・山口亜希子訳　多様な臨床例に見られる自傷行為について実証的に検討し、病態の理解と具体的治療指針を示す。　3,990円

認知行動療法100のポイント
M・ニーナン、W・ドライデン著／石垣琢麿、丹野義彦監訳／東京駒場CBT研究会訳　臨床家必携・認知行動療法クイック・リファレンス。　3,045円

弁証法的行動療法ワークブック
S・スプラドリン著／斎藤富由起訳　思春期以降の幅広い層を対象とする「弁証法的アプローチによる情動のセルフ・コントロールの書」。　2,940円

ストレングスモデル
C・A・ラップ、R・J・ゴスチャ著／田中英樹監訳　「本物の」地域支援を志向し、精神障害者のリカバリーの旅に同行するすべての支援者必携の実践書。　4,620円

詳解 子どもと思春期の精神医学
中根晃・牛島定信・村瀬嘉代子編　実践的臨床に役立つ内容を重視しながら、児童精神医学の領域の知見を広く、深く集積したリーディング・テキスト。　21,000円

自傷行為治療ガイド
B・W・ウォルシュ著　松本俊彦他訳　豊富な実証的知見・臨床経験を基に、治療法をプラクティカルに解説した自傷行為治療の最良の治療ガイド。　3,990円

自傷の文化精神医学
A・R・ファヴァッツァ著／松本俊彦監訳　自傷行為という現象を、膨大な資料と症例を用い、多次元的な視点から、徹底的に検討する。　7,140円

セラピストのための自殺予防ガイド
高橋祥友編著　学校で、会社で、地域で、自殺予防に取り組む際の精神療法的アプローチについて詳述し、遺族や援助者自身のケアについても解説する。　2,940円

対人関係療法マスターブック
水島広子著　実証的効果のエビデンスに基づいた心理療法として認知行動療法と双璧を成す対人関係療法（IPT）をマスターするための実践的臨床書。　2,730円

不安と抑うつに対する問題解決療法
L・マイナーズ-ウォリス著／明智龍男、平井啓、本岡寛子監訳　欧米でCBT同様広く活用されている問題解決療法の実践技法を解説。　3,570円

SSTの技法と理論
西園昌久編著　SSTを多角的にとらえ、これまでになされてきた実践と研究の集大成を図る。SSTを包括的に深く理解するための1冊。　2,940円

自傷とパーソナリティ障害
川谷大治著　長年パーソナリティ障害、自傷患者の治療に取り組んできた著者の患者との格闘ともいえる臨床研究の記録。　3,570円

臨床心理学
最新の情報と臨床に直結した論文が満載　B5判160頁／年6回（隔月奇数月）発行／定価1,680円／年間購読料10,080円（送料小社負担）

精神療法
わが国唯一の総合的精神療法研究誌　B5判140頁／年6回（隔月偶数月）発行／定価1,890円／年間購読料11,340円（送料小社負担）

価格は消費税込み（5％）です